Deutsche Gesellschaft für Gefäßchirurgie

Leitlinien zu Diagnostik und Therapie in der Gefäßchirurgie

Deutsche Gesellschaft für Gefäßchirurgie

Leitlinien zu Diagnostik und Therapie in der Gefäßchirurgie

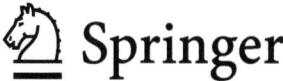

Deutsche Gesellschaft für Gefäßchirurgie
Luisenstraße 58/59
10117 Berlin

ISBN 978-3-642-04709-1 Springer Medizin Verlag Heidelberg

Bibliografische Information der Deutschen Nationalbibliothek
Die Deutsche Bibliothek verzeichnet diese Publikation in der Deutschen Nationalbibliografie;
detaillierte bibliografische Daten sind im Internet über http://dnb.d-nb.de abrufbar.

Dieses Werk ist urheberrechtlich geschützt. Die dadurch begründeten Rechte, insbesondere die
der Übersetzung, des Nachdrucks, des Vortrags, der Entnahme von Abbildungen und Tabellen, der
Funksendung, der Mikroverfilmung oder der Vervielfältigung auf anderen Wegen und der Speicherung
in Datenverarbeitungsanlagen, bleiben, auch, bei nur auszugsweiser Verwertung, vorbehalten. Eine
Vervielfältigung dieses Werkes oder von Teilen dieses Werkes ist auch im Einzelfall nur in den Grenzen
der gesetzlichen Bestimmungen des Urheberrechtsgesetzes der Bundesrepublik Deutschland vom
9. September 1965 in der jeweils geltenden Fassung zulässig. Sie ist grundsätzlich vergütungspflichtig.
Zuwiderhandlungen unterliegen den Strafbestimmungen des Urheberrechtsgesetzes.

Springer Medizin Verlag

springer.de
© Springer Medizin Verlag Heidelberg 2010

Printed in Germany

Die Wiedergabe von Gebrauchsnamen, Handelsnamen, Warenbezeichnungen usw. in diesem Werk
berechtigt auch ohne besondere Kennzeichnung nicht zu der Annahme, dass solche Namen im Sinne
der Warenzeichen- und Markenschutz-Gesetzgebung als frei zu betrachten wären und daher von
jedermann benutzt werden dürften.

Produkthaftung: Für Angaben über Dosierungsanweisungen, Applikationsformen und Normwerte
kann vom Verlag keine Gewähr übernommen werden. Derartige Angaben müssen vom jeweiligen
Anwender im Einzelfall anhand anderer Literaturstellen auf ihre Richtigkeit überprüft werden.

Planung: Fritz Kraemer, Heidelberg
Projektmanagement: Willi Bischoff, Heidelberg
Satz: Fotosatz-Service Köhler GmbH – Reinhold Schöberl, Würzburg
Layout und Umschlaggestaltung: deblik Berlin

SPIN 12767960

Gedruckt auf säurefreiem Papier 22/2111 – 5 4 3 2 1 0

Vorwort

Liebe Leserinnen und Leser,

es ist dem Vorstand der Deutschen Gesellschaft für Gefäßchirurgie und der Leitlinienkommission eine besondere Freude Ihnen zum 25.Geburtstag der Gesellschaft nun in gedruckter Form die 2. Auflage der Leitlinien unserer Fachgesellschaft vorlegen zu können. Leitlinien sind Handlungsanleitungen für die Diagnostik und Therapie einer Erkrankung oder eines Symptomkomplexes. Aus diesem Grund werden aktuelle und hochwertige Neuauflagen in Zeiten Evidenzbasierter Medizin im klinischen Alltag immer wichtiger. Die DGG hat ganz besonderen Wert darauf gelegt, dass diese Leitlinien völlig ohne Einflussnahme der Industrie oder anderer Sponsoren erstellt wurden. In relativ kurzer Zeit konnten mit vergleichsweise geringstem finanziellem Aufwand 20-S2 und 2-S1 Leitlinien aktualisiert entstehen. Sie basieren in ihrem Entwicklungsprozess auf dem hohen methodischen Standard der AWMF. Die Schwierigkeiten und Anforderungen dieser Entwicklungsprozesse zeigen sich besonders in der Entwicklung anderer Leitlinien (S3) beispielsweise bei der Carotisstenose, die trotz hoher finanzieller und organisatorischer Anstrengungen nach Jahren noch nicht fertig gestellt werden konnten.

Leitlinien sind eindeutige und substantielle Aussagen zur entsprechenden Thematik. Wichtig ist, dass Leitlinien dennoch keine exakten Grenzen, sondern lediglich einen Rahmen definieren und dem/r Arzt/Ärztin in die Lage versetzen sollen, eine individualisierte patientenbezogene Diagnostik und Therapie zu veranlassen . Dem Leser dienen sie zur schnellen Information, Orientierung und als Entscheidungshilfe.

Für den gefäßmedizinisch Interessierten sind weitere interdisziplinäre Leitlinien auf den Webseiten der Arbeitsgemeinschaft der wissenschaftlich-medizinischen Fachgesellschaften (AWMF) nachzulesen.

Unser spezieller Dank gilt den Autorengruppen, insbesondere den federführenden Autorinnen und Autoren, die zum größten Teil ihre Leitlinien mit großem persönlichem Engagement in höchster fachlicher Qualität zeitgerecht erstellt haben. Auch den Mitgliedern der Leitlinienkommission und dem gesamten Vorstand der DGG wird für den hohen Zeitaufwand und die konstruktive Kritik an den Leitlinien gedankt. Der Dank gilt nicht zuletzt dem Team des Springer-Verlags um Herrn Dr. F. Kraemer für die gesamte redaktionelle Arbeit.

Unterzeichner:
Prof. Dr. Th. Bürger, Vors. Der LL-Kommission
Dr. med. A. Florek, Pastpräsident der DGG
Prof. Dr. H.-H. Eckstein, Präsident der DGG

Vorwort

Inhaltsverzeichnis

Vertebralisinsuffizienz (S2) 1

Abgangsnahe Stenosen und Verschlüsse der Aortenbogenäste (S2) 7

Thoracic-outlet-Syndrom (S2) 15

Aortale Dissektion (S2) 21

Stumpfe Aortenverletzung und traumatisches Aortenaneurysma (S2) 33

Aneurysmen des Truncus coeliacus, der Arteria lienalis, hepatica und mesenterica (S2) . 41

Akuter Intestinalarterienverschluss (S2) 47

Chronische Verschlussprozesse der Intestinalarterien (S2) 57

Erkrankungen der Nierenarterien (S2) 63

Bauchaortenaneurysma und Beckenarterienaneurysma (S2) 73

Bauchaorten- und Beckenarterienverschlüsse (S2) 81

Erkrankungen der Oberschenkelarterien (S1) 91

Erkrankungen der Arteria poplitea (S2) 101

Unterschenkelarterienverschlüsse (S2) 111

Der akute periphere Arterienverschluss (S2) 121

Endangiitis obliterans (S2) 129

Die amputationsbedrohte Extremität (S2) 135

Diagnostik und Therapie des postthrombotischen Syndroms
(einschließlich Ulcus cruris) (S2) 141

Medikamentöse Therapie nach gefäßchirurgischen Operationen und
endovaskulären Interventionen (S2) 147

Gefäßinfektionen (S1) 153

Gefäßverletzungen (S2) 161

Shuntchirurgie (S2) 167

Autorenverzeichnis

Dr. med. Marko Aleksic
Klinik und Poliklinik für Gefäßchirurgie
Klinikum der Universität zu Köln
Kerpener Str. 62
50937 Köln

Dr. med. Klaus Amendt
Innere Medizin I
Diakonie-Krankenhaus Mannheim GmbH
Speyerer Str. 91–93
68163 Mannheim

Dr. med. Kai Balzer
Universitätsklinik für Gefäßchirurgie
und Nierentransplantation
Moorenstr. 5
40225 Düsseldorf

Prof. Dr. med. Klaus Balzer
Schemelsbruch 25
45478 Mülheim an der Ruhr

Dr. med. Hinrich Böhner
Chirurgische Klinik
Katholisches Krankenhaus Dortmund – West
Zollernstr. 40
44379 Dortmund

Univ. Prof. Dr. med. Jan Brunkwall
Klinik und Poliklinik für Gefäßchirurgie
Klinikum der Universität zu Köln
Kerpener Str. 62
50937 Köln

Prof. Dr. med. Thomas Bürger
Gefäßchirurgische Abteilung
Diakonissen-Krankenhaus
Herkulesstr. 34
34119 Kassel

Dr. med. Ingo Flessenkämper
Klinik für vaskuläre und endovaskuläre Chirurgie
DRK Kliniken Berlin Mitte
Drontheimer Str. 39–40
13359 Berlin

Dr. med. Claudia Christine Freytag
Institut für Laboratoriums
und Transfusionsmedizin
Herz- und Diabeteszentrum NRW
Georgstr. 11
32545 Bad Oeynhausen

PD Dr. med. Michael Gawenda
Klinik und Poliklinik für Gefäßchirurgie
Klinikum der Universität zu Köln
Kerpener Str. 62
50937 Köln

Gisela Günther
Klinik für Gefäß- und Thoraxchirurgie
Krankenhaus Nordwest
Steinbacher Hohl 2–26
60488 Frankfurt

Dr. med. Andreas Gussmann
Klinik für Gefäßchirurgie
Helios Kliniken GmbH
Pieskower Str. 33
15526 Bad Saarow

Dr. med. Gert Hennig
Klinik für Gefäßchirurgie
Klinikum St. Georg gGmbH
Delitzscher Str. 141
04129 Leipzig

Dr. med. Franz Hinterreiter
Abteilung für Gefäßchirurgie
Krankenhaus der Barmherzigen Brüder
Seilerstätte 2
A-4020 Linz

Dr. med. Gerhard Hoffmann
Klinik für Gefässchirurgie
Städtisches Klinikum Solingen gGmbH
Akademisches Lehrkrankenhaus
der Universität zu Köln
Gotenstr. 1
42653 Solingen

Prof. Dr. Thomas Hupp
Klinik für Gefäßchirurgie
Klinikum Stuttgart, Katharinenhospital
Kriegsbergstr. 60
70174 Stuttgart

Holger Kyek-Kübler
Klinik für Gefäßchirurgie und Phlebologie
St.-Agnes-Hospital
Barloer Weg 125
46397 Bocholt

Dr. med. Gert Langkau
Klinik für Gefäßchirurgie und Phlebologie
St.-Agnes-Hospital
Barloer Weg 125
46397 Bocholt

Prof. Dr. med. Dr. phil. Bernd Luther
Klinik für Gefäßchirurgie
Klinikum Krefeld
Lutherplatz 40
47805 Krefeld

Dr. med. Volker Mickley
Fachbereich Gefäßchirurgie
Kreiskrankenhaus Rastatt
Klinikum Mittelbaden gGmbH
Engelstr. 39
76437 Rastatt

Dr. med. Peter Karl Modic
Klinik für Gefäß- und Thoraxchirurgie
Städtisches Klinikum Karlsruhe
Moltkestr. 90
76133 Karlsruhe

Dr. med. Thomas Nowak
Klinik für Gefäßchirurgie
Klinikum Krefeld
Lutherplatz 40
47805 Krefeld

Prof. Dr. med. Gerhard Rümenapf
Gefäßchirurgie
Diakonissen-Stiftungs-Krankenhaus Speyer
Hilgardstr. 26
67346 Speyer

Dr. med. Gerhard Salzmann
Helios William Harvey Klinik
Benekestr. 2–8
61231 Bad Nauheim

Dr. med. Stefan Schulte
Centrum für Gefäßmedizin und Gefäßchirurgie
MediaPark Klinik
Im MediaPark 3
50670 Köln

Prof. Dr. med. Hans Schweiger
Gefäßchirurgie
Herz- und Gefäß-Klinik GmbH
Salzburger Leite
97616 Bad Neustadt/Saale

Prof. Dr. med. Martin Storck
Klinik für Gefäß- und Thoraxchirurgie
Städtisches Klinikum Karlsruhe
Moltkestr. 90
76133 Karlsruhe

Dr. med. Regula von Allmen
Universitätsklinik für Herz- und Gefäßchirurgie
Inselspital
CH-3010 Bern

Prof. Dr. med. Max Zegelman
Klinik für Gefäß- und Thoraxchirurgie
Krankenhaus Nordwest
Steinbacher Hohl 2–26
60488 Frankfurt

Prof. Dr. med. Andreas Zehle
Foehnweg 2
88048 Friedrichshafen

Prof. Dr. med. Helmut Zühlke
Klinik für Allgemein-, Viszeral- und
Gefäßchirurgie/Phlebologie
Paul-Gerhardt-Stift
Paul-Gerhardt-Str. 42–45
06886 Lutherstadt Wittenberg

Verfahren zur Konsensusfindung

Die vorliegenden Leitlinien werden vom **Vorstand der Deutschen Gesellschaft für Gefäßchirurgie** herausgegeben.

Die für die Erstellung Verantwortlichen sowie die Teilnehmer der Konsensus-Konferenzen werden bei den einzelnen Leitlinien genannt. Auch die Daten der Erstellung, der letzten Überarbeitung und der Verabschiedung durch den Vorstand der Deutschen Gesellschaft für Gefäßchirurgie werden bei den einzelnen Leitlinien angegeben.

Adressaten der Leitlinien (Anwenderzielgruppe) sind Gefäßchirurgen, Angiologen, Radiologen und je nach dargestelltem Krankheitsbild auch Internisten, Nephrologen, Phlebologen, Chirurgen, Herz- und Thoraxchirurgen, Allgemein- und Viszeralchirurgen, Traumatologen, Notfallmediziner, Orthopäden, Rheumatologen, Neurologen, Dermatologen in Klinik und Praxis sowie Allgemeinärzte und andere Ärzte, denen Patienten mit den jeweiligen Erkrankungen und Verletzungen vorgestellt werden.

Patientenzielgruppen sind Patienten, denen die jeweiligen Krankheitsbilder zugeordnet werden können.

Ziel war eine Abstimmung zur jeweiligen Klassifikation, Diagnostik und Therapie, damit die Patienten frühzeitig erkannt, zugeordnet und der weiteren Diagnostik und Therapie zugewiesen werden.

Die im Delphi-Verfahren noch strittigen Punkte wurden in den Konsensus-Konferenzen einzeln diskutiert und ausschließlich mit starkem Konsens (> 95% Zustimmung) beschlossen. Die Leitlinien wurden primär als kurz gefasste Anwenderversion formuliert, um ihre Umsetzung im Alltag zu erleichtern. Es erfolgte keine systematische Literaturanalyse und Evidenzbewertung, jedoch wurde die aktuelle Literatur studiert, um entscheidende Aussagen der Leitlinien zu untermauern. Die Leitlinien werden über die Internetseite der AWMF veröffentlicht.

Bei den Leitlinienentwicklungen wurden die Kriterien des Deutschen Instruments zur methodischen Leitlinien-Bewertung (DELBI) berücksichtigt.

Die Gruppen waren jeweils redaktionell unabhängig, Reisekosten wurden aus Mitteln der Fachgesellschaften oder selbst finanziert, die Experten waren ehrenamtlich tätig.

Erklärung der Interessenkonflikte
Bei keiner Leitlinie existieren finanzielle oder sonstige Beziehungen mit möglicherweise an den Leitlinieninhalten interessierten Dritten.

Nächste Überprüfung der Leitlinien geplant: September/Oktober 2010

Vertebralisinsuffizienz (S2)

Leitlinie zu Diagnostik und Behandlung von Stenosen der Vertebralarterien

Die hier vorliegende Leitlinie basiert auf der vorhandenen Leitlinie [1], einer Literaturrecherche (Medline) besonders der vergangenen 10 Jahre sowie einem nachfolgenden Prozess zur Konsensusbildung.

Einleitung

Die A. vertebralis versorgt über die A. basilaris neben dem Zustrom aus dem Circulus arteriosus Willisii das Kleinhirn, Stammhirn, Pons, Sehrinde und das Innenohr. Die Kompensationsmöglichkeiten bei einseitigen Veränderungen im Bereich der Vertebralisstrombahn sind vielfältig, sodass eine einseitige Stenose der A. vertebralis bei ausgebildetem Kollateralkreislauf äußerst selten zu neurologischen Symptomen führt. Doppelseitige Veränderungen der Vertebralisstrombahn behindern jedoch bei unzureichender Kompensation aus dem Circulus arteriosus Willisii die Versorgung der abhängigen Gehirnstrukturen aus der A. basilaris und können entsprechend dem Versorgungsgebiet und dem Schweregrad der Mangeldurchblutung zu unterschiedlichen Symptomen führen [2–4].

Oft findet sich als anatomische Variante eine anlagebedingte Aplasie oder Hypoplasie der A. vertebralis. Von klinischer Bedeutung kann ebenfalls eine atypische Einmündung der A. vertebralis in die A. cerebelli posterior sein, da in diesem Fall der kontralateralen Vertebralarterie eine besondere Bedeutung im Zustrom zur A. basilaris zukommt [3].

Eine Einteilung der A. vertebralis entsprechend ihres anatomischen Verlaufes ist auch im Hinblick auf die Pathogenese der Erkrankungen sinnvoll. Hierbei hat sich die Einteilung von Berguer [5] in vier Segmente (V1–V4) bewährt: Im Segment V1 (freier Verlauf der A. vertebralis bis zum Eintritt in den Vertebralkanal) treten bevorzugt arteriosklerotische Veränderungen auf. Des Weiteren findet man in diesem Gefäßabschnitt auch Knickstenosen, welche durch eine Elongation des Gefäßes durch einen Elastizitätsverlust im Alter bedingt sein können. Im Verlauf der Arterie durch den Canalis vertebralis (Segment V2) werden überwiegend Stenosen durch externe Kompression (degenerative HWS-Veränderungen) beobachtet.

Eine seltene Ursache für Verschlussprozesse der A. vertebralis ist die lokale traumatische Läsion des Gefäßes durch seine anatomische Nähe zur Halswirbelsäule. Traumatische Läsionen finden sich dementsprechend gehäuft in den Segmenten V2 und im Bereich der Atlasschlinge (Segment V3). Der intrakranielle Abschnitt der A. vertebralis (V4) ist selten Ausgangspunkt für Verschlussprozesse der A. vertebralis.

Symptome

Das häufigste Symptom einer vertebrobasilären Insuffizienz ist der Schwindel, der sehr häufig durch schnelle Kopfbewegungen ausgelöst wird. Weitere unspezifische Symptome sind Okzipitalkopfschmerzen, Nystagmus, Störungen des Innenohres (Tinnitus und Hörverminderung), Sehstörungen (häufig beidseitig i.S. von Doppelbildern), periphere Sensibilitätsstörungen der oberen Extremität, Gangunsicherheit, „drop attacks" und vorübergehende Sprachstörungen.

Aufgrund der unspezifischen Beschwerden werden diese oft fehlgedeutet und so die Erkrankung erst spät diagnostiziert. Eine depressive Verstimmung ist bei ca. 50% der Patienten mit einer Vertebralisstenose zu finden, ca. 15% der Patienten leiden unter einer totalen globalen Amnesie als führendes Symptom.

Vertebrobasiläre Infarkte sind selten und häufig embolischer Genese bei arteriosklerotischer Grunderkrankung [6–8].

Diagnostik

Der wichtigste Hinweis auf das Vorliegen einer vertebrobasilären Insuffizienz ergibt sich aus einer dezidierten Anamneseerhebung. Durch eine entsprechende bildgebende Diagnostik gelingt es heute leicht, das morphologische Bild einer Vertebralisstenose oder eines Vertebralisverschlusses zu sichern, trotzdem handelt es sich bei der Diagnose einer Vertebralisinsuffizienz um eine Ausschlussdiagnose, da beweisende diagnostische Schritte oder Tests fehlen.

Zur korrekten Bewertung der Symptome sind im Rahmen der Diagnostik HNO-ärztliche, kardiologische und neurologische Konsiliaruntersuchungen obligat.

Zur Abklärung von klinisch relevanten Verschlussprozessen der Vertebralarterien ist eine weiterführende bildgebende Diagnostik unverzichtbarer Bestandteil für eine differenzierte Therapieindikation und -planung [9–11].

Doppler- und farbkodierte Duplexsonographie

Die doppler- und duplexsonographische Beurteilung der Vertebralisstrombahn erfordert einen geübten Untersucher. Vertebralisläsionen lassen sich aufgrund der häufig eingeschränkten Beschallbarkeit nicht direkt darstellen, indirekte Stenosezeichen können den Verdacht auf eine vorgeschaltete Stenose erhärten. Relativ sicher gelingt der Nachweis von arteriosklerotischen Veränderungen und Stenosen im Anfangsabschnitt (Segment V1) der A. vertebralis [10, 11].

Die Perfusionsrichtung (orthograd, retrograd) ist mit hoher Treffsicherheit anzugeben, bei beidseitigen Befunden kann diese jedoch durchaus irreführend sein.

Die Beurteilung des intrakraniellen Kollateralkreislaufs über dem Circulus arteriosus Willisii kann durch eine transkranielle Dopplersonographie ergänzt werden.

Digitale Subtraktionsangiographie

Die intraarterielle Aortenbogenangiographie mit Darstellung der extra- und intrakraniellen Abschnitte aller vier gehirnversorgenden Arterien als digitale Subtraktionsangiographie (DSA) stellte bisher aufgrund ihrer hohen Sensitivität und Spezifität den Goldstandard in der Diagnostik der Vertebralisinsuffizienz dar. Aufgrund ihrer Invasivität ist die DSA heute speziellen Fragestellungen vorbehalten oder wird im Rahmen einer geplanten Gefäßintervention durchgeführt [12]. Dabei sind verschiedene Projektionsebenen und auch Funktionsaufnahmen bei Kopfdrehung zu fordern, um Knickstenosen im Abgangsbereich sicher diagnostizieren zu können.

Computertomographische Angiographie, Magnetresonanzangiographie

Die CT-Angiographie und die MR-Angiographie haben sich als geeignete nicht invasive und in der Qualität zur DSA gleichwertige Verfahren zur Beurteilung von Pathologien der Vertebralisstrombahn erwiesen und können mittlerweile auch aufgrund der verbreiteten Verfügbarkeit die DSA als Diagnostikum ersetzen. Funktionsaufnahmen bei unterschiedlicher Kopfdrehung sind dabei ebenfalls zwingend erforderlich.

Zerebrale Computertomographie, zerebrale Magnetresonanztomographie

Als ergänzende Untersuchungen stehen die zerebrale Computertomographie und die zerebrale Magnetresonanztomographie zur Verfügung. Diese geben Auskunft über eine evtl. vorhandene vaskuläre Hirnatrophie (Kleinhirnbereich und okzipital betonte Großhirnrindenatrophie) und über intrazerebral gelegene ischämische Herde (z.B. Kleinhirninfarkte).

Bei Verletzungen der A. vertebralis, bei externer Kompression durch degenerative HWS-Veränderungen im Abschnitt V2–V3 oder bei Kompression durch Raumforderungen im Bereich der oberen Thoraxapertur (Abschnitt V1, z.B. Lymphknoten) ist eine entsprechende weiterführende bildgebende Diagnostik zu veranlassen (CT oder MRT der oberen Thoraxapertur/der HWS).

Indikationsstellung

Die Indikationsstellung zur Behandlung eines Verschlussprozesses der Vertebralisstrombahn ist schwierig und nur bei eindeutigem Beschwerdebild und gesicherter morphologischer Diagnose einer beidseitigen Strombahnbehinderung der Aa. vertebrales bzw. einer erheblichen Beeinträchtigung der Durchblutung des Basilarisstromgebietes zu stellen. Ein erheblicher Leidensdruck und eine negative Ausschlussdiagnostik sollten präoperativ dokumentiert werden.

Bei Vorliegen supraaortaler Mehrgefäßerkrankungen wird vorrangig die Karotisstrombahn revaskularisiert, eine Korrektur der Vertebralisläsion ist dann in der Regel nicht mehr erforderlich [3–5].

Therapiemöglichkeiten

Das Ziel einer Revaskularisation chronischer Verschlussprozesse der Vertebralisstrombahn ist die Beseitigung oder zumindest die Besserung der Symptome einer vertebrobasilären Insuffizienz. Hierzu stehen grundsätzlich konventionelle operative Eingriffe und endovaskuläre Therapieoptionen zur Verfügung. Lediglich für die konventionellen chirurgischen Verfahren konnte der klinische Benefit für den Patienten nachgewiesen werden [3–5, 13–14].

Unter den Operationsverfahren kommen in Abhängigkeit von Lokalisation und Ausmaß des Verschlussprozesses die lokale Thrombendarteriektomie mit Patchplastik, Bypassverfahren und Transpositionsoperationen zum Einsatz.

Standardverfahren im Anfangsabschnitt der A. vertebralis (V1) ist die Vertebralis-Carotiscommunis-Transposition. Hierdurch können sowohl die häufig vorkommenden Abgangsstenosen als auch Knickstenosen bei Elongation der A. vertebralis korrigiert werden. Der Eingriff ist für den Patienten sicher durchführbar (Letalität < 2%), die Frühergebnisse weisen eine hohe Offenheitsrate der Rekonstruktion auf [3–5]. Lokale Thrombendarteriektomien mit Patchplastik bei Operationen am Abgang der A. vertebralis werden zahlenmäßig deutlich weniger durchgeführt und sind in der Regel nur bei stark kalzifizierten arteriosklerotischen Veränderungen der Karotisstrombahn oder bei ipsilateralem Verschluss der A. carotis indiziert.

Therapieverfahren der Wahl bei Stenosen oder Verschlüssen der A. vertebralis aufgrund degenerativer Veränderungen im Bereich der HWS (Segment V2) ist der C1-Bypass. Knöcherne Dekompressionsoperationen im Verlauf des V2-Segments der A. vertebralis werden aufgrund ihrer Komplikationsträchtigkeit heute nicht mehr durchgeführt. Die C1-Bypassoperation (Bypass zwischen A. carotis und der Atlasschleife) ist technisch anspruchsvoll, mit Frühverschlussraten von bis zu 10% ist im Verlauf zu rechnen. Zahlreiche weitere Operationsverfahren wurden für diesen Abschnitt beschrieben, wie die Carotis-externa-Vertebralis-Transposition, oder andere Bypassverfahren, wie der Carotis-interna-Vertebralis-Bypass. Als Bypassmaterial wird idealerweise autologes Venenmaterial verwendet.

Die Vertebralisangioplastie mit Stentimplantation – auch unter Verwendung eines Zerebroprotektionssystems – ist technisch und mit hoher Sicherheit für den Patienten durchführbar. Geeignet scheint das Verfahren lediglich zur Behandlung arteriosklerotischer Gefäßläsionen im Anfangsabschnitt der A. vertebralis. Bei Läsionen der A. vertebralis im Abschnitt V2 und V3 besteht für eine Angioplastie keine Indikation. Die Wertigkeit und der klinische Nutzen für den Patienten sind nicht nachgewiesen und deshalb umstritten. Lediglich eine randomisierte Studie untersuchte bisher den Effekt der perkutanen transluminalen Angioplastie (PTA) mit Stentimplantation von Vertebralisläsionen im Vergleich zur konservativen medikamentösen Behandlung, ohne jedoch einen Benefit der endovaskulären Behandlung nachweisen zu können. Die Methode stellt derzeit kein Standardverfahren in der Behandlung von Verschlussprozessen der A. vertebralis dar. Die Indikation zur Anwendung ist Ausnahmefällen vorbehalten und sollte dann klar dokumentiert werden. Ein unkontrollierter Einsatz der Methode außerhalb definierter Studien ist derzeit abzulehnen.

Nachsorge

Anmerkung: Die Empfehlungen zur medikamentösen Nachbehandlung nach erfolgter operativer oder interventioneller Therapie bei Stenosen der Vertebralarterien richten sich nach der aktuellen Leitlinie zur Medikamentösen Therapie nach gefäßchirurgischen Operationen und endovaskulären Interventionen [20].

Die Behandlung und Kontrolle arteriosklerotischer Risikofaktoren sollte im Sinne der Sekundärprophylaxe nach erfolgter Revaskularisation konsequent durchgeführt werden.

Spezifische Daten und Empfehlungen zur Thrombozytenaggregationshemmung (TAH) oder Antikoagulaton nach operativen Eingriffen an der Arteria vertebralis existieren nicht. In Anlehnung an die Therapie der unteren Extremität sollte jedoch bei Thrombendarteriektomie oder alloplastischem Bypass eine TAH-Gabe erfolgen, nach Venenbypass sollte eine orale Antikoagulation (OAK) mit Kumarinderivaten erwogen werden (IIb, C).

Spezifische Empfehlungen zur peri- und/oder postinterventionellen medikamentösen Therapie können nicht gegeben werden, da keine ausreichenden Daten vorliegen. In Anlehnung an das Prozedere bei der coronaren PTA und Stent-Applikation wird auch nach Vertebralis-PTA und -Stent eine Therapie mit ASS und Clopidogrel empfohlen(I, C). Während die Clopidogrel-Medikation, die bereits vor der Intervention, z.B. am Tag vor dem Eingriff, mit einer Loading dose von 300 mg begonnen wird und nach 4–12 Wochen abgesetzt werden kann (I, C), wird die ASS-Medikation lebenslänglich beibehalten.

Ambulante Kontrolluntersuchungen sollten nach erfolgter Revaskularisation von chronischen Verschlussprozessen der A. vertebralis im ersten Jahr in 3-monatigen Abständen erfolgen, bei unauffälligen Kontrollbefunden genügen weitere Untersuchungen in jährlichen Abständen. Als Screeningmethode zur Erkennung von Restenosen oder einer kontralateralen Stenose verfügt die

Duplexsonographie über eine ausreichend hohe Sensitivität, die Untersuchung kann durch eine direktionale CW-Doppleruntersuchung (CW = Continuous Wave) ergänzt werden. Bei sonographischem Verdacht auf eine Rezidivstenose wird eine weiterführende bildgebende Diagnostik mittels MR-Angiographie empfohlen.

Literatur

[1] Deutsche Gesellschaft für Gefäßchirurgie (1998) Vertebralisinsuffizienz, In: Leitlinien zu Diagnostik und Therapie in der Gefäßchirurgie. Deutscher Ärzte-Verlag GmbH, Köln
[2] Amarenco P, Caplan LR, Pessin MS (1998) Vertebrobasilar occlusive disease. In: Barnett HJM et al. (Ed), Stroke – Pathophysiology, Diagnosis, and Management, 513–597. Churchill-Livingstone, New York
[3] Hepp W, Kogel H (2001) Chronische Verschlussprozesse der A. vertebralis. In: Gefässchirurgie, 368–376. Urban & Fischer, München, Jena
[4] Carstensen G, Balzer K (2004) Verschlussprozesse der Arteria vertebralis. In: Gefässchirurgie, 492–503. Springer, Berlin, Heidelberg, New York
[5] Berguer R (2000) Vertebrobasilar ischaemia: indications, techniques and results of surgical repair. In: Rutherford RB (Ed), Vascular Surgery, 5. ed., 1823–1837. WB Saunders Co, Philadelphia
[6] Flossmann E, Rothwell PM, Prognosis of vertebrobasilar transient ischaemic attack and minor stroke. Brain (2003), 126, 1940–54
[7] Caplan LR et al., Embolism from vertebral artery origin occlusive disease. Neurology (1992), 42, 1505–1512
[8] Caplan LR, Wityk RJ (1996) Transient Ischemic Attacks and Stroke in the Distribution of the Vertebrobasilar System: Clinical Manifestations. In: Moore (Ed), Surgery for Cerebrovascular Disease (2nd edition), 85-86. WB Saunders Co, Philadelphia
[9] Verdenhalven T, Yousefi S, Stockmann U, Sinnvolle Diagnostik bei Vertebralisinsuffizienz. Gefässchirurgie (1998), 2, 88–91
[10] Landwehr P, Schulte O, Voshage G, Ultrasound examination of carotid arteries and vertebral arteries. Eur Radiol Med (2001), 11, 1521–1534
[11] Kizilkilic O et al., Color Doppler analysis of vertebral arteries: correlative study with angiographic data. J Ultrasound Med (2004), 23, 1483–1491
[12] Deutsche Röntgengesellschaft (2004) Radiologische Diagnostik im Kopf-Hals-Bereich, Hals: Gefäßpathologie. Leitlinie der Deutschen Röntgengesellschaft, Leitlinienregister Nr. 039/089, Entwicklungsstufe 1, Dez. 2004 In: Online –Publikation der Arbeitsgemeinschaft der Wissenschaftlichen Medizinischen Fachgesellschaften. www.awmf.org
[13] Carney AL (1981) Vertebral artery surgery: historical development, basic concepts of brain hemodynamics, in clinical experience of 102 cases. In: Carney AL, Anderson EM (Ed), Diagnosis and Treatment of Brain Ischemia: CT Brain Blood Flow, Brain Hemodynamics, and Carotid and Vertebral Artery Surgery: Advances in Neurology, 249–282. Raven Press, New York
[14] Deriu GP et al., Surgical management of extracranial vertebral artery occlusive disease. J Cardiovasc Surg (Torino) (1991), 32, 413–419
[15] Albuquerque FC et al., A reappraisal of angioplasty and stenting for the treatment of vertebral origin stenosis. Neurosurgery (2003), 53, 607–616
[16] Coward LJ, Featherstone RL, Brown MM, Percutaneous transluminal angioplasty and stenting for vertebral artery stenosis. Cochrane Database Syst Rev (2005), Issue 2., CD000516. DOI: 10.1002/14651858. CD000516.pub2.
[17] Jenkins JS et al., Vertebral artery stenting. Cathet Cardiovasc Intervent (2001), 54, 5–7
[18] Malek AM et al., Treatment of posterior circulation ischemia with extracranial percutaneous balloon angioplasty and stent placement. Stroke (1999), 30, 2073–2085
[19] SSYLVIA study investigators, Stenting of symptomatic atherosclerotic lesions in the vertebral or intracranial arteries (SSYLVIA): study results. Stroke (2004), 35, 1388–1392
[20] Deutsche Gesellschaft für Gefäßchirurgie (2009) Medikamentöse Therapie nach gefäßchirurgischen Operationen und endovaskulären Interventionen, In: Leitlinien zu Diagnostik und Therapie in der Gefäßchirurgie. Deutscher Ärzte-Verlag GmbH, Köln

Verantwortlich für die Erstellung: S. Schulte (Köln)
Teilnehmer: Prof. K. Balzer (Mülheim), Dr. K. Balzer (Düsseldorf), Prof. D. Böckler (Heidelberg), Dr. H. Böhner (Neuss), Univ.-Prof. J. Brunkwall (Köln), Prof. Th. Bürger (Kassel), Prof. S. Debus (Hamburg), Univ-Prof. H. H. Eckstein (München), Dr. I. Flessenkämper (Berlin), Dr. A. Florek (Dresden), Dr. G. Hennig (Leipzig), Prof. Dr. Th. Hupp (Stuttgart), Prof. H. Imig (Berlin), Prof. W. Lang (Erlangen), Dr. G. H. Langkau (Bocholt), Prof. B. Luther (Krefeld), Dr. V. Mickley (Rastatt), Th. Noppeney (Nürnberg), Dr. T. Nowak (Krefeld), Dr. S. Schulte (Köln), Prof. M. Zegelman (Frankfurt)
Erstellungsdatum: Juni 2008
Letzte Überarbeitung: 29. September 2008
Verabschiedung durch den Vorstand der Deutschen Gesellschaft für Gefäßchirurgie: 10. Oktober 2008

Abgangsnahe Stenosen und Verschlüsse der Aortenbogenäste (S2)

Leitlinie zu Diagnostik und Behandlung der zerbrovaskulären und der Armarterieninsuffizienz bei abgangsnahen Stenosen und Verschlüssen der Aortenbogenäste

Die hier vorliegende Leitlinie basiert auf der vorhandenen Leitlinie [1], einer Literaturrecherche (Medline) besonders der vergangenen 10 Jahre sowie einem nachfolgenden Prozess zur Konsensusbildung.

Einleitung

Chronische Verschlussprozesse der supraaortalen Aortenbogenäste stehen in der Häufigkeitsverteilung der Gefäßveränderungen, die zu einer sog. zerbrovaskulären Insuffizienz führen, nach Läsionen im Bereich der Karotisstrombahn und der Vertebralisstrombahn an dritter Stelle. In mehr als einem Drittel der Fälle liegen Mehrgefäßerkrankungen vor.

Die Arteriosklerose ist die häufigste Ursache für abgangsnahe Stenosen und Verschlüsse der Aortenbogenäste. Die Inzidenz der Erkrankung steigt dementsprechend mit der Inzidenz der Grunderkrankung mit zunehmendem Lebensalter, der Altersgipfel liegt im 6. und 7. Lebensjahrzehnt.

Ätiologisch sind neben der arteriellen Verschlusskrankheit auch Knickstenosen (bedingt durch Gefäßelongation/-kinking), Aortenbogenaneurysmen mit sekundärer Stenose der Aortenbogenabgänge, iatrogene Gefäßläsionen (z.B. nach Katheterinterventionen und nach Thorakotomie), traumatische Arterienläsionen und die Kompression und Abknickungen der Gefäße bei einem Thoracic-outlet-Syndrom zu nennen.

Entzündliche Gefäßerkrankungen wie die Takayasu-Arteriitis, die Riesenzellarteriitis und die Lues (Tertiärstadium, Lues III) müssen hierzulande als seltene Ursachen in Betracht gezogen werden.

Angeborene Gefäßanomalien, eine fibromuskuläre Dysplasie, radiogene Stenosen oder Verschlüsse und auch spontane Arterienwanddissektionen sind weitere seltene Ursachen [2–7].

Symptome

Die Symptomatik der supraaortalen Verschlussprozesse leitet sich aus der Lokalisation der Läsion und der nachgeschalteten Gefäßstrombahn bzw. ihres Versorgungsgebietes ab. Aufgrund der zahlreichen möglichen Erkrankungsursachen, der unterschiedlichen Ausprägung des Verschlussprozesses und häufig auftretender kombinierter Gefäßveränderungen mit Beteiligung mehrerer Gefäßäste ist die Symptomatik vielgestaltig [3, 4, 8–12].

Eine klinische Einteilung der Symptome in zerebrale (Großhirn- und Hirnstammsymptomatik), periphere (obere Extremität) Symptome und Allgemeinsymptome bietet sich an.

Zerebrale Symptome

Die **Großhirn- und Hirnstammsymptomatik** wird analog zur Karotisstenose in vier klinische Stadien eingeteilt. Sie reicht vom asymptomatischen Stadium I über reversible sensomotorische Symptome (Stadium II), den manifesten Insult mit entweder zunehmender („progressive stroke") oder abnehmender Symptomatik (Stadium III) bis zum abgelaufenen apoplektischen Insult mit bleibender Symptomatik unterschiedlicher Ausprägung (Stadium IV). Ischämische zerebrale Ereignisse im Sinne eines frischen Insults finden sich bei den aortenbogennahen Gefäßläsionen aufgrund der Autoregulationsmechanismen mit Ausbildung von Kollateralkreisläufen eher selten und sind häufig Folgen von Embolisationen aus den arteriosklerotischen Gefäßstenosen.

Bei aortenbogennahen Verschlussprozessen der A. subclavia vor dem Abgang der A. vertebralis können Symptome der **vertebrobasilären Insuffizienz** auftreten. Hierzu gehören intermittierender Drehschwindel (sog. Drop attacks), Tinnitus, passagere Innenohrschwerhörigkeit, Gangunsicherheit und seltener auch perzeptive Sehstörungen und bilaterale Gesichtsfeldausfälle.

Lassen sich diese Krankheitserscheinungen bei zentralem Verschluss der A. subclavia und retrogradem Fluss in der ipsilateralen A. vertebralis durch Armarbeit provozieren, spricht man von einem **Subclavian-Steal-Syndrom.**

Periphere Symptome

Die Armarteriensymptomatik lässt sich in Anlehnung an die Einteilung nach Fontaine für die periphere arterielle Verschlusserkrankung der unteren Extremität einteilen. Das asymptomatische Stadium I ist das häufigste Stadium. Verschlussprozesse der supraaortalen Gefäße werden aufgrund der regelhaft ausgebildeten Kollateralen meist gut toleriert. Trotz einer Verminderung der Blutdruckwerte an der betroffenen Extremität liegt zumeist eine ausreichende Gewebeperfusion vor. Fortgeschrittene Krankheitsbilder mit Belastungsschmerzen (Stadium II), Ruheschmerzen (Stadium III) oder trophischen Störungen an den Akren (Stadium IV) sind selten und meist mit peripheren Embolisationen oder einem Raynaud vergesellschaftet. Unter den symptomatischen Stadien ist am häufigsten die Belastungsermüdung des Armes, besonders bei „Über-dem-Kopf-Arbeiten".

Allgemeinsymptome

Im Fall entzündlicher Grunderkrankungen wie der Takayasu-Arteriitis oder der Riesenzellarteriitis können zusätzlich allgemeine Symptome wie subfebrile Temperaturen, Muskel- oder Gelenkschmerzen, Abgeschlagenheit und Gewichtsverlust auftreten. Thorakale Schmerzen können auf eine abgelaufene Aortendissektion hindeuten.

Diagnostik

Neben einer genauen Anamneseerhebung zur Erfassung der Gefäßrisikofaktoren und der Symptome kommt der sorgfältigen klinischen Untersuchung ein besonderer Stellenwert in der Diagnostik hämodynamisch relevanter Verschlussprozesse im Bereich der supraaortalen Stammarterien zu. Hierzu gehören eine Erfassung des Pulsstatus der oberen Extremität, die seitenvergleichende Blutdruckmessung inklusive Bestimmung des Knöchel-Arm-Index und die Detektion von Strömungsgeräuschen über den extrathorakalen Gefäßabschnitten. Der wichtigste klinische Befund ist hierbei der ausgelöschte oder im Seitenvergleich abgeschwächte Puls an der oberen Extremität.

Zu den Funktionstesten gehören der Armbelastungstest zur Schwindelprovokation bei Vertebralis-Steal und der Belastungstest nach Ratschow zur Verifizierung einer Armischämie.

Im Rahmen der klinischen Untersuchung kann das Thoracic-outlet-Syndrom mit lediglich funktioneller Einschränkung der Durchblutung diffenrenzialdiagnostisch abgegrenzt werden. Im Falle einer Einengung der oberen Thoraxapertur kommt es erst in Funktionsstellungen (Abduktion, Elevation und Retroflexion des betroffenen Armes) zur Pulsauslöschung.

Zur Abklärung von klinisch relevanten Verschlussprozessen der Aortenbogenäste ist eine weiterführende bildgebende Diagnostik unverzichtbarer Bestandteil einer differenzierten Therapieindikation und -planung [3, 4, 13–15].

Doppler- und farbkodierte Duplexsonographie

Abgangsnahe Stenosen und Verschlüsse der supraaortalen Gefäßäste sind aufgrund anatomischer Gegebenheiten meist nicht direkt beschallbar. Aus dem Fluss-Spektrum der extrathorakalen Gefäßabschnitte kann jedoch indirekt auf den Zustrom und damit auf Strömungsbehinderungen vorgeschalteter Gefäßabschnitte rückgeschlossen werden. Ein Vertebralis-Steal mit Flussumkehr der ipsilateralen A. vertebralis ist mit großer Sicherheit nachweisbar.

Die transösophageale Dopplersonographie ist bestimmten Fragestellungen insbesondere zur Bestimmung der Ausdehnung einer Aortendissektion und zur Quantifizierung einer evtl. bestehenden Aortenklappeninsuffizienz vorbehalten.

Digitale Subtraktionsangiographie

Die digitale Subtraktionsangiographie (DSA) stellte aufgrund ihrer hohen Sensitivität und Spezifität bisher den Goldstandard in der Diagnostik supraaortaler Gefäßveränderungen dar. Aufgund ihrer Invasivität hat die DSA an Bedeutung verloren und ist heute speziellen Fragestellungen vorbehalten [16]. Bei möglicher interventioneller Therapie können Diagnostik und transluminale Angioplastie der Gefäßpathologie in gleicher Sitzung erfolgen [3, 4].

Magnetresonanzangiographie

Die MR-Angiographie hat sich als geeignetes nicht invasives Verfahren und in der Qualität zur DSA gleichwertiges Verfahren zur Beurteilung von Läsionen der Aortenbogenabgänge erwiesen und kann mittlerweile auch aufgrund der verbreiteten Verfügbarkeit die DSA als reines Diagnostikum ersetzen.

Computertomographie, computertomographische Angiographie

Zur Abklärung zusätzlich vorliegender Aortenbogenpathologien (Aneurysmen, Dissektionen) findet die CT-Untersuchung Anwendung. Im Rahmen einer CT-Angiographie mit dreidimensionaler Rekonstruktionsmöglichkeit können Verschlussprozesse der Aortenbogenäste detailgetreu abgebildet werden. Zusätzlich ist mit diesem Untersuchungsverfahren die Beurteilung aller Strukturen der oberen Thoraxapertur möglich (Gefäßkompression durch Lymphknoten etc.).

Als ergänzende Untersuchungen stehen die zerebrale Computertomographie und zerebrale Magnetresonanztomographie zur Verfügung. Diese geben Auskunft über eine evtl. vorhandene vaskuläre Hirnatrophie und über intrazerebral gelegene ischämische Herde.

Indikationsstellung

Asymptomatische Verschlussprozesse der abgangsnahen supraaortalen Gefäßäste, die in aller Regel als Zufallsbefunde diagnostiziert werden, bedürfen normalerweise keiner operativen oder interventionellen Behandlung. Eine Ausweitung der Therapieindikation auf asymptomatische Gefäßpathologien durch eine zunehmende Anzahl und verbesserte Techniken der interventionellen Gefäßtherapie ist abzulehnen.

Die Indikationsstellung zur Behandlung von Pathologien des Truncus brachiocephalicus und Pathologien der A. subclavia ist nur bei eindeutiger Symptomatik gegeben, entweder wenn eine klinisch relevante, durch Provokationstests reproduzierbare vertebrobasiläre Insuffizienz vorliegt oder eine behandlungsbedürftige Minderperfusion des Armes besteht. Embolisierende Gefäßveränderungen der supraaortalen Stammgefäße, die zu intermittierenden neurologischen Beschwerden führen, sind in allen Fällen als dringliche Behandlungsindikation zu sehen.

Die Revaskularisation einer extrakraniellen Gefäßstenose der Karotisstrombahn erfordert die Mitbehandlung einer gleichzeitig bestehenden vorgeschalteten Stenose des supraaortalen Gefäßabgangs aus hämodynamischer Indikation.

Selten muss der Truncus brachiocephalicus oder die A. subclavia als Spendergefäß für eine andere Rekonstruktion revaskularisiert werden. Hierzu zählen vorausgegangene Bypassoperationen in der zerebralen Zirkulation, Bypässe der oberen und unteren Extremität (z.B. axillofemoraler Bypass bei PAVK), geplante und vorausgegangene LIMA-Bypässe bei KHK und ipsilaterale Hämodialyseshunts (geplanter Gefäßzugang für eine chronische Hämodialysebehandlung und bei bereits bestehender Dialysefistel, wenn diese eindeutige Zeichen eines „failing shunt" aufweist) [3–6, 17].

Behandlungsmöglichkeiten

Konservative Therapiemaßnahmen und Sekundärprophylaxe

Die Behandlung und Kontrolle der Risikofaktoren im Sinne der Sekundärprophylaxe sollte bei asymptomatischen Verschlussprozessen der supraaortalen Gefäßäste konsequent durchgeführt werden. Thrombozytenaggregationshemmer (TAH) kommen als Medikation obligat zum Einsatz, des Weiteren sind Statine zur Endothelstabilisierung und ACE-Hemmer in der Blutdruckregulierung sinnvolle medikamentöse Therapiemaßnahmen.

Bei entzündlichen Grunderkrankungen werden in der Regel Prednisonäquivalente eingesetzt. Eine Erhaltungstherapie sollte nach Dosisreduktion erfolgen und über eine Dauer von 1–2 Jahren fortgesetzt werden. Bei einem Rezidiv der entzündlichen Gefäßerkrankung hat sich der Einsatz von Cyclophosphamid bewährt, unter Umständen kann auch der Einsatz von Methotrexat oder Cyclosporin A notwendig werden.

Invasive Therapieverfahren erfordern eine interdisziplinäre Therapieplanung mit einem dem Patienten individuell angepassten Behandlungskonzept. Als Therapieoptionen stehen sowohl interventionelle Techniken als auch konventionelle operative Eingriffe zur Verfügung.

Stentgestützte Angioplastie

Die interventionelle Therapie von Abgangsstenosen und Verschlüssen der Aortenbogenäste hat sich aufgrund der minimalen Invasivität und aufgrund verbesserter Techniken und Materialien (u.a. Stents) in vielen Fällen als primäre Therapieoption bewährt und wird in der Regel als stentgestützte Angioplastie durchgeführt [18–26].

Als Zugangsort zur Behandlung von Stenosen der A. subclavia oder des Truncus brachiocephalicus wird bei der Gefäßintervention bevorzugt der transfemorale Zugang gewählt. Bei Verschlüssen der supraaortalen Gefäßäste gelingt es jedoch häufig nicht, das betroffene Gefäß vom Aortenbogen aus zu kanülieren. In diesen Fällen hat sich der transbrachiale Zugang als Erfolg versprechende Alternative bewährt.

Bei kurzstreckigen Subclaviastenosen und Stenosen des Truncus brachiocephalicus werden primär ballonexpandierbare Stents verwendet, bei längerstreckigen Stenosen (> 30 mm) können auch selbstexpandierende Stents Verwendung finden. Der Vorteil von ballonexpandierbaren Stents in dieser Position liegt in einer genaueren Platzierbarkeit am Abgang des Gefäßes und in einer höheren Radialkraft. In allen Fällen sollte bei der Subclaviaintervention eine Überstentung des Vertebralisabgangs vermieden werden. Die primäre Offenheitsrate der Stent-PTA der A. subclavia und des Truncus brachiocephalicus wird in der Literatur mit > 85% nach 2 Jahren angegeben bei einer Letalität des Verfahrens von < 1% [18–20, 24, 26].

Eine Verwendung von Zerebroprotektionssystemen in der rechten Karotisstrombahn bei Rekanalisation des Truncus brachiocephalicus ist sinnvoll, ein Benefit konnte jedoch bislang nicht nachgewiesen werden. Eine Protektion des Vertebralisstromgebietes bei Subclaviainterventionen wird in der Regel nicht für notwendig erachtet.

Risikofaktoren für Rezidivstenosen nach endovaskulärer Therapie sind langstreckige Verschlussprozesse und stark kalzifizierte Läsionen. Nach interventioneller Behandlung eines langstreckigen Verschlusses (> 30 mm) der A. subclavia oder des Truncus brachiocephalicus kann die Restenoserate im ersten Jahr nach Intervention bis zu 50% betragen [18–20, 24, 26].

Bei Verschlussprozessen im Rahmen einer entzündlichen Grunderkrankung wird von einer endovaskulären Revaskularisation abgeraten. Auch nach medikamentöser Vorbehandlung im Stadium der Entzündungsremission oder -kontrolle wird über hohe Verschluss- und Komplikationsraten berichtet. Zudem stützt sich die Datenlage auf Serien mit geringen Fallzahlen [4, 6, 27].

Operationsverfahren

Zur Behandlung abgangsnaher Stenosen und Verschlüsse der Aortenbogenäste stehen grundsätzlich transthorakale Operationsverfahren mit Sternotomie oder Thorakotomie und die weniger invasiven extrathorakalen Bypass- oder Transpositionsoperationen zur Verfügung. Voraussetzung für die Wahl des extrathorakalen Verfahrens ist allerdings ein unbeeinträchtigtes Spendergefäß. Die perioperative Mortalität kann hierdurch von < 4% beim transthorakalen Vorgehen auf < 1% beim extraanatomischen, extrathorakalen Bypassverfahren gesenkt werden [28–34].

Bei beiden Therapieoptionen hat sich die Verwendung von alloplastischen Gefäßprothesen als Bypassmaterial wegen der im Vergleich zum Venenbypass besseren Langzeitergebnisse bewährt. Sofort- und Frühverschlüsse sind außerordentlich selten, in ca. 10% ist mit einem Spätverschluss zu rechnen [3, 29, 30, 33].

Transthorakale Operationsverfahren

Bei der lokalen Korrektur kurzstreckiger Stenosen und Verschlüsse einzelner Aortenbogenäste steht die **offene Thrombendarteriektomie (TEA)**, in der Regel kombiniert mit einer Patchplastik, zur Verfügung. Die Arteriotomie muss dabei in den Aortenbogen hinein verlängert werden, um den Gefäßabgang sicher desobliterieren zu können.

Zur Korrektur langstreckiger Verschlussprozesse der supraaortalen Gefäßabgänge oder bei Vorliegen einer Mehrgefäßerkrankung werden orthograde Bypassverfahren auch unter Verwendung von Bi- oder Trifurkationsprothesen empfohlen. Als zentraler Anschlussort dient in der Regel die tangential ausgeklemmte Aorta ascendens.

Extrathorakale Operationsverfahren

Der häufigste Eingriff der zahlreichen extrathorakalen Bypassverfahren ist der kurze Carotis-Subclavia-Bypass bei abgangsnahen Verschlüssen der rechten oder linken A. subclavia. Wegen der anatomischen Nähe der beiden Gefäße kann bei geeignetem Situs häufig auch eine direkte End-zu-Seit-Anastomose zwischen der A. carotis communis und der A. subclavia im Sinne einer Subclavia-Carotis-Transposition erfolgen. Beide Eingriffe sind mit hoher Sicherheit für den Patienten und exzellenten Langzeitoffenheitsraten durchzuführen.

Zur Überbrückung von Mehrgefäßverschlüssen können sequenzielle Bypässe angelegt werden (z.B. Carotis-Carotis-Crossoverbypass plus Carotis-Subclavia-Bypass).

Bei gleichzeitigem Vorliegen einer Stenose der A. carotis interna und der ipsi- oder kontralateralen A. subclavia wird bei zusätzlicher Karotisinsuffizienz sowie auch bei alleiniger vertebrobasilärer Insuffizienz und/oder Armsymptomatik grundsätzlich primär die A. carotis interna rekonstruiert. In der Regel wird durch die Rekonstruktion der Karotisstenose über einen gut ausgebildeten Circulus arteriosus Willisii eine ausreichende Gewebeperfusion im Basilarisstromgebiet erreicht.

Nachsorge

Anmerkung: Die Empfehlungen zur medikamentösen Nachbehandlung nach erfolgter operativer oder interventioneller Therapie bei abgangsnahen Stenosen und Verschlüssen der Aortenbogenäste richten sich nach der aktuellen Leitlinie zur Medikamentösen Therapie nach gefäßchirurgischen Operationen und endovaskulären Interventionen [35].

Die Behandlung und Kontrolle arteriosklerotischer Risikofaktoren sollte im Sinne der Sekundärprophylaxe nach erfolgter Revaskularisation konsequent durchgeführt werden.

Spezifische Daten und Empfehlungen zur Thrombozytenaggregationshemmung (TAH) oder Antikoagulaton nach operativen Eingriffen an den abgangsnahen Aortenbogenästen existieren nicht. In Anlehnung an die Therapie an der unteren Extremität sollte jedoch bei Thrombendarteriektomie oder alloplastischem Bypass eine TAH-Gabe erfolgen, nach Venenbypass sollte eine orale Antikoagulation (OAK) mit Kumarinderivaten erwogen werden (IIb, C).

Spezifische Empfehlungen zur peri- und/oder postinterventionellen medikamentösen Therapie können nicht gegeben werden, da keine ausreichenden Daten vorliegen. In Anlehnung an das Prozedere bei der coronaren PTA und der Stent-Applikation wird auch nach Vertebralis-PTA und Stent eine Therapie mit ASS und Clopidogrel empfohlen(I, C). Während die Clopidogrel-Medikation, die bereits vor der Intervention, z.B. am Tag vor dem Eingriff, mit einer Loading dose von 300 mg begonnen wird und nach 4–12 Wochen abgesetzt werden kann (I, C), wird die ASS-Medikation lebenslänglich beibehalten.

Ambulante Kontrolluntersuchungen sollten nach erfolgter Revaskularisation von chronischen Verschlussprozessen im supraaortalen Gefäßabschnitt im ersten Jahr in 3-monatigen Abständen erfolgen, bei unauffälligen Kontrollbefunden genügen weitere Untersuchungen in jährlichen Abständen. Als Screeningmethode zur Erkennung von Restenosen oder einer Progression der Erkrankung in anderen Gefäßarealen verfügt die Duplexsonographie über eine ausreichend hohe Sensitivität, die Untersuchung kann durch eine direktionale CW-Doppleruntersuchung ergänzt werden. Aus dem Fluss-Spektrum der extrathorakalen Gefäßabschnitte kann indirekt auf den Zustrom und damit auf Strömungsbehinderungen vorgeschalteter Gefäßabschnitte rückgeschlossen werden. Bei sonographischem Verdacht auf eine Rezidivstenose ist eine weiterführende bildgebende Diagnostik mittels MR-Angiographie erforderlich.

Literatur

[1] Deutsche Gesellschaft für Gefäßchirurgie (1998) Abgangsnahe Stenosen und Verschlüsse der Aortenbogenäste, In: Leitlinien zu Diagnostik und Therapie in der Gefäßchirurgie. Deutscher Ärzte-Verlag GmbH, Köln
[2] Shadman R et al. Subclavian artery stenosis: prevalence, risk factors, and association with cardiovascular diseases. J Am Coll Cardiol (2004), 44, 618–623
[3] Hepp W, Kogel H (2001) Chronische Verschlussprozesse des Truncus brachicephalicus und der A. subclavia. Gefässchirurgie, 376–386. Urban & Fischer, München, Jena
[4] Rantner B, Fraedrich G, Verschlussprozesse des Truncus brachiocephalicus und der Arteria subclavia. Gefässchirurgie (2007), 12, 455–464
[5] Cherry KJ Jr (2000) Arteriosclerotic Occlusive Disease of Brachiocephalic Arteries. In: Rutherford RB (Ed), Vascular Surgery, 5. ed., 1154–1160. WB Saunders, Philadelphia
[6] Bower TC, Cherry KJ Jr, Diseases of the brachiocephalic arteries and their management. Overview. Semin Vasc Surg (1996), 9 (2), 71–76
[7] Moran KT, Zide RS, Persson AV, Natural history of subclavian steal syndrome. Am Surg (1988), 54 (11), 643–644
[8] Fisher CM, A new vascular syndrome: „The Subclavian Steal". N Engl J Med (1961), 265, 912–913
[9] Piccone VA, LeVeen HH, The subclavian steal syndrome. Ann Thorac Surg (1970), 9, 51–75
[10] Bornstein NM, Norris JW, Subclavian steal: a harmless haemodynamic phenomenon? Lancet (1986), 2 (8502), 303–305
[11] Hennerici M, Klemm C, Rautenberg W, The subclavian steal phenomenon: a common vascular disorder with rare neurologic deficits. Neurology (1988), 38 (5), 669–673
[12] Walker PM, Paley D, Harris KA, What determines the symptoms associated with subclavian artery occlusive disease? J Vasc Surg (1985), 2 (1), 154–7
[13] Berguer R, Higgins R, Nelson R, Noninvasive diagnosis of reversal of vertebral-artery blood flow. N Engl J Med (1980), 302 (24), 1349–1351
[14] Verdenhalven T, Yousefi S, Stockmann U, Sinnvolle Diagnostik bei Vertebralisinsuffizienz Gefässchirurgie (1998), 2, 88–91
[15] Landwehr P, Schulte O, Voshage G, Ultrasound examination of carotid arteries and vertebral arteries. Eur Radiol Med (2001), 11, 1521–1534
[16] Röntgengesellschaft (2004) Radiologische Diagnostik im Kopf-Hals-Bereich, Hals: Gefäßpathologie. Leitlinie der Deutschen Röntgengesellschaft, Leitlinienregister Nr. 039/089, Entwicklungsstufe 1, Dez. 2004 In: Online –Publikation der Arbeitsgemeinschaft der Wissenschaftlichen Medizinischen Fachgesellschaften. www.awmf.org
[17] Riles TS, Imparato AM (1996) Indications for repair of the brachiocephalic trunks. In: Moore (Ed), Surgery for Cerebrovascular Disease (2nd edition), 590-94. WB Saunders Co, Philadelphia
[18] Brountzos EN et al., Primary stenting of subclavian and innominate artery occlusive disease: a single center's experience. Cardiovasc Intervent Radiol (2004), 27 (6), 616–23
[19] Criado FJ, Abul-Khoudoud O, Interventional techniques to facilitate supraaortic angioplasty and stenting. Vasc Endovascular Surg (2006), 40 (2), 141–147
[20] Greenberg RK, Waldman D, Endovascular and open surgical treatment of brachiocephalic arterial disease. Semin Vasc Surg (1998), 11 (2), 77–90
[21] Henry M et al., Percutaneous transluminal angioplasty of the subclavian arteries. J Endovasc Surg (1999), 6 (1), 33–41
[22] Motarjeme A, Keifer J, Zuska A, Percutaneous transluminal angioplasty of the brachiocephalic arteries. AJR Am J Radiol (1982), 138, 457–462
[23] Motarjeme A, Keifer JW, Zuska AJ, Percutaneous transluminal angioplasty for treatment of subclavian steal. Radiology (1985), 155 (3), 611–613
[24] Rodriguez-Lopez JA, Werner A, Martinez R, Stenting for atherosclerotic occlusive disease of the subclavian artery. Ann Vasc Surg (1999), 13 (3), 254–260
[25] Sueoka BL, Percutaneous transluminal stent placement to treat subclavian steal syndrome. J Vasc Interv Radiol (1996), 7 (3), 351–356
[26] Wholey MH, Wholey MH, The supraaortic and vertebral endovascular interventions. Tech Vasc Interv Radiol (2004), 7 (4), 215–225

[27] Nomura M, Kida S, Yamashima T, Percutaneous transluminal angioplasty and stent placement for subclavian and brachiocephalic artery stenosis in aortitis syndrome. Cardiovasc Intervent Radiol (1999), 22 (5), 427–432
[28] Mehigan JT, Buch WS, Pipkin RD, Subclavian-carotid transposition for the subclavian steal syndrome. Am J Surg (1978), 136 (1), 15–20
[29] Berguer R, Morasch MD, Kline RA, Transthoracic repair of innominate and common carotid artery disease: immediate and long-term outcome for 100 consecutive surgical reconstructions. J Vasc Surg (1998), 27 (1), 34–41
[30] Crawford ES, Stowe CL, Powers RW Jr, Occlusion of the innominate, common carotid, and subclavian arteries: long-term results of surgical treatment. Surgery (1983), 94 (5), 781–791
[31] Deriu GP, Milite D, Verlato F, Surgical treatment of atherosclerotic lesions of subclavian artery: carotid-subclavian bypass versus subclvian-carotid transposition. J Cardiovasc Surg (Torino) (1998), 39 (6), 729–734
[32] Owens LV et al., Extrathoracic reconstruction of arterial occlusive disease involving the supraaortic trunks. J Vasc Surg (1995), 22 (3), 217–221
[33] Uurto IT et al., Long-term outcome of surgical revascularization of supraaortic vessels. World J Surg (2002), 26 (12), 1503–1506
[34] Vitti MJ, Thompson BW, Read RC, Carotid-subclavian bypass, A twenty-two-year experience. J Vasc Surg (1994), 20 (3), 411–417
[35] Deutsche Gesellschaft für Gefäßchirurgie (2009) Medikamentöse Therapie nach gefäßchirurgischen Operationen und endovaskulären Interventionen, In: Leitlinien zu Diagnostik und Therapie in der Gefäßchirurgie. Deutscher Ärzte-Verlag GmbH, Köln

Verantwortlich für die Erstellung: S. Schulte (Köln)
Teilnehmer: Prof. K. Balzer (Mülheim), Dr. K. Balzer (Düsseldorf), Prof. D. Böckler (Heidelberg), Dr. H. Böhner (Neuss), Univ.-Prof. J. Brunkwall (Köln), Prof. Th. Bürger (Kassel), Prof. S. Debus (Hamburg), Univ-Prof. H. H. Eckstein (München), Dr. I. Flessenkämper (Berlin), Dr. A. Florek (Dresden), Dr. G. Hennig (Leipzig), Prof. Dr. Th. Hupp (Stuttgart), Prof. H. Imig (Berlin), Prof. W. Lang (Erlangen), Dr. G. H. Langkau (Bocholt), Prof. B. Luther (Krefeld), Dr. V. Mickley (Rastatt), Th. Noppeney (Nürnberg), Dr. T. Nowak (Krefeld), Dr. S. Schulte (Köln), Prof. M. Zegelman (Frankfurt)
Erstellungsdatum: Juni 2008
Letzte Überarbeitung: 26. September 2008
Verabschiedung durch den Vorstand der Deutschen Gesellschaft für Gefäßchirurgie:
10. Oktober 2008

Thoracic-outlet-Syndrom (S2)

Leitlinie zu Diagnostik und Therapie der neurovaskulären Kompressionssyndrome an der oberen Thoraxapertur

Die hier vorliegende Leitlinie basiert auf vorhandenen Leitlinien [22, 23], einer Literaturrecherche (Medline) besonders der vergangenen 10 Jahre, auf eigenen Erfahrungen sowie einem nachfolgenden Prozess zur Konsensusbildung.

Einleitung

Die Bezeichnung Thoracic-outlet-Syndrom (TOS) wird undifferenziert für alle Beschwerdebilder zusammengefasst, bei denen im oberen Brustkorb (Thorax) Nerven oder Blutgefäße (Arterien und/oder Venen) durch Druck geschädigt bzw. beeinträchtigt werden [6, 24, 25].

Ursache für das TOS ist zumeist eine anlagebedingte Enge an dieser Stelle. Zusätzliche Faktoren wie Haltungsschäden der Wirbelsäule, ausgeprägte Muskelbildung durch Bodybuilding oder Kraftsport, Vorhandensein einer Halsrippe oder zusätzliche Bänder können zu einer Verstärkung dieser Enge beitragen. Manchmal kann die Symptomatik durch eine Schwangerschaft (Körperhaltung/große Brüste) oder ein adäquates Unfallereignis (Schleudertrauma der HWS) ausgelöst werden [12, 14, 19, 24, 25].

In Abhängigkeit von der topographischen Lokalisation können dabei das kostoklavikuläre, das **Halsrippen-**, das **Scalenus-**, das **Hyperabduktions-,** das **Pectoralis-minor-** und das **Schulter-Arm-Syndrom** unterschieden werden [26, 27].

Falls eine isolierte venöse Kompression im Vordergrund steht, ist als eigenständiger Begriff das Thoracic-inlet-Syndrom (TIS) etabliert. Dabei können in unterschiedlicher Ausprägung neurologische, arterielle oder venöse Symptome im Vordergrund stehen oder kombiniert auftreten [26, 27].

Epidemiologie und Klinik

Betroffen sind überwiegend 20- bis 50-jährige leptosome Patienten mit asthenischer oder athletischer Konstitution. Der Altersgipfel liegt zwischen 30 und 40 Jahren mit einer deutlichen Bevorzugung des weiblichen Geschlechts. Insgesamt ist das Krankheitsbild jedoch selten. Die Angaben über die Prävalenz sind allerdings unsicher und schwanken zwischen 0,1 pro Mio und 1%. Bei Patienten im Alter unter 40 Jahren wird das TOS als die häufigste Ursache eines akuten arteriellen Gefäßverschlusses angegeben. Eine wesentliche Ursache dafür ist eine oft jahrelang verzögerte und verkannte Diagnosestellung. Die Prävalenz einer Halsrippe wird mit 0,5–1,0% angegeben. Eine klinische Symptomatik entsteht nur in 5–10% [2, 19].

Klinische Kardinalsymptome sind Brachiozephalgien mit ausstrahlenden Schmerzen, oft ulnar betonte Parästhesien, Sensibilitätsstörungen und Paresen. Weiterhin hinweisend können Muskelatrophien der Hand v.a. im Thenarbereich sein. Eine vaskuläre Manifestation zeigt sich häufig durch eine Belastungsischämie des Armes (Blässe) oder bei peripherer Embolisation durch akrale

Nekrosen. Arm- und Schulterschmerz mit Schwellung und Zyanose sind typische Symptome einer Armvenenthrombose (**Paget-von-Schroetter-Syndrom**). Kollateralvenen im oberen Thoraxbereich und ein Schweregefühl sind dabei zusätzlich hinweisend. Jahrelange Schmerzzustände führen nicht selten zu Depressionen [7, 11, 16, 21].

Diagnostik

Anamnese und Klinik

Das Beschwerdebild ist abwechslungsreich und oft unspezifisch. Vielfältige Symptome, Funktionseinschränkungen, Thrombosen und Gefäßveränderungen sind möglich, da die Kompression überwiegend das Nervengeflecht und/oder die vaskulären Strukturen betreffen kann.

Typisch für ein Thoracic-outlet-Syndrom sind Schmerzen im Bereich der Rückseite der Schulter, in der Achselhöhle mit Ausstrahlung an der Innenseite des Armes, des Ellenbogens bis hin zu den Fingern 4 und 5. Die Beschwerden können durch Anheben des Armes ausgelöst und verstärkt werden, z.B. durch Heben des Armes in die Waagerechte oder über Kopf, bei Drehbewegungen des Kopfes oder bei Rückwärtsbewegungen der Arme bzw. auch durch Zug am Arm. Bekannt sind häufige nächtliche Missempfindungen mit Einschlafen des gesamten Armes, gefolgt von einer vermehrten Schweißabsonderung. Auch ein Kältegefühl wird beschrieben. Im weiteren Verlauf kann es zu Schwäche und Schwere im betroffenen Arm, zur Verlust der Geschicklichkeit und der Koordination der Fingerbewegungen kommen. Erst relativ spät wird eine Verringerung der kleinen Handmuskeln bemerkt. Bleibende Lähmungserscheinungen treten nur sehr selten auf.

Steht die arterielle Kompression im Vordergrund, können rasche Ermüdbarkeit, Schmerzen bei Überkopfarbeiten, Blässe und Kälte der Hand zu den Leitsymptomen werden.

Thrombotische Auflagerungen in der Arterie (A. subclavia) oder in einer poststenotischen Erweiterung der Arterie können zu einer Gerinnselverschleppung (Embolisation) in die peripheren Arterien führen.

Bei überwiegender venöser Kompression klagen die Kranken über Schwere- und Spannungsgefühl. Häufig sind Hand und Arm morgens angeschwollen und blau verfärbt. Bei Überkopfarbeiten treten die Venen an Hand, Arm und Schulter prall hervor.

Komplikationen im Spontanverlauf können wiederum die Nerven, die Arterie und die Vene betreffen. Der knöcherne Druck auf die unteren Nervenanteile bewirkt zunächst Schmerz, Missempfindungen, Muskelschwäche und Störungen der Feinmotorik. Mikroblutungen in die Nervenhüllen führen zu bindegewebiger Narbenbildung mit Schrumpfungstendenz und können dadurch eine definitive Schädigung der Nervenfasern verursachen. Die hierdurch hervorgerufenen permanenten neurologischen Symptome sind in diesen Fällen kaum noch rückläufig.

Die Schädigung der arteriellen Gefäßwand mit Quetschung der gesamten Arterie begünstigt die Entwicklung von wandständigen Blutgerinnseln. Solche Gerinnsel (Thromben) können mit dem Blutstrom als Mikroembolien in die Hand- und Fingerarterien geschleudert werden. Die ständige Einengung oder Abknickung der Arterie am oberen Rippenrand kann eine Strömungsturbulenz und die Entwicklung einer Aussackung der Arterie hervorrufen. Auch in dieser Aussackung entstehen oft Gerinnsel (Thromben), die als Makroembolien wiederum Verschlüsse der großen Armschlagadern verursachen können.

Die chronische Kompression der Vene (V. subclavia) kann eine weißlich derbe Veränderung der Venenwand mit Schrumpfung hervorrufen. Als Komplikation kann es zu einer akuten Venenthrombose kommen. Tödliche Lungenembolien sind hier zwar sehr selten; sie nehmen allerdings in 1–2% ihren Ausgang von einer akuten Venenthrombose [10, 17, 21].

Spezielle Diagnostik

Ausschließlich klinische Testverfahren sind zur sicheren Diagnosestellung ungeeignet. Hinweisend können allerdings der arterielle und venöse Gefäßstatus, der Abduktion-Elevation-Außen-Rotationstest (AER) beider Arme mit Faustschlussübungen, ein klavikuläres Strömungsgeräusch sowie der neurologische Status sein. Der oft beschriebene Adson-Test wird als wenig aussagekräftig eingeschätzt [1, 8, 12, 13].

Zur Diagnosesicherung sind unbedingt ergänzende apparative Untersuchungen nötig. Hierzu gehören neben der sonographischen Gefäßdiagnostik (FKDS) ein Messen der zentralen Nervenleitgeschwindigkeiten (N. ulnaris, N. medianus), konventionelle Röntgenaufnahmen (Thorax, HWS in 4 Ebenen, obere Thoraxapertur) sowie arterielle und venöse Angiographien der Schulter- und Armgefäße in Normalposition sowie bei Elevation und Abduktion in aufrechter Körperhaltung. Bei Hinweisen für periphere Ischämien (Klinik, Doppler- und Duplexsonographie, Oszillographie) ist die Darstellung bis zu den Fingerarterien zu fordern [5, 11, 22].

Weiterführende diagnostische Maßnahmen

Bei nicht eindeutigem Befund sind zur Abgrenzung einer degenerativen Erkrankung oder zum Ausschluss eines Tumorleidens ein CT oder ein MRT indiziert. Verlagerungen der nervalen Plexusstrukturen durch fibromuskuläre Bänder oder durch ossäre Veränderung werden in der Literatur beschrieben.

Weitere Elektromyographische oder thermographische Untersuchungen können in der Differenzialdiagnostik ebenso wie serologische Untersuchungen (Borrelien, Bindegewebs- und Rheumaerkrankungen, Hormone u.a.) im Einzelfall hilfreich sein [1, 2, 4, 23].

Therapie

Die Indikation zum therapeutischen Vorgehen muss sehr individuell gestellt werden. Prospektiv randomisierte Studien zum Nachweis der Wirksamkeit der differenten Therapieverfahren existieren nicht.

Konservative Therapie

Die konservative Therapie gilt bei geringen Beschwerden mit fehlenden manifesten neurogenen und/oder vaskulären Komplikationen als die erste Therapieoption und therapeutischer Standard. Die konservative Basistherapie kombiniert gezielte physikalische und ergotherapeutische Therapien (Beseitigung von Haltungsfehlern, Stärkung der Schultergürtelmuskulatur, Wärmeapplikationen) mit einer vom Krankheitsbild abhängigen medikamentösen Begleittherapie.

Die konservative Therapie kann schwierig sein und ist auch deswegen von speziell geschultem Personal sehr differenziert anzuwenden. Speziell können rigorose Dehnungsübungen und manualtherapeutische Verfahren die Beschwerden eher verschlimmern. Auch die medikamentöse Behandlung der oft komplexen Schmerzgenese kann sehr diffizil sein.

Die dominierende klinische Symptomatik sollte sich dabei normalerweise binnen 3–6 Monaten zurückbilden.

Operative Therapie

Die Indikation zur Operation ist gegeben, wenn eine Besserung von therapierefraktären Beschwerden nach konservativer Therapie erwartet oder drohende Komplikationen vermieden werden können. Speziell bei nachweisbaren morphologischen Veränderungen der Gefäßwand (Stenosen, Verschlüsse, murale Thromben, Aneurysmabildung, Embolisationen) oder bei einer Plexusirritation ist ein operatives Verfahren indiziert. Auch bei einem postthrombotischen Syndrom kann im Einzelfall eine filiforme Einengung oder eine nachgewiesene Kompression des kollateralen Abflusses bei bestehendem Verschluss eine Operation rechtfertigen. Die individuelle Entscheidungsfindung zur invasiven Behandlung von venösen Thrombosen muss unbedingt das Risiko einer erhöhten Morbidität und Mortalität im Vergleich zu einer alleinigen Antikoagulanzientherapie mit berücksichtigen.

Bei Patienten mit überdurchschnittlichen Anforderungen an die Gebrauchsfähigkeit des betroffenen Armes (Sportler, Musiker, auch intensive Handarbeiter und Computernutzer) ist die ansonsten enge Indikationsstellung großzügiger zu stellen.

Das Operationsziel kann in Abhängigkeit von der individuellen Befundsituation durch gefäßrekonstruktive und lumeneröffnende Verfahren in Kombination mit einer Dekompression des Gefäß-Nerven-Bündels erreicht werden. Bei peripheren arteriellen Verschlüssen kann zusätzlich eine thorakale Sympathektomie sinnvoll sein. Zur Beseitigung der komprimierenden Strukturen werden allgemein resezierende Operationsverfahren benutzt. Bei gesicherter kostoklavikulärer Enge ist eine komplette Resektion der ersten Rippe/Halsrippe und aller fibromuskulärer Bänder aus ätiologischer Sicht am sinnvollsten. Der beste primäre Zugangsweg ist hierzu die transaxilläre Vorgehensweise nach Atkins. Durch eine vollständige Rippenresektion werden dabei alle Kompressionssyndrome der oberen Schulterapertur mit Ausnahme des Pectoralis-minor-Syndroms effektiv behandelt. Andere Zugangswege (parakapsulär, transklavikular, supra- und infraklavikular) oder operative Verfahren (Skalenotomie, Neurolyse, Rippenteilresektionen, Kathetertherapien) haben in Ausnahmefällen (Rezidiveingriffe, Komplikationen) ihre Berechtigung [7, 18, 20, 22, 26].

Diese Operationen sind technisch nicht einfach und sollten erfahrenen Fachabteilungen vorbehalten bleiben.

Komplikationen

Ein Durchtrennen des N. intercostobrachialis (funktionell bedeutungslos) kann ebenso wie das Eröffnen des Pleuraraumes mit Hämato- und Serothoraxbildung operationsbedingt (Zugang, Verwachsungen) nicht immer vermieden werden.

Weitere seltene eingriffsbedingte Komplikationsmöglichkeiten können Lymphfisteln und Lymphödeme, zentrale und periphere Nervenschäden des Armplexus, des Ganglion stellatum mit einem Horner-Syndrom, des N. thoracicus longus mit einer Scapula alata sowie Läsionen des N. phrenicus sein [2, 22, 26].

Nachbehandlung

Zum Vermeiden von sekundären Verwachsungen und bindegewebigen Narbenzügen ist neben einer absoluten Bluttrockenheit im Operationsgebiet eine mehrwöchige Schonung des Armes postoperativ erforderlich. Auch eine individuell angepasste Schmerztherapie ist in Einzelfällen über mehrere Monate nötig [2, 22].

Prognose

Mit einer völligen Beschwerdefreiheit oder zumindest deutlichen Verbesserung der klinischen Symptomatik ist bei indikationsgerechter Behandlung nach einer konservativen Therapie in 30–40% und nach chirurgischer Therapie in 80% der Fälle zu rechnen [3, 7, 9, 16].

Literatur

[1] Atasoy E, Thoracic outlet compression syndrome. Orthop Clin North Am (1996), 27, 265–303
[2] Bürger TH (2007) Arterien der oberen Extremitäten. In: Luther B, Kompaktwissen Gefäßchirurgie, 111–124. Springer, Berlin, Heidelberg, New York
[3] Degeorges R, Reynaud C, Becquemin JP, Thoracic outlet syndrome surgery: long-term functional results. Ann Vasc Surg (2004),18 (5), 558–565
[4] Demondion X et al., Imaging assessment of thoracic outlet syndrome. Radiographics (2006), 26 (6), 1735–1750
[5] Donaghy M, Matkovic Z, Morris P, J Neurol Neurosurg Psychiatry (1999), 67 (5), 602–606
[6] Goff CD et al., A comparison of surgery for neurogenic thoracic outlet syndrome between laborers and non-laborers. Am J Surg (1998), 176, 215–218
[7] Kreienberg PB et al., Long-term results in patients treated with thrombolysis, thoracic inlet decompression, and subclavian vein stenting for Paget-Schroetter syndrome. J Vasc Surg (2001), 33 (Suppl. 2), 100–105
[8] Lascelles RG, Schady W (1987) The thoracic outlet syndrome. In: Matthews WB (Coed), Neuropathies, Vol. 51, 119–131. In: Vinken PJ, Bruyn GW (Ed), Handbook of clinical neurology. Elsevier, Amsterdam. In: Matthews WB, coed. Neuropathies. Vol 51. In: Vinken PJ, Bruyn GW, eds. Handbook of clinical neurology. Amsterdam: Elsevier, 1987:119-31
[9] Lindgren KA, Conservative treatment of thoracic outlet syndrome: a 2-year follow-up. Arch Phys Med Rehabil (1997), 78, 373–378
[10] Luther B (2007) Kompressionssyndrome der oberen Thoraxapertur. In: Hepp W, Kogel H, Gefäßchirurgie, 2. Aufl., 213–219. Urban & Fischer, München, Jena
[11] Machanic BI, Sanders RJ, Medial antebrachial cutaneous nerve measurements to diagnose neurogenic thoracic outlet syndrome. Ann Vasc Surg (2008), 22 (2), 248–254
[12] Nord KM et al., False positive rate of thoracic outlet syndrome diagnostic maneuvers. Electromyogr Clin Neurophysiol (2008), 48 (2), 67–74
[13] Plewa MC, Delinger M The false-positive rate of thoracic outlet syndrome shoulder maneuvers in healthy subjects. Acad Emerg Med (1998), 5 (4), 337–342
[14] Redenbach DM, Nelems B, A comparative study of structures comprising the thoracic outlet in 250 cadavers and 72 surgical cases of thoracic outlet syndrome. Eur J Cardiothorac Surg (1998), 13, 353–360
[15] Rieger H (1998) Periphere arterielle Durchblutungsstörungen auf nichtarteriosklerotischer, nichtentzündlicher und nichtfunktioneller Basis. In: Rieger H, Schoop W, Klinische Angiologie, 667–672. Springer, Berlin, Heidelberg, New York
[16] Roos DB, Transaxillary approach for the first rib resection to relieve thoracic outlet syndrome. Ann Surg (1966), 16, 354–358
[17] Sajid MS et al., Upper limb deep vein thrombosis: a literature review to streamline the protocol for management. Acta Haematol (2007), 118 (1), 10–18
[18] Sanders RJ, Thoracic outlet syndrome. J Neurosurg Spine (2008), 8 (5), 497
[19] Sanders RJ, Hammond SL, Management of cervical ribs and anomalous first ribs causing neurogenic thoracic outlet syndrome. J Vasc Surg (2002), 36 (1), 51–56
[20] Sheth RN, Campbell JN, Surgical treatment of thoracic outlet syndrome: a randomized trial comparing two operations. J Neurosurg Spine (2005), 3 (5), 355–363
[21] Thomas IH, Zierler BK, An integrative review of outcomes in patients with acute primary upper extremity deep venous thrombosis following no treatment or treatment with anticoagulation, thrombolysis, or surgical algorithms. Vasc Endovascular Surg (2005), 39 (2), 163–174
[22] Deutsche Gesellschaft für Gefäßchirurgie (1997) Thoracic outlet-Syndrom (TOS), Leitlinie der Deutschen Gesellschaft für Gefäßchirurgie, Leitlinien-Register Nr. 004/005 Entwicklungsstufe 1, Nov. 1997
[23] Deutsche Gesellschaft für Gefäßchirurgie (2001) Thoracic outlet-Syndrom (TOS), Leitlinie der Deutschen Gesellschaft für Neurologie, AWMF-Leitlinien-Register Nr. 030/019 Entwicklungsstufe 1, März 2001
[24] Urshel HC, Razzuk MA, Neurovascular compression in the thoracicoutlet syndrome; changing management over 50 years. Ann Surg (1998), 228, 609

[25] Urshel HC, Razzuk MA, Thoracic outlet syndrome. In: Sabiston E, Spencer F (Ed), Surgery of the Chest, 5. ed., 536–553. Saunders, Philadelphia
[26] Van Dongen RJAM, Barwegen MGMH (1987) Neurovaskuläre Kompressionssyndrome an der oberen Thoraxapertur und ihre vaskulären Komplikationen. In: G.Heberer und R. Pichlmayr (Hrsg.) Kirschnersche allgemeine und spezielle Operationslehre, Bd. XI, Gefäßchirurgie, 571–584. Springer, Berlin, Heidelberg, New York
[27] Vollmar J (1996) Rekonstruktive Chirurgie der Arterien, Kap. 12, Verschlüsse der supraaortischen Äste, 284–338. Georg Thieme, Stuttgart, New York
[28] Wenz W, Rahmanzadeh M, Husfeldt KJ, Das neurovaskuläre Kompressionssyndrom der oberen Thoraxapertur. Dtsch Ärztebl (1998), 95, A 736–739

Verantwortlich für die Erstellung: Th. Bürger (Kassel)
Teilnehmer: Prof. K. Balzer (Mülheim), Prof. D. Böckler (Heidelberg), Dr. H. Böhner (Neuss), Univ.-Prof. J. Brunkwall (Köln), Prof. Th. Bürger (Kassel), Prof. S. Debus (Hamburg), Univ.-Prof. H. H. Eckstein (München), Dr. I. Flessenkämper (Berlin), Dr. A. Florek (Dresden), Dr. G. Hennig (Leipzig), Prof. Dr. Th. Hupp (Stuttgart), Prof. H. Imig (Berlin), Prof. W. Lang (Erlangen), Dr. G. H. Langkau (Bocholt), Prof. B. Luther (Krefeld), Dr. V. Mickley (Rastatt), Th. Noppeney (Nürnberg), Dr. S. Schulte (Köln), Prof. M. Zegelman (Frankfurt)
Erstellungsdatum: März 2008
Letzte Überarbeitung: 25. August 2008
Verabschiedung durch den Vorstand der Deutschen Gesellschaft für Gefäßchirurgie:
31. August 2008

Aortale Dissektion (S2)

Leitlinie zur Diagnostik und Therapie von Typ-B-Dissektionen

Das akute Aortensyndrom umfasst neben der Erkrankung der Aortendissektion das intramurale Hämatom (IMH) und das symptomatische penetrierende Aortenulkus (PAU).

Die Einteilung der **Aortendissektion** erfolgt hinsichtlich der Symptomdauer in eine akute (≤ 14 Tage) und eine chronische (> 14 Tage). Hinsichtlich der Lokalisation des intimalen Einrisses und der Ausdehnung der Dissektion in der Aorta werden Dissektionen unterschieden nach der Stanford- [1] oder der DeBakey-Klassifikation [2] (s. Abb. 1). Abgeleitet aus Operationsbefunden unter Berücksichtigung bildgebender Verfahren und der Ätiologie der aortalen Erkrankungen wurde von Svensson und Mitarbeitern [3] eine neue Klassifikation entworfen (s. Tab. 1).

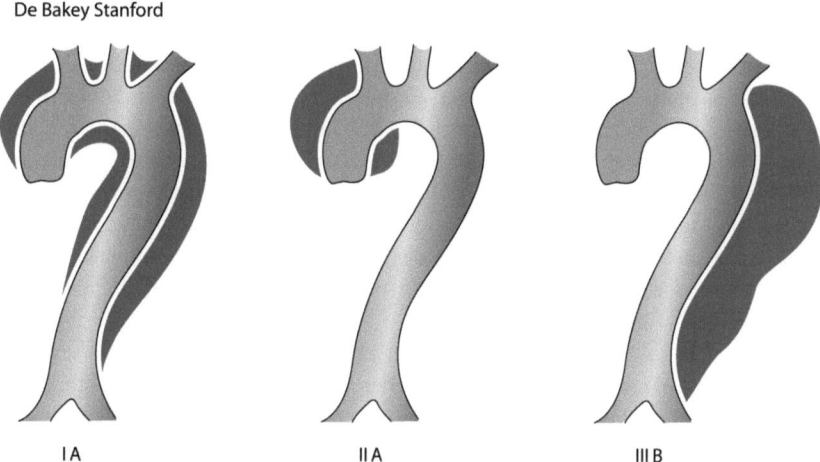

Abb. 1. Klassifikation Aortendissektion

Tab. 1. Klassifikation der Aortendissektion nach Svensson und Mitarbeitern [3]

Klasse 1	Klassische Aortendissektion mit wahrem und falschem Lumen mit/ohne Kommunikation der Lumina
Klasse 2	Intramurale Einblutung oder Hämatom
Klasse 3	Angedeutete Aortendissektion mit Ausbuchtung der Aortenwand
Klasse 4	Ulzeration eines Aortenplaques mit nachfolgender Plaqueruptur
Klasse 5	Iatrogene oder traumatische Aortendissektion

Die **Inzidenz** der akuten Aortendissektionen wird mit 2,9–3,5/100.000 Personenjahre [4, 5] angegeben, mit deutlicher Bevorzugung des männlichen Geschlechts (Ratio 5:1) [6]. Findet die Typ-A-Dissektion ihren Häufigkeitsgipfel im 5.–6. Lebensjahrzehnt, so verschiebt sich der Alters-

Tab. 2. Risikofaktoren für die Entstehung von aortalen Dissektionen

Bikuspidale Aortenklappe
Aortenwurzeldilatation
Coarctatio aortae
Anuloaortale Dilatation
Chromosomale Anomalien (Turner-Syndrom, Noonan-Syndrom)
Aortenbogenhypoplasie
Aortale Arteriitis
Hereditäre Erkrankungen (Marfan-Syndrom, Ehlers-Danlos-Syndrom)
Schwangerschaft
Hypertension in Präeklampsie
Kokainabusus

gipfel bei der Typ-B-Dissektion um 10 Jahre [7]. Bei 70–80% der Patienten findet sich eine Hypertension, die bei Patienten mit Typ-A-Dissektion aber seltener aufzufinden ist (Typ A ≈ 60%) [7].

Neben der Assoziation mit Risikofaktoren (s. Tab. 2) wird eine zirkadiane und saisonale Häufung beobachtet, ein Auftreten in den Morgenstunden zwischen 6 und 10 Uhr sowie in den kälteren Jahreszeiten (Frühling, Herbst, Winter) scheinen bevorzugt [8–10].

Pathophysiologisch wird ein lokalisierter innerer Einriss der Aortenwand als initiales Ereignis der Aortendissektion angesehen. Dieser transversale, nicht zirkumferentielle Einriss der intimalen Oberfläche („entry") führt zu einer fortschreitenden Aufspaltung der Aortenwand in der Ebene der äußeren Media mit Ausbildung einer Membran („intimal flap") über eine variable Distanz, sowohl in antegrader wie retrograder Richtung. Der blutgefüllte Raum zwischen den aortalen Wandschichten wird zum „falschen Lumen" [11]. Das intimomediale Septum grenzt das falsche Lumen vom wahren Lumen ab. In 65% der Patienten ist die Membran bzw. der intimomediale Einriss in der Aorta ascendens lokalisiert, die deszendierende Aorta ist in 25% betroffen, Aortenbogen und abdominelle Aorta in 5–10% [7].

Die Hämodynamik im falschen Lumen zeichnet einerseits verantwortlich für die antegrade und/oder retrograde Progression der Dissektion, andererseits können zusätzliche intimomediale Einrisse entstehen als Ausgangsorte für zusätzliche Dissektionen oder als „re-entry" ins wahre Lumen. Nicht selten sind solche in Höhe der ehemaligen Ostien der aortalen Seitenäste lokalisiert. Zwischen den Lumina besteht zumeist ein Druckgradient von 10–25 mmHg mit höherem Druck im falschen Lumen. Dies erklärt die Tendenz für eine Vergrößerung des falschen Lumens mit Aneurysmabildung bis hin zur Ruptur [12].

Der Ort des initialen intimomedialen Einrisses ist in jenen aortalen Abschnitten zu finden, die dem größten dP/dt und den größten Druckgradienten ausgesetzt sind [13]. Die kardialen Kontraktionsbewegungen während der Herzfüllung und des Auswurfes führen zu Flexionsbelastungen der Aortenwand mit einem Maximum in der Aorta ascendens und im proximalen Anteil der deszendierenden Aorta thoracalis [13, 14]. Zusätzlich resultiert aus der Windkesselfunktion insbesondere der aszendierenden Aorta eine Belastung der Aortenwand. Die Höhe der Gesamtkrafteinwirkung auf die Aortenwand steht in direkter Beziehung zum absoluten Blutdruck und der Steilheit der Pulskurve, repräsentiert durch die Funktion dP/dt [4].

Neben diesen hämodynamischen Ursachen für die Aortendissektion bei somatisch gesunden Patienten wird generell eine mediale Degeneration mit Verlust der glatten Muskelzellen der Gefäßwand und gleichzeitiger Elastolyse der Media für die Entstehung der Dissektion verantwortlich gemacht [13]. Die Zerstörung des medialen Kollagens und Elastins ist bei verschiedenen hereditären Erkrankungen, wie dem Ehlers-Danlos-Syndrom und dem Marfan-Syndrom, zu finden. Solche Erkrankungen des Bindegewebes zeichnen insgesamt aber nur für 10–15% der aortalen Dissektion verantwortlich [15, 16].

Die Rolle der Atherosklerose in der Ätiologie der Aortendissektion wird kontrovers betrachtet. Konnten einerseits Atherome in 83% der Patienten gefunden werden [17], so wird andererseits die durch atherosklerotische Plaque hervorgerufene transmurale Inflammation als protektiv für die Progression der Dissektion angesehen [18]. In diesem Zusammenhang ist das koinzidente Auftreten einer Dissektion und eines atherosklerotischen Aneurysmas auch eher selten (2–12%). Wenn jedoch die Dissektion mit einem präexistenten Aneurysma zusammentrifft, so scheint die Rupturhäufigkeit des Aneurysmas erhöht [18].

Neben den aortalen Dissektionen sind das **intramurale Hämatom (IMH)** sowie das **penetrierende aortale Ulkus (PAU)**, beide sekundäre Manifestationen einer degenerativen Aortenpathologie, dem akuten Aortensyndrom zu zurechnen.

Das **IMH** ist charakterisiert durch das Fehlen eines in der radiologischen Bildgebung nachweisbaren Einrisses und die Existenz eines in zirkumferentieller und longitudinaler Ausdehnung variablen Hämatomsaums in der Aortenwand [19]. **Ätiologisch** wird die spontane Ruptur intramuraler Vasa vasorum diskutiert. Aktuellere Arbeiten sehen in einem penetrierenden atherosklerotischen Ulkus mit Verletzung der Intima und Bluteinstrom in die eröffnete Media den kausalen Faktor [20–22]. Der natürliche Verlauf schließt die Weiterentwicklung hin zum falschen Aneurysma, die Ruptur und die spontane Regression ein [23, 24]. Die Prognose scheint in Abhängigkeit von der initialen Präsentation zu sein. Ein initialer Aortendurchmesser von mehr als 40 mm war von einer 30-fachen Risikoerhöhung hinsichtlich Aneurysmabildung und Ruptur gekennzeichnet, eine Aortenwanddicke von mehr als 1 cm war assoziiert mit einem 9-fach erhöhten Risiko für eine Progression [22].

PAUs der thorakalen Aorta wurden erstmals 1934 berichtet, eine Charakterisierung der Pathologie und des Verlaufs erfolgte 1986 [21]. In der Folgezeit wurde auf die schlechte Prognose der Patienten hingewiesen, falls ein PAU bei präexistentem Aortenaneurysma zu finden war. Die Assoziation zu degenerativen atheromatösen Prozessen wird dokumentiert durch das höhere Alter der Patienten im Vergleich zu Dissektionspatienten, zudem war die Rupturhäufigkeit (40%) deutlich höher als bei Typ-A- und Typ-B-Dissektionen. Des Weiteren zeigten 40% der Patienten mit PAUs der Aorta descendens ein abdominelles Aortenaneurysma in der Vorgeschichte [25].

Zusammenfassend ist zu vermuten, dass PAU und IMH differente Ausprägungen eines degenerativen Prozesses darstellen. Wenn ein PAU zur intramuralen Eröffnung tieferer Wandschichten der Aorta führt, kann ein „dissezierender" ante- oder retrograder Prozess erfolgen. Das eindringende Blut findet jedoch keinen Wiederanschluss an das wahre Lumen, der entstandene Raum füllt sich mit Hämatom und bildet einen partiellen oder zirkumferentiellen Raumsaum in der Aortenwand, der charakteristisch für das IMH ist.

Im Vordergrund der **klinischen Symptomatologie** des akuten Aortensyndroms steht der Schmerz (> 90%) mit zumeist abruptem Beginn (in 85%). Die Lokalisation des thorakalen Schmerzes wird bevorzugt anterior bei Typ-A-Dissektion, dorsal bei Typ-B-Dissektion angegeben. Eine interskapulare Schmerzlokalisation zeigt die Betroffenheit der deszendierenden Aorta (Typ B) in 90% der Patienten an. Abdominelle Schmerzen berichten 21% der Patienten mit Typ-A-Dissektion sowie 43% der Patienten mit Typ-B-Dissektion. Der Schmerz wird in 68% als scharf, in 50% als reißend, in 19% als wandernd charakterisiert. Ein „Vernichtungsschmerz" wird von 90% der Patienten beschrieben [7]. Rezidivierende Schmerzen finden sich bei 64%, im Median über 2,8 (0–17) Tage, in differierender Lokalisation bei 85%. Rekurrente Schmerzen sind signifikant häufiger bei Patienten mit therapierefraktärer Hypertension anzutreffen, bei diesen Patienten zeigten die bildgebenden Verfahren überwiegend keine Änderung des Aortendiameters (31/34), ein Fortschreiten der Dissektion war nur bei einem Patienten nachweisbar [26].

Synkopen finden sich bei 5–10% der Patienten mit Dissektion, häufiger bei A- als bei B-Dissektionen (19% versus 3%; $p < 0.001$), hinweisend auf Herzbeuteltamponade oder Einbeziehung der supraaortalen Arterien [27].

Wenn auch zur Hälfte mit schweren Komplikationen (Tamponade, Schlaganfall, Tod) assoziiert, findet sich bei der anderen Hälfte der Patienten keine morphologische Erklärung für die Synkope, als mögliche Ursachen werden vasovagale Ereignisse oder direkte Reizung von Barorezeptoren in der Aortenwand diskutiert [28].

Spinale Rückenmarksischämie, verursacht durch direkte Unterbrechung essenzieller interkostaler Arterien, häufiger bei Typ-B-Dissektionen zu finden, ist bei 2–10% aller Patienten anzutreffen [29]. Direkte Nervenkompressionen können selten auftreten (Lumbalplexus, Nervus recurrens laryngeus, Ganglion sympathicum).

Die initiale klinische Untersuchung zeigt Hypertension bei 70% der Patienten mit Typ-B-Dissektion, jedoch nur bei 25–35% der Typ-A-Dissektionen. Hypotension tritt selten bei Typ-B-Dissektion auf (< 5%), ist aber in 25% der Typ-A-Dissektionen anzutreffen, als Resultat der Regurgitation bei Aortenklappeninsuffizienz oder als Zeichen der Herzbeuteltamponade [7].
Therapierefraktäre Hypertension ist häufig bei Typ-B-Dissektion zu beobachten (64%), ist jedoch nicht mit Kompromittierung der Nierenarterien oder einer Aortendilatation assoziiert und somit nicht a priori als Grund für einen Abbruch der medikamentösen Therapie anzusehen [30].

Pulsdefizite sind häufig und bei 30–50% der Patienten zu finden, bei denen der Aortenbogen oder die thorakoabdominelle Aorta von der Dissektion betroffen sind [31–33]. In der IRAD-Population waren Truncus brachiocephalicus bei 14,5%, die linksseitige Arteria carotis in 6% und die linksseitige Arteria subclavia in 14,5% der Patienten betroffen. Die Femoralarterien waren in 14% einbezogen [34]. Im klinischen Verlauf zeigt eine periphere Ischämie eine spontane Restitution bei einem Drittel der Patienten [31].

Da die aortale Dissektionen insbesondere bei Nichterkennen von einer hohen Morbidität gekennzeichnet sind, gilt es, aufgrund der Anamnese und der klinischen Zeichen die Verdachtsdiagnose zu erheben. Innerhalb eines klinischen Vorhersagemodells war das Auffinden der aortentypischen Schmerzcharakteristik (Brust-, Interskapularschmerz, abrupter Schmerzbeginn) mit einem positiven Vorhersagewert von 2,6 gekennzeichnet. Das zusätzliche Finden von Puls- oder Druckdefiziten ließ den Vorhersagewert auf 10,5 ansteigen. Eine zusätzliche aortale oder mediastinale Erweiterung in der Thoraxübersichts¬aufnahme resultierte in einem weiteren Anstieg auf 66. Andererseits war ein Fehlen von Schmerz, Pulsveränderungen und radiologischen Zeichen in der Thoraxaufnahme nur selten mit der Diagnose der Dissektion (4%) vergesellschaftet [35].

Neben den genannten anamnestischen und klinischen Zeichen, die eine klinische Vorhersagewahrscheinlichkeit für das Vorliegen einer Dissektion erlauben, gründet sich die exakte Diagnosestellung der aortalen Dissektionen auf **nicht invasive** und **invasive Untersuchungstechniken**. Dabei ist besonders auf die absolute Notwendigkeit der schnellstmöglichen Diagnosestellung bzw. auf den Ausschluss der Diagnose hinzuweisen, da nur so die Morbidität durch die frühzeitige Einleitung adäquater Therapieverfahren zu senken ist.

Die radiologischen Zeichen einer Aortendissektion in der **Thoraxübersichtsaufnahme** sind sämtlich unspezifisch und selten diagnostisch wegweisend [36]. Die häufigste Normabweichung bei Aortendissektion besteht in der Verbreiterung der Aortensilhouette (60–90%) [5, 7]. Das „Kalk-Zeichen", die Separation intimaler Aortenwandverkalkungen von der äußeren Silhouette des Aortenknopfes um mehr als 1 cm, lässt eine Aortendissektion vermuten und unterscheidet Typ-A- von

Typ-B-Dissektion signifikant [5, 7]. Pleuraergüsse waren bei 87,5% der Dissektionspatienten zu finden, häufiger assoziiert mit Typ-B-Dissektionen [37].

Wurde früher die **Angiographie** mit einer Sensitivität von 86–88% und Spezifität von 75–95% als der Goldstandard in der Diagnostik der Aortendissektion angesehen, so ist sie mittlerweile in der initialen Diagnostik durch die axiale Bildgebung weitestgehend ersetzt [38–40]. Angiographisch darstellbar ist das falsche Lumen in 87%, die intimale Membran in 70% und der intimale Einriss in 56% der Fälle [41]. Falschnegative Aortogramme finden sich jedoch bei Thrombose des falschen Lumens, bei IMH sowie bei äquivalenten Flussverhältnissen in beiden Lumina [42]. Unter Berücksichtigung der methodenimmanenten Risiken der Untersuchung (Invasivität, Kontrastmittel, Druckinjektion des Kontrastmittels mit Rupturgefährdung, Zeitaufwand) ist festzuhalten, dass die Aortographie vor chirurgischer Therapie proximaler Dissektionen unnötig ist [43]. Im Management der distalen Dissektionen ist sie eher als ein Teil im Gesamttherapiekonzept zu betrachten.

Sensitivität und Spezifität für die **Transthorakale Echokardiographie (TTE)** liegen zwischen 35% und 80% bzw. 40% und 95% [44, 45]. Die **Transösophageale Echokardiographie (TOE)** überwindet die Limitationen des TTE (enger Interkostalraum, Adipositas, Emphysem) aufgrund der räumlichen Nähe von Ösophagus und Aorta. Die Sensitivität wird mit bis zu 98% angegeben, die Spezifität zwischen 63% und 96% [46, 47]. Weitgehend verfügbar, einfach in der Anwendung, besticht die bettseitige Anwendbarkeit. Das TOE erlaubt die Beurteilung der Eintrittspforte(n) in das falsche Lumen, der Fluss- und Thrombusverhältnisse im falschen Lumen, des Befalls von Bogen und Bogenarterien, des Grades der Aortenklappenregurgitation und des Ausmaßes eines Perikardergusses. Der „blinde Fleck" im TOE liegt in der distalen Aorta ascendens und im Bogenbeginn, bedingt durch die Luft in der Trachea und im linken Hauptbronchus, sowie in der fehlenden Beurteilbarkeit einer Dissektion jenseits des Diaphragmas [48–50].

Sensitivität und Spezifität für die Diagnosestellung der Aortendissektion werden für die **Magnetresonanztomographie (MRT)** mit 95–100% angegeben [51–53]. Dabei erlaubt die MRT die Erkennung des intimomedialen Einrisses, die Beurteilung der Dissektionsausdehnung, die Betroffenheit von aortalen Seitenästen sowie die Differenzierung von falschem und wahrem Lumen [54]. Die wesentlichen Einschränkungen der MRT bestehen in der beschränkten Verfügbarkeit, den langen Untersuchungszeiten und den fehlenden Möglichkeiten der intensiven Patientenüberwachung während der Untersuchung. Zudem schließen Implantate (u.a. Herzschrittmacher, okuläre Implantate) eine MRT aus.

Die **kontrastmittelverstärkte Computertomographie** stellt die häufigste Untersuchungstechnik dar (63%) [52]. Vorteile der CT bestehen in der weitverbreiteten unmittelbaren Verfügbarkeit und der geringen Invasivität. Zudem werden eine Sensitivität von 83–95% sowie eine Spezifität von 87–100% für die Diagnosestellung der Aortendissektion berichtet [55–59].

Die Limitation des CT im Bereich der Aorta ascendens wird durch die neue Gerätegeneration mit EKG-getriggerter Datenakquisition und Mehrzeilentechnik eliminiert.

In den meisten Fällen ist das wahre Lumen durch die Kontinuität zum nicht dissezierten Aortenbereich nachverfolgbar, zudem weist ein Thrombus im Lumen eher auf das falsche Lumen hin, mit Ausnahme von Dissektionen bei präexistenten Aneurysmen; hier kann sich ebenso ein Thrombus im wahren Lumen finden. In der Aorta descendens war das falsche Lumen bei mehr als 90% der Patienten größer als das wahre Lumen [60].

Die Anfertigung einer kontrastmittelverstärkten CT von Thorax und Abdomen mit dreidimensionaler Bildrekonstruktion erlaubt des Weiteren eine Therapieplanung. Verglichen mit anderen Diagnoseverfahren, stellt die CT die am wenigsten untersucherabhängige Methode dar, die wertvolle anatomische Erkenntnisse sowohl für eine offene operative wie auch endovaskuläre Therapie liefert; zudem liefert sie zuverlässige Daten zum Vergleich mit Nachuntersuchungen.

Ursprünglich wurde der **Intravaskuläre Ultraschall (IVUS)** eingeführt zur Unterstützung bei koronaren Interventionen im Zusammenhang mit Aortendissektionen. Durch die Verwendung von Frequenzen von 7,5–10 MHz erlaubt der IVUS bei hoher Auflösung eine gute Visualisierung der Aortenwand. Die Ausdehnung der Dissektion kann ebenso beurteilt werden wie die Dissektionsmembran selbst, so auch Entries und Reentries, die Einbeziehung von aortalen Seitenästen in Dissektionen wie auch intramurale Hämatome [12].

Bei notwendiger Invasivität erscheint die Anwendung des IVUS nur im Zuge der beabsichtigten Therapie (endovaskuläre Stentprothesenplatzierung, Fenestration) gerechtfertigt.

Neben der bildgebenden Diagnostik wurde in der jüngeren Vergangenheit versucht, mittels biochemischer **Marker** Aortendissektionen frühzeitig zu erkennen. So sollen Bestandteile der glatten Muskelzellen („smooth muscle myosin heavy chain protein"), welche unter der intimomedialen Dissektion aus medialen glatten Muskelzellen in die Blutzirkulation freigesetzt werden, in den ersten Stunden nach dem Ereignis spezifisch erhöht sein [61]. Unspezifische Erhöhungen sind zudem für Akut-Phase-Marker (C-reaktives Protein, Fibrinogen, lösliche Elastinfragmente, D-Dimere) nachgewiesen [62, 63].

Die **optimale Behandlung** setzt die unmittelbare Diagnosestellung voraus, verknüpft mit der Kenntnis über die Ausdehnung des pathologischen Prozesses. Unabhängig vom Typ der Dissektion sind die Einleitung einer medikamentösen Schmerzbehandlung sowie die Senkung des systemischen Blutdrucks und der kardialen Auswurfleistung (dP/dT) essenzieller Bestandteil der Therapie sämtlicher Patienten [13]. Ziele dieser Therapiesäule sind die Stabilisierung der Dissektion im Sinne der Verhinderung einer Progression der Dissektion, die Verminderung der Mobilität der Dissektionsmembran, um dynamische Minderperfusionen aortaler Seitenäste zu reduzieren, und die Senkung des Rupturrisikos. Zur effektiven Schmerzkontrolle hat sich die Gabe von Morphinsulphat bewährt.

Die effektive Reduktion der linksventrikulären Auswurfleistung wird erzielt durch die intravenöse Gabe von Betablockern, angezeigt durch die Reduktion der Herzfrequenz auf 60–80/min. Alternative Präparate stellen Propranolol, Metoprolol, Atenolol, Labethanol und Esmolol dar. Zur akuten Reduktion des arteriellen Blutdrucks hat sich die zusätzliche intravenöse Gabe des direkten Vasodilatators Natriumnitroprussid als effektiv erwiesen. Dieser sollte jedoch erst nach Einleitung der Betablockade gegeben werden, um eine mögliche unerwünschte Steigerung der Auswurfleistung zu verhindern.

Die Blutdrucksenkung sollte bis zu systolischen Druckwerten von 100–120 mmHg titriert werden, bedarf aber der Korrektur, falls Oligurie oder neurologische Symptome auftreten [64]. Präsentieren sich Patienten primär mit normalen oder gar hypotonen systolischen Blutdruckwerten, so muss ein Volumenmangel, hervorgerufen durch Blutsequestration ins falsche Lumen und/oder in die Pleurahöhle oder durch Perikardtamponade, ausgeschlossen werden.

Bei hämodynamischer Instabilität erfolgt die Intubation und Beatmung, die bettseitige TOE kann schnellstmögliche diagnostische Klärung bringen.

Die **chirurgische Therapie** der akuten Typ-A-Dissektion ist nicht Gegenstand dieser Ausführungen und ist ausführlich in der entsprechenden Literatur dargelegt [65–67].

Die akute **Typ-B-Dissektion** bedarf der akuten Therapie bei drohender oder erfolgter Ruptur. Das bisherige Standardverfahren besteht in der transthorakalen offenen Prothesenersatzoperation. Der operative Ersatz der Aorta sollte sich mit Ausnahme der bestehenden Aneurysmabildung auf die proximale Aorta descendens beschränken, da der langstreckige Aortenersatz bei Dissektion mit einem erhöhten Auftreten von spinaler Ischämie und Mortalität einhergeht. Wenn auch das Ziel der Operation die Rekonstruktion der Aortenwandschichten an der distalen Anastomose ist, so persistieren bei 25–50% der operierten Patienten Falschlumina [68, 69]. Die Ergebnisse der Literatur dokumentieren für die offene Prothesenersatzoperation der Aorta descendens bei Typ-B-Dissektion Mortalitäten zwischen 6% und 69% [70, 71].

Die therapeutische Rationale für eine **endovaskuläre Behandlung** besteht in der Obliteration des falschen Lumens und der Wiederherstellung der anatomischen Integrität der Aorta. Der Fortbestand eines perfundierten falschen Lumens stellt einen Risikofaktor für das Auftreten negativer Folgeerscheinungen dar, während die Obliteration mit einem positiven Verlauf assoziiert ist [72]. Das primäre Therapieziel besteht im Verschluss des proximalen Entry. Da der Blutfluss ins wahre Lumen gerichtet wird, sollte der ansteigende intraluminale Druck zur Kompression des falschen Lumens führen. Von der endoluminalen Platzierung der Stentprothese wird, wenn nicht die Obliteration des falschen Lumens, so doch die Induktion einer Thrombosierung erwartet mit Verhinderung einer aneurysmatischen Umformung, welche unbehandelt in der Ruptur enden kann.

Das Therapiekonzept eines endovaskulären Verschlusses des Ausgangspunktes der Aortendissektion wurde erstmals von zwei unabhängigen Arbeitsgruppen 1999 publiziert [73, 74]. Die initialen Erfahrungen der Arbeitsgruppen aus Stanford/USA und Mei/Japan bei akuten Dissektionen umfassten 19 Patienten [73]. Die durchschnittliche Zeit zwischen Symptombeginn und endovaskulärer Behandlung betrug 3,9 ± 3,6 Tage. Die Indikation für die endovaskuläre Notfallversorgung bestand in Ruptur (n = 3), schwerer peripherer Malperfusion oder persistierenden, refraktären Rückenschmerzen. 15 Patienten (79%) zeigten eine typische akute B-Dissektion, 4 Patienten eine Retro-A-Dissektion („Reul-Cooley-DeBakey type III-d") mit primärem intimalen Einriss in der deszendierenden Aorta. Das Entry konnte bei 16/19 Patienten erfolgreich gedeckt werden. Bei 2 der restlichen 3 Patienten fand sich keine Perfusion des falschen Lumens nach einem Monat, der dritte Patient mit Typ-Ia-Endoleak wurde nach einem Jahr der Konversion zugeführt. Eine komplette Thrombosierung des falschen Lumens war bei 79% der Patienten zu erzielen, die restlichen Patienten zeigten eine partielle Thrombosierung. Während der Nachuntersuchungszeit erreichte das zuvor komprimierte wahre Lumen in Aorta descendens und abdominalis wieder den normalen Durchmesser, während der Gesamtdurchmesser der Aorta (wahres und falsches Lumen) unverändert blieb.

Jene 4 Patienten mit Retro-A-Dissektionen zeigten eine Abnahme des Durchmessers der Aorta ascendens (4,1 auf 3,4 cm), verbunden mit einer kompletten Thrombosierung des retrograden falschen Lumens.

3 Patienten verstarben, womit die operative Mortalität 16% betrug (n = 2 Ruptur des distalen falschen Lumens, n = 1 sekundäre Darm- und Extremitätenischämie). Schwerwiegende Komplikationen traten bei 2 Patienten auf (Kolonischämie mit nachfolgender Resektion, Nierenversagen mit temporärer Dialyse). Postoperative neurologische Komplikationen waren nicht zu beobachten [73].

Die Erfahrungen aus Bologna und Hamburg in der endovaskulären Behandlung subakuter und chronischer Aortendissektion wurde ebenso 1999 durch Nienaber und Mitarbeiter publiziert. Sämtliche 12 Patienten konnten ohne Mortalität und Morbidität therapiert werden. Nach 3 Monaten war mittels MRT die komplette Thrombosierung der falschen Lumina bei allen Patienten nachweisbar verbunden mit einer Expansion des ehemals komprimierten wahren Lumens und Schrumpfung des falschen Lumens [74].

Basierend auf diesen Ergebnissen initiierten Nienaber und Mitarbeiter eine prospektiv randomisierte Studie zum Vergleich einer optimalen medikamentösen Therapie versus optimaler medikamentöser Therapie ergänzt durch endovaskuläres Vorgehen bei Patienten mit unkomplizierter subakuter und chronischer Aortendissektion (n = 136, Intervall zwischen Symptombeginn und endovaskulärer Behandlung: 14–365 Tage) (INvestigation of STEnt grafts in patients with type B

Aortic Dissection – INSTEAD) [75]. Eine präliminäre Auswertung zeigte, dass die 1-Jahres-Mortalität in der medikamentösen Behandlungsgruppe 3% betrug, während in der endovaskulären Behandlungsgruppe eine von 10% zu finden war. In der medikamentösen Behandlungsgruppe wurden 11% der Patienten im Verlauf konvertiert (endovaskulär oder offene chirurgische Therapie) [72, 75].

In Zusammenfassung belegen diese und die aus der Folgezeit vorliegenden Beobachtungsstudien, dass die endovaskuläre Platzierung von Stentprothesen bei Patienten mit subakuter und chronischer Aortendissektion mit einer hohen technischen Erfolgsrate durchführbar ist. Die berichtete Prävalenz von Komplikationen scheint dabei niedriger zu liegen als bei Patienten mit akuten Aortendissektionen. Der Langzeitverlauf in zukünftigen prospektiv randomisierten Studien wird von großem Interesse sein, um die Rolle von Stentprothesen bei diesen Patienten zu beurteilen.

So ist beim derzeitigen Kenntnisstand festzuhalten, dass die endovaskuläre Stentprothesenplatzierung bei jenen Patienten mit subakuten und chronischen Aortendissektionen indiziert sein kann, die ein hohes Risiko für eine konventionelle offene Operation zeigen, wenn folgende Kennzeichen vorhanden sind:
— perfundiertes falsches Lumen und identifizierbares proximales Entry, das mit der Stentprothese abgedeckt werden kann [64, 76–78], wenn
  (1) ein maximaler thorakaler Aortendurchmesser von mehr als 5,5 cm vorliegt,
  (2) eine dokumentierte Zunahme des Aortendurchmessers von mehr als 1,0 cm innerhalb eines Jahres besteht,
  (3) eine persistierende Hypertension trotz antihypertensiver Kombinationstherapie bei gleichzeitig schmalem wahren Lumen oder renaler Malperfusion besteht oder
  (4) wiederkehrende Episoden von Thorax/Rückenschmerzen auftreten, die nicht durch andere Ursachen erklärt werden können.

Bei jüngeren, gesünderen Patienten sollte die offene chirurgische Behandlung in Betracht gezogen werden.

Die Rolle der endovaskulären Stentplatzierung bei chronischen Dissektionen mehr als 8 Wochen nach dem akuten Ereignis, wenn die Dissektionsmembran bereits eine größere Steifigkeit zeigt und nicht mehr elastisch und beweglich ist, ist zur Zeit unsicher; die offene chirurgische Therapie scheint die bessere Option für jüngere und gesündere Patienten zu sein [72].

Malperfusionssyndrome, d.h. die Minderperfusionen der Viszeralorgane und/oder der Extremitäten, komplizieren das initiale klinische Bild der Aortendissektion in 25–40% der Patienten [18, 79, 80], wobei die renale oder mesenteriale Ischämie assoziiert ist mit einer erhöhten Mortalität der Patienten [31, 81]. Ursachen für die Malperfusion liegen in der
— Kompression des wahren Lumens in der Region der betroffenen Ostien,
— Kompression des wahren Lumens proximal der aortalen Abgänge,
— Einbeziehung der aortalen Seinäste in die Dissektion.

Da die operative Beseitigung dieser Malperfusionen von einer hohen operativen Mortalität gekennzeichnet sind (20–80%) [33, 81, 82], sind minimalinvasive Methoden zu bevorzugen. Über die katheterangiographische Identifizierung des wahren und falschen Lumens, inklusive der intraluminalen Drücke in beiden Lumina, kann die interventionelle Fenestration der zum Teil fluktuierenden Membran in Höhe der kompromittierten aortalen Seitenäste erfolgen. Die Penetration der Dissektionsmembran (Roesch-Uchida-Nadel, Brockenbrough-Nadel, Colopinto-Nadel oder das Ende eines Führungsdrahtes) ist gefolgt von einer Erweiterung mittels Ballonkatheter (Diameter 12–15 mm, Länge 20–40 mm) [83–86]. Im Ergebnis sollte eine Druckangleichung in beiden Lumina mit Wiederherstellung der Perfusion der aortalen Seitenäste erreicht werden [79, 87, 88].

Im Falle der Miteinbeziehung aortaler Seitenäste in die Dissektion kann die direkte Stentung der alterierten ostiumnahen Arterien durchgeführt werden [84, 86, 89].

Patienten, die das akute Stadium der Aortendissektion Typ B überlebt haben, können im weiteren Verlauf eine spontane Heilung der aortalen Pathologie zeigen, mit Verschwinden der Dissektion unter Verdickung der Wandstrukturen (4–30%) [49, 90, 91]. Die zweite Form der „Spontanheilung", die komplette Thrombosierung des falschen Lumens, tritt bei etwa 10% der Patienten auf [49, 91]. 25–40% zeigen eine aneurysmatische Dilatation des falschen Lumens [92, 93]. Diese scheint assoziert zu sein mit einer unzureichenden Hypertonieeinstellung, einem Aortendurchmesser > 4 cm in der akuten Phase sowie einem perfundierten falschen Lumen [91, 92, 94, 95]. Wiederum 10–20% der Patienten mit Dissektionen zeigen im **Verlauf** eine Ruptur ihres Aneurysmas [70, 95].

Neuste Ergebnisse weisen darauf hin, dass die partielle Thrombosierung des falschen Lumens die Prognose verschlechtert [91].

Informationen über die Prognose des intramuralen Hämatoms (IMH) und des penetrierenden aortalen Ulkus (PAU) sind begrenzt verfügbar; die Mortalität wird mit großer Schwankungsbreite angegeben (20–80%) [64]. Ebenso inkongruent sind die Daten zu einer möglichen Entwicklung einer Dissektion, Ruptur oder Ausheilung [64].

Einigkeit besteht hinsichtlich der Notwendigkeit der regelmäßigen Kontrolluntersuchungen von Patienten mit aortalen Dissektionen. Neben der kontrollierten Hypertonieeinstellung auf Werte unter 135/80 mmHg, bevorzugt mittels Betablockade, sollten Schnittbildverfahren in terminierten Zeitintervallen (1, 3, 6, und 12 Monate) zur Anwendung kommen [64].

Literatur

[1] Daily PO et al., Management of acute aortic dissections. Ann Thorac Surg (1970), 10, 237–247
[2] DeBakey ME et al., Surgical Management of Dissecting Aneurysms of the Aorta. J Thorac Cardiovasc Surg (1965), 49, 130–149
[3] Svensson LG et al., Intimal Tear Without Hematoma: An Important Variant of Aortic Dissection That Can Elude Current Imaging Techniques. Circulation (1999), 99, 1331–1336
[4] Meszaros I et al., Epidemiology and clinicopathology of aortic dissection. Chest (2000), 117, 1271–1278
[5] Spittell PC et al., Clinical features and differential diagnosis of aortic dissection: experience with 236 cases (1980 through 1990). Mayo Clinic proceedings (1993), 68, 642–651
[6] Hirst AE Jr, Johns VJ Jr, Kime SW Jr, Dissecting aneurysm of the aorta: a review of 505 cases. Medicine (Baltimore) (1958), 37, 217–279
[7] Hagan PG et al., The International Registry of Acute Aortic Dissection (IRAD): new insights into an old disease. JAMA (2000), 283, 897–903
[8] Mehta RH et al., The winter peak in the occurrence of acute aortic dissection is independent of climate. Chronobiol Int (2005), 22, 723–729
[9] Mehta RH et al., Does circadian and seasonal variation in occurrence of acute aortic dissection influence in-hospital outcomes? Chronbiol Int (2005), 22, 343–351
[10] Mehta RH et al., Chronobiological patterns of acute aortic dissection. Circulation (2002), 106, 1110–1115
[11] Wilson SK, Hutchins GM, Aortic dissecting aneurysms: causative factors in 204 subjects. Arch Pathol Lab Med (1982), 106, 175–180
[12] Erbel R, General Cardiology: Diseases of the thoracic aorta. Heart (2001), 86, 227–234
[13] Wheat MW Jr, Palmer RF, Dissecting aneurysms of the aorta: present status of drug versus surgical therapy. Prog Cardiovasc Dis (1968), 11, 198–210
[14] Khan IA, Nair CK, Clinical, diagnostic, and management perspectives of aortic dissection. Chest (2002), 122, 311–328
[15] Lesauskaite V et al. Smooth muscle cells of the media in the dilatative pathology of ascending thoracic aorta: morphology, immunoreactivity for osteopontin, matrix metalloproteinases, and their inhibitors. Hum Pathol (2001), 32, 1003–1011

[16] Marsalese DL et al., Cystic medial necrosis of the aorta in patients without Marfan's syndrome: surgical outcome and long-term follow-up. J Am Coll Cardiol (1990), 16, 68–73
[17] Jex RK et al., Early and late results following repair of dissections of the descending thoracic aorta. J Vasc Surg (1986), 3, 226–237
[18] Cambria RP et al., Spontaneous aortic dissection in the presence of coexistent or previously repaired atherosclerotic aortic aneurysm. Ann Surg (1988), 208, 619–624
[19] von Kodolitsch Y et al., Intramural hematoma of the aorta: predictors of progression to dissection and rupture. Circulation (2003), 107, 1158–1163
[20] Cambria RP, Regarding Analysis of predictive factors for progression of type B aortic intramural hematoma with computed tomography. J Vasc Surg (2002), 35, 1295–1296
[21] Stanson AW et al., Penetrating atherosclerotic ulcers of the thoracic aorta: natural history and clinicopathologic correlations. Ann Vasc Surg (1986), 1, 15–23
[22] Sueyoshi E et al., Analysis of predictive factors for progression of type B aortic intramural hematoma with computed tomography. J Vasc Surg (2002), 35, 1179–1183
[23] Muluk SC et al., Diagnosis and treatment of thoracic aortic intramural hematoma. J Vasc Surg (1996), 24, 1022–1029
[24] Ohmi M et al., Extremely rapid regression of aortic intramural hematoma. J Thorac Cardiovasc Surg (1999), 118, 968–969
[25] Coady MA et al., Penetrating ulcer of the thoracic aorta: what is it? How do we recognize it? How do we manage it? J Vasc Surg (1998), 27, 1006–1015
[26] Januzzi JL et al., Significance of recurrent pain in acute type B aortic dissection. Am J Cardiol (2001), 87, 930–933
[27] Nallamothu BK et al., Syncope in acute aortic dissection: diagnostic, prognostic, and clinical implications. Am J Med (2002), 113, 468–471
[28] Sanders JS, Ferguson DW, Mark AL, Arterial baroreflex control of sympathetic nerve activity during elevation of blood pressure in normal man: dominance of aortic baroreflexes. Circulation (1988), 77, 279–288
[29] Syed MA, Fiad TM, Transient paraplegia as a presenting feature of aortic dissection in a young man. Emerg Med J (2002), 19, 174–175
[30] Januzzi JL et al., Refractory systemic hypertension following type B aortic dissection. Am J Cardiol (2001), 88, 686–688
[31] Cambria RP et al., Vascular complications associated with spontaneous aortic dissection. J Vasc Surg (1988), 7, 199–209
[32] DeBakey ME et al., Dissection and dissecting aneurysms of the aorta: twenty-year follow-up of five hundred twenty-seven patients treated surgically. Surgery (1982), 92, 1118–1134
[33] Fann JI et al. Surgical management of aortic dissection during a 30-year period. Circulation (1995), 92, II113–121
[34] Bossone E et al., Usefulness of pulse deficit to predict in-hospital complications and mortality in patients with acute type A aortic dissection. Am J Cardiol (2002), 89, 851–855
[35] von Kodolitsch Y, Schwartz AG, Nienaber CA, Clinical prediction of acute aortic dissection. Arch Intern Med (2000), 160, 2977–2982
[36] von Kodolitsch Y et al., Chest radiography for the diagnosis of acute aortic syndrome. Am J Med (2004), 116, 73–77
[37] Hata N et al., Clinical significance of pleural effusion in acute aortic dissection. Chest (2002), 121, 825–830
[38] Dinsmore RE et al., MRI of dissection of the aorta: recognition of the intimal tear and differential flow velocities. AJR Am J Radiol (1986), 146, 1286–1288
[39] Guthaner DF, Miller DC, Digital subtraction angiography of aortic dissection. AJR Am J Radiol (1983), 141, 157–161
[40] Petasnick JP, Radiologic evaluation of aortic dissection. Radiology (1991), 180, 297–305
[41] Earnest Ft, Muhm JR, Sheedy PF, 2nd. Roentgenographic findings in thoracic aortic dissection. Mayo Clinic proceedings (1979), 54, 43–50
[42] Mugge A et al., False-negative diagnosis of proximal aortic dissection by computed tomography or angiography and possible explanations based on transesophageal echocardiographic findings. Am J Cardiol 1990, 65, 527–529
[43] Rizzo RJ et al., Rapid noninvasive diagnosis and surgical repair of acute ascending aortic dissection. Improved survival with less angiography. J Thorac Cardiovasc Surg (1994), 108, 567–574 (disc. 574–565)
[44] Erbel R et al. Echocardiography in diagnosis of aortic dissection. Lancet (1989), 1, 457–461

[45] Victor MF et al., Two dimensional echocardiographic diagnosis of aortic dissection. Am J Cardiol (1981), 48, 1155–1159
[46] Keren A, Kim CB, Hu BS, et al. Accuracy of biplane and multiplane transesophageal echocardiography in diagnosis of typical acute aortic dissection and intramural hematoma. J Am Coll Cardiol (1996), 28, 627–636
[47] Vignon P et al. Differential transesophageal echocardiographic diagnosis between linear artifacts and intraluminal flap of aortic dissection or disruption. Chest (2001), 119, 1778–1790
[48] Bansal RC et al., Frequency and explanation of false negative diagnosis of aortic dissection by aortography and transesophageal echocardiography. J Am Coll Cardiol (1995), 25, 1393–1401
[49] Erbel R et al., Detection of dissection of the aortic intima and media after angioplasty of coarctation of the aorta. An angiographic, computer tomographic, and echocardiographic comparative study. Circulation (1990), 81, 805–814
[50] Mohr-Kahaly S et al., Ambulatory follow-up of aortic dissection by transesophageal two-dimensional and color-coded Doppler echocardiography. Circulation (1989), 80, 24–33
[51] Fruehwald FX et al., Cine-MR in dissection of the thoracic aorta. Eur J Radiol (1989), 9, 37–41
[52] Moore AG et al., Choice of computed tomography, transesophageal echocardiography, magnetic resonance imaging, and aortography in acute aortic dissection: International Registry of Acute Aortic Dissection (IRAD). Am J Cardiol (2002), 89, 1235–1238
[53] Tomiguchi S et al., Usefulness of turbo-FLASH dynamic MR imaging of dissecting aneurysms of the thoracic aorta. Cardiovasc Intervent Radiol (1994), 17, 17–21
[54] Prince MR et al., Three-dimensional gadolinium-enhanced MR angiography of the thoracic aorta. AJR Am J Radiol (1996), 166, 1387–1397
[55] Clague J, Magee P, Mills P, Diagnostic techniques in suspected thoracic aortic dissection. British Heart Journal (1992), 67, 428–429
[56] Fisher ER et al., Acute aortic dissection: typical and atypical imaging features. Radiographics (1994), 14, 1263–1271 (disc. 1271–1264)
[57] Hartnell G, Costello P, The diagnosis of thoracic aortic dissection by noninvasive imaging procedures. N Engl J Med (1993), 328, 1637–1638
[58] Nienaber CA, von Kodolitsch Y, Diagnostic imaging of aortic diseases. Der Radiologe (1997), 37, 402–409
[59] Sommer T et al., Aortic dissection: a comparative study of diagnosis with spiral CT, multiplanar transesophageal echocardiography, and MR imaging. Radiology (1996), 199, 347–352
[60] LePage MA et al., Aortic dissection: CT features that distinguish true lumen from false lumen. AJR Am J Radiol (2001), 177, 207–211
[61] Suzuki T et al., Novel biochemical diagnostic method for aortic dissection. Results of a prospective study using an immunoassay of smooth muscle myosin heavy chain. Circulation (1996), 93, 1244–1249
[62] Eggebrecht H et al., Value of plasma fibrin D-dimers for detection of acute aortic dissection. J Am Coll Cardiol (2004), 44, 804–809
[63] Shinohara T et al., Soluble elastin fragments in serum are elevated in acute aortic dissection. Arteriosclerosis, thrombosis, and vascular biology (2003), 23, 1839–1844
[64] Erbel R et al., Diagnosis and management of aortic dissection. Eur Heart J (2001), 22, 1642–1681
[65] Apaydin AZ et al., Perioperative risk factors for mortality in patients with acute type A aortic dissection. Ann Vasc Surg (2002), 74, 2034–2039
[66] Estrera AL et al., Is acute type A aortic dissection a true surgical emergency? Sem Vasc Surg (2002), 15, 75–82
[67] Lai DT et al., Does profound hypothermic circulatory arrest improve survival in patients with acute type a aortic dissection? Circulation (2002), 106, I218–228
[68] Lansman SL et al., Acute type B aortic dissection: surgical therapy. Ann Thorac Surg (2002), 74, S1833–1835 (disc. 1857–1863)
[69] Sasaki S et al., Surgical results of Stanford type B aortic dissection. Comparisons between partial and subtotal replacement of the dissected aorta. J Cardiovasc Surg (2000), 41, 227–232
[70] Neya K et al., Outcome of Stanford type B acute aortic dissection. Circulation (1992), 86, II1–7
[71] Svensson LG et al., Dissection of the aorta and dissecting aortic aneurysms. Improving early and long-term surgical results. Circulation (1990), 82, IV24–38
[72] Svensson LG et al., Expert consensus document on the treatment of descending thoracic aortic disease using endovascular stent-grafts. Ann Thorac Surg (2008), 85, S1–41
[73] Dake MD et al., Endovascular stent-graft placement for the treatment of acute aortic dissection. N Engl J Med (1999), 340, 1546–1552
[74] Nienaber CA et al., Nonsurgical reconstruction of thoracic aortic dissection by stent-graft placement. N Engl J Med (1999), 340, 1539–1545

[75] Nienaber CA et al., INvestigation of STEnt grafts in patients with type B Aortic Dissection: design of the INSTEAD trial – a prospective, multicenter, European randomized trial. Am Heart J (2005), 149, 592–599
[76] Fattori R et al., Results of endovascular repair of the thoracic aorta with the Talent Thoracic stent graft: the Talent Thoracic Retrospective Registry. J Thorac Cardiovasc Surg (2006), 132, 332–339
[77] Umana JP et al., Is medical therapy still the optimal treatment strategy for patients with acute type B aortic dissections? J Thorac Cardiovasc Surg (2002), 124, 896–910
[78] Umana JP, Miller DC, Mitchell RS, What is the best treatment for patients with acute type B aortic dissections – medical, surgical, or endovascular stent-grafting? Ann Thorac Surg (2002), 74, S1840–1843 (disc. 1857–1863)
[79] Clair DG, Aortic dissection with branch vessel occlusion: percutaneous treatment with fenestration and stenting. Semin Vasc Surg (2002), 15, 116–121
[80] Elefteriades JA et al., Fenestration revisited. A safe and effective procedure for descending aortic dissection. Arch Surg (1990), 125, 786–790
[81] Laas J et al., Management of thoracoabdominal malperfusion in aortic dissection. Circulation (1991), 84, III20–24
[82] Elefteriades JA et al., Long-term experience with descending aortic dissection: the complication-specific approach. Ann Thorac Surg (1992), 53, 11–20
[83] Slonim SM et al., Percutaneous balloon fenestration and stenting for life-threatening ischemic complications in patients with acute aortic dissection. J Thorac Cardiovasc Surg (1999), 117, 1118–1126
[84] Slonim SM et al., Aortic dissection: percutaneous management of ischemic complications with endovascular stents and balloon fenestration. J Vasc Surg (1996), 23, 241–251 (disc. 251–243)
[85] Williams DM, Brothers TE, Messina LM, Relief of mesenteric ischemia in type III aortic dissection with percutaneous fenestration of the aortic septum. Radiology (1990), 174, 450–452
[86] Williams DM et al., The dissected aorta: percutaneous treatment of ischemic complications--principles and results. J Vasc Interv Radiol (1997), 8, 605–625
[87] Chung JW et al., True-lumen collapse in aortic dissection: part II. Evaluation of treatment methods in phantoms with pulsatile flow. Radiology (2000), 214, 99–106
[88] Chung JW et al., True-lumen collapse in aortic dissection: part I. Evaluation of causative factors in phantoms with pulsatile flow. Radiology (2000), 214, 87–98
[89] Lee DY, Williams DM, Abrams GD. The dissected aorta: part II. Differentiation of the true from the false lumen with intravascular US. Radiology 1997, 203, 32–36
[90] Hara K et al., The role of medical treatment of distal type aortic dissection. Int J Cardiol (1991), 32, 231–240
[91] Tsai TT et al., Partial thrombosis of the false lumen in patients with acute type B aortic dissection. N Engl J Med (2007), 357, 349–359
[92] Marui A et al., Toward the best treatment for uncomplicated patients with type B acute aortic dissection, A consideration for sound surgical indication. Circulation (1999), 100, II275–280
[93] Panneton JM, Hollier LH, Dissecting descending thoracic and thoracoabdominal aortic aneurysms: Part II. Ann Vasc Surg (1995), 9, 596–605
[94] Bernard Y et al., False lumen patency as a predictor of late outcome in aortic dissection. Am J Cardiol (2001), 87, 1378–1382
[95] Juvonen T et al., Risk factors for rupture of chronic type B dissections. J Thorac Cardiovasc Surg (1999), 117, 776–786

Verantwortlich für die Erstellung: M. Gawenda, M. Aleksic, J. Brunkwall (Köln)
Teilnehmer: Prof. K. Balzer (Mülheim), Prof. D. Böckler (Heidelberg), Dr. H. Böhner (Neuss), Univ.-Prof. J. Brunkwall (Köln), Prof. Th. Bürger (Kassel), Prof. S. Debus (Hamburg),Univ.-Prof. H. H. Eckstein (München), Dr. I. Flessenkämper (Berlin), Dr. A. Florek (Dresden), Dr. G. Hennig (Leipzig), Prof. Dr. Th. Hupp (Stuttgart), Prof. H. Imig (Berlin), Prof. W. Lang (Erlangen), Dr. G. H. Langkau (Bocholt), Prof. B. Luther (Krefeld), Dr. V. Mickley (Rastatt), Th. Noppeney (Nürnberg), Dr. S. Schulte (Köln), Prof. M. Zegelman (Frankfurt)
Erstellungsdatum: März 2008
Letzte Überarbeitung: 25. August 2008
Verabschiedung durch den Vorstand der Deutschen Gesellschaft für Gefäßchirurgie:
10. September 2008

Stumpfe Aortenverletzung und traumatisches Aortenaneurysma (S2)

Die Verletzung der thorakalen Aorta, deren Prognose trotz aller Fortschritte im Rettungswesen und der Notfallmedizin auch heutzutage noch sehr ungünstig ist, stellt eine vergleichsweise seltene Erkrankung im gefäßchirurgischen Alltag dar. Dabei wird die Diagnose und Therapie bei den eher jungen Patienten durch die oftmals dramatischen Begleitumstände beeinflusst und ein interdisziplinäres Vorgehen meistens erforderlich.

Definition, Lokalisation und Pathogenese

Bei der thorakalen Aortenverletzung handelt es sich um einen unterschiedlich tiefen Einriss der Gefäßwand. Es werden Verletzungen der Intima im Sinne einer lokal umschriebenen Dissektion sowie der Media mit Ausbildung eines Wandhämatoms von Läsionen unterschieden, die sich bis in die Adventitia erstrecken. Dabei kann es zur Ausbildung eines Pseudoaneurysmas als Ausdruck einer gedeckten Ruptur oder auch zu einer kompletten Durchtrennung („transection") der Aortenwand kommen.

Die Läsion findet sich typischerweise im Bereich des Aortenisthmus distal des Abgangs der A. subclavia sinistra [1]. Der Aortenbogen oder Abschnitte der Aorta thoracica descendens sind nur selten (< 10%) betroffen.

Für dieses Verletzungsmuster werden unterschiedliche pathophysiologische Mechanismen verantwortlich gemacht [2, 3]. Zum einen können eine plötzliche Überdehnung des lokal fixierten Aortenisthmus und auch die Quetschung zwischen Brustbein und Wirbelsäule zur Aortenverletzung führen. Zum anderen wird ursächlich ein „Water-hammer"-Effekt im Sinne eines intravasalen Druckanstiegs infolge einer plötzlichen Gefäßokklusion, z.B. durch Kompression des Abdomens, diskutiert.

Inzidenz, Unfallmechanismen, Begleitverletzungen und Symptome

Die genaue Zahl der thorakalen Aortenverletzungen ist in Anbetracht der primär letalen Verläufe unbekannt. Aber weniger als 0,5% aller posttraumatischen stationären Aufnahmen sind darauf zurückzuführen [4].

Einzelne Trauma-Zentren sind jährlich etwa mit 2–3 solcher Fälle konfrontiert [5], die überwiegend im Rahmen eines stumpfen Thoraxtraumas, insbesondere bei Verkehrsunfällen, auftreten und sowohl Insassen als auch Fußgänger betreffen [6, 7]. Aber auch Stürze aus großer Höhe und seltener penetrierende Verletzungen sind als Unfallursache zu berücksichtigen [8]. Nach Ergebnissen von Autopsiestudien ist allein die Aortenruptur für 20–30% aller Verkehrsunfälle mit tödlichem Ausgang verantwortlich [9], deren Inzidenz in der Vergangenheit konstant geblieben ist [10].

Mehr als 2 Drittel der verunfallten Patienten weisen neben weiteren thorakalen Verletzungen (knöchern, parenchymatös) zusätzlich auch schwere abdominelle oder intrakranielle Begleitverletzungen auf [11].

Charakteristische klinische Zeichen für das Vorliegen einer Aortenverletzung sind eine Kreislaufinstabilität, die nicht anderweitig ausreichend erklärt werden kann, ein Hämatothorax und Blutdruckunterschiede zwischen oberer und unterer Körperhälfte.

Spontanverlauf

Eine komplette Aortenruptur ist in der Regel mit einem letalen Ausgang durch Verbluten innerhalb kürzester Zeit verbunden.

Unter den Patienten, die das Krankenhaus lebend erreichen (ca. 10–15%), versterben je nach Gesamtsituation und Ausmaß der Begleitverletzungen weitere 30–60 %, bevor oder während Reanimations- und chirurgische Maßnahmen ergriffen wurden [12]. Liegen allerdings stabile Kreislaufverhältnisse vor und kann damit angenommen werden, dass insbesondere die Adventitia der Aorta intakt geblieben ist, so scheint das Risiko für eine sekundäre und letale Ruptur niedriger zu sein als früher mit 1%/Stunde angenommen [13]. Dieses beträgt eher etwa 5% in der ersten Woche nach dem Unfall, sofern eine effektive konservative Therapie mittels antihypertensiver Medikation (s.u.) erfolgt [14, 15]. Abgesehen von einem sogenannten Pseudo-Coarcatio-Syndrom mit konsekutivem Druckanstieg sind bei den wenigen klinischen Studien zur Beurteilung des Spontanverlaufes keine weiteren Kriterien identifiziert worden, die eine erhöhte sekundäre Rupturgefahr anzeigen [16].

Offensichtlich stellen die Patienten, die primär das Trauma und die anschließenden Tage überleben, eine selektionierte Gruppe dar, die aufgrund einer limitierten Aortenläsion und weniger gravierenden Begleitverletzungen eine relativ günstigere Prognose hat. Der spätere Verlauf ist dann in jeweils der Hälfte der Patienten durch die Entwicklung von Pseudoaneurysmen oder aber auch durch eine komplette Resolution geprägt. Posttraumatische aortobronchiale oder ösophageale Fisteln sind als Rarität beschrieben worden [17, 18].

Diagnostik

Als Screeningmethode zum Ausschluss einer thorakalen Aortenverletzung ist die Durchführung einer konventionellen Röntgenthoraxaufnahme prinzipiell geeignet, da in nahezu allen Fällen ein mediastinales Hämatom vorliegt. Ein normales Röntgenthoraxbild hat daher einen negativ prädiktiven Wert von 98%. Die Spezifität eines pathologischen Röntgenbefundes mit einem verbreiterten Mediastinum beträgt jedoch nur 10–45% [19], da auch andere intrathorakale Verletzungen mit nicht aortalen Blutungsquellen einen solchen Befund verursachen können. Die Diagnose einer thorakalen Aortenverletzung muss somit durch andere Verfahren gesichert werden.

Die Sensitivität der intraarteriellen Angiographie [20], die lange Zeit als Referenzmethode zur Diagnose von Aortenverletzungen galt und mit der sowohl intimale Flaps, transmurale Läsionen mit Ausbildung von Pseudoaneurysmen als auch freie Paravaste gut dargestellt werden können, erreicht nahezu 100%. Falschpositive Befunde (ca. 1%) ergeben sich aus anatomischen Varianten oder atheromatösen Veränderungen der Aorta, was möglicherweise zu einer unnötigen gefäßchirurgischen Therapie, aber vor allem auch zu einer verzögerten Behandlung von Begleitverletzungen führen kann.

Heutzutage kommt die Angiographie allerdings nicht mehr primär als diagnostisches Verfahren zum Einsatz, sondern dient im Wesentlichen der Überprüfung von unklaren Befunden, die bei kontrastmittelverstärkten Spiral-CT-Untersuchungen von Thorax und Abdomen erhoben wurden [21].

Die CT hat den Vorteil der geringen Invasivität und des geringen logistischen Aufwandes bei ähnlich guten Detektionsparametern und der zusätzlichen Möglichkeit zur Diagnose anderer Organverletzungen. Bei Patienten nach stumpfem Thoraxtrauma, deren Unfallhergang oder klinische Zeichen bzw. Begleitverletzungen, (z.B. Hautemphysem, Fraktur des Brustbeins oder der 1. Rippe, instabiler Thorax, Hämatothorax) das Vorliegen einer assoziierten Aortenläsion möglich erscheinen lässt, ist daher eine sofortige CT-Untersuchung sowohl im Sinne des Screenings als auch zur Diagnosesicherung indiziert.

Durch kardiale und respiratorische Bewegungsartefakte kann die Aussagekraft der CT insbesondere im Bereich der Aorta ascendens und des Aortenbogens eingeschränkt sein. Zur Beurteilung dieser Region stellt die transösophageale Echokardiographe eine hilfreiche diagnostische Ergänzung mit hoher Sensitivität und Spezifität dar [22, 23]. Diese Methode erreicht ihre Grenzen bei der Beurteilung der weiter distalen, retrokardialen Abschnitte der Aorta descendens.

Insgesamt werden bei polytraumatisierten Patienten mithilfe der modernen CT-Techniken mit entsprechend hoher Auflösung morphologisch diskrete und klinisch asymptomatische Aortenverletzungen immer häufiger festgestellt, die früher der Diagnose entgangen wären. Deren Relevanz und Behandlungsbedürftigkeit bleibt aber noch unklar.

Therapie
Konservativ

Die konservative Behandlung einer Aortenverletzung besteht neben allgemein supportiven Maßnahmen speziell in einer antihypertensiven Medikation [14, 15, 24–26]. Durch Gabe von
Betablockern und Vasodilatatoren soll der systolische Blutdruck auf unter 120 mmHg bzw. der mittlere arterielle Druck auf unter 80 mmHg gesenkt werden. Dadurch lässt sich das Rupturrisiko signifikant erniedrigen und liegt bei ca. 5% innerhalb von 72 Stunden nach dem Ereignis. Danach ist eine akute Gefährdung durch Ruptur kaum noch gegeben. Um jedoch Veränderungen in der Gefäßmorphologie, die einer Ruptur vorausgehen können, frühzeitig zu erfassen, wird die Durchführung einer Kontroll-CT alle 48 Stunden innerhalb der ersten Woche empfohlen [26].

Nach einem stumpfen Thoraxtrauma steht bei ca. 20% der Patienten aufgrund der Begleitverletzungen ohnehin eine kritische hämodynamische oder neurologische Situation im Vordergrund und erfordert oftmals eine direkte Intervention durch Laparatomie oder Neurochirurgie [26, 27]. Damit wird die operative Versorgung einer gleichzeitig vorliegenden Aortenverletzung zwangsläufig verzögert. Ansonsten sollte bei der Entscheidung über die Art des Vorgehens das Risiko einer sekundären Aortenruptur unter medikamentöser Therapie gegen das der operativen Therapie abgewogen werden [5].

Konventionell chirurgisch

Die Indikation zur generellen, notfallmäßigen Versorgung von posttraumatischen Aortenläsionen wurde durch die traditionell angenommene, äußerst hohe Rate an frühen Rupturen begründet. Bei der dann durchgeführten konventionellen, transthorakalen Operation wird die Aorta im Regelfall durch Protheseninterposition, seltener durch direkte Naht repariert. Die perioperative Sterblichkeit besteht allerdings bis zu über 50% und wird vor allem durch die hämodynamische Situation und den Allgemeinzustand des Patienten (Alter, Begleiterkrankungen, Begleitverletzungen) zum Operationszeitpunkt beeinflusst [28–33].

Prinzipiell werden zwei unterschiedliche Operationsstrategien voneinander unterschieden. Bei der Clamp-and-sew-Technik wird eine Gefäßprothese nach proximaler und distaler Aortenabklemmung direkt anastomosiert. Als schwerste neurologische Komplikation ist hier die Paraplegie zu nennen, deren Häufigkeit abhängig von der Dauer der spinalen Ischämie während der Perfusionsunterbrechung ist und damit bei Abklemmzeiten von > 30 Minuten signifikant steigt [34].

Andererseits sind Techniken entwickelt worden, um die distale Aortenperfusion während der Abklemmphase aufrechtzuerhalten (kardiopulmonaler Bypass, Einlage eines Gott-Shunt, extrakorporale Pumpen-Oxygenation). Dem Vorteil der kardialen Nachlastsenkung und spinalen Protektion steht die notwendige systemische Heparinisierung gegenüber, die bei den polytraumatisierten Patienten zu schweren, teils letalen Blutungskomplikationen führen kann.

Auch durch Metaanalysen der vorliegenden Literatur kann keine Entscheidung über das beste offene chirurgische Verfahren getroffen werden. Die angegebenen Paraplegieraten schwanken zwischen 3% und 25% [28, 29].

Endovaskulär

Nach der erfolgreichen Versorgung anderer Erkrankungen der thorakalen Aorta (Aneurysmen, Dissektionen) durch die Implantation von Endostent-Prothesen, ist dieses Verfahren auch zunehmend bei der Behandlung von Aortenrupturen zum Einsatz gekommen [35–51]. Die ansonsten notwendigen Thorakotomie, einseitige Lungenbeatmung, Aortenabklemmung und auch Heparinisierung [36, 52, 53] können dadurch vermieden werden, was mit einer deutlich günstigeren Mortalitätsrate von < 10% (unter Berücksichtigung von Begleitverletzungen) verbunden ist [40, 54, 55]. Darüber hinaus sind postoperative Paraplegien beim endovaskulären Vorgehen fast nicht mehr beobachtet worden [39]. Dieses erklärt sich aus der fehlenden Ischämiezeit, stabileren intraoperativen Kreislaufverhältnissen und der meistens nur kurzen zu überdeckenden Verletzung, sodass wichtige spinale Kollateralen geschont werden.

Durch die Nähe der typischen Aortenläsion zum Abgang der A. subclavia links (ca. 2 cm distal) kann es notwendig sein, deren Abgang auch zu überstenten [47–49, 56–61]. Nur in 10–30% der Patienten treten im Verlauf belastungsabhängige Beschwerden am Arm oder auch vertebrobasiläre Symptome auf, die dann einer Revaskularisation bedürfen [62]. In Anbetracht der mit einem solchen Eingriff verbundenen Morbidität und Mortalität ist dieser als regelhafte prophylaktische Maßnahme nicht gerechtfertigt [63], sollte aber bei anatomischen Besonderheiten oder auch nach kardialer Revaskularisation mittels A. mammaria erwogen werden [64].

Bei den betroffenen, vergleichsweise jüngeren Patienten können der oftmals spitzwinklige Aortenbogen und der kleine Durchmesser der ansonsten gesunden Aorta im Bereich der proximalen Verankerungszone (durchschnittlich 23 mm) Probleme für eine erfolgreiche Endostent-Plazierung darstellen [55]. Der Kollaps eines überdimensionierten und im Scheitelpunkt der Aorta nicht komplett freigesetzten Stents ist wiederholt beschrieben worden [65, 66].

Langzeiterfahrungen nach der Implantation von Endostent-Pothesen in diesem speziellen Patientengut liegen naturgemäß noch nicht vor, wobei die schlechte Gesamtprognose und schwierige Nachverfolgung des einzelnen Patienten die Beurteilung beeinflussen können.

Methodenvergleich

Die bislang publizierten Studien, die das offene mit einem endovaskulären Vorgehen vergleichen [54, 67–70], umfassen nur relativ kleine Patientenzahlen. Dabei muss berücksichtigt werden, dass insbesondere bei der konventionellen Technik Patienten über Jahrzehnte zusammengefasst worden sind und innerhalb dieser historischen Kohorten diverse operative Techniken angewandt wurden. Zudem unterscheiden sie sich meistens bezüglich des Operationszeitpunktes von den endovaskulär versorgten Patienten, die vielfach erst mit einer deutlichen Latenz zum Trauma, dann unter stabilen Kreislaufverhältnissen operiert wurden. Ein direkter Methodenvergleich ist somit nur eingeschränkt möglich. Allerdings weist das endovaskuläre Vorgehen durch die erniedrigte Sterblichkeits- und Paraplegierate eindeutige Vorteile auf [38], sodass eine klärende randomisierte Studie ethisch nur schwer zu rechtfertigen wäre.

Unter Berücksichtigung des auch günstigeren Spontanverlaufes ist das konventionelle operative Vorgehen daher heutzutage nur für die Einzelfälle vorbehalten, bei denen ein sofortiges Handeln durch Aortenabklemmung erforderlich scheint und endovaskuläre Techniken nicht zur Verfügung stehen. Gerade diese Patienten haben aber sicher auch die schlechteste Prognose.

Ansonsten ist eher die Implantation einer Endostent-Prothese zur Versorgung eines stumpfen Aortentraumas vorzuziehen [53].

Operationszeitpunkt

Die Prognose des polytraumatisierten Patienten ist durch das Ausmaß der Begleitverletzungen [12, 71], nicht durch die Aortenläsion allein determiniert, deren operative Versorgung primär sogar als kontraindiziert angesehen wird, wenn gleichzeitig eine schwere Schädigung des zentralen Nervensystems (z.B. intrazerebrale Blutung), eine erhebliche respiratorische Insuffizienz (z.B. durch Lungenkontusion), eine Kreislaufinstabilität mit notwendiger medikamentöser Unterstützung, Gerinnungsstörungen, ausgedehnte Verbrennungen oder Zeichen einer Sepsis bestehen [25]. Patienten, bei denen aus solchen Gründen die Aortenverletzung zunächst konservativ behandelt worden war, wiesen einen günstigen Verlauf mit auch über Wochen nur äußerst selten beobachteten freien Rupturen auf [71, 72]. Die Aortenreparatur kann daher nach primärer Stabilisation des Patienten und Versorgung von lebensbedrohlichen Begleitverletzungen und unter der Voraussetzung einer effektiven antihypertensiven Therapie sowie regelmäßigen CT-Kontrolluntersuchungen im Intervall durchgeführt werden, ohne dass das Risiko für eine sekundäre Ruptur unverhältnismäßig steigt [70, 73, 74].

Allein in den Fällen eines isolierten Aortentraumas ohne Begleitverletzungen wäre eine schnellstmögliche gefäßchirurgische Intervention angezeigt, um das Mortalitätsrisiko, das sich dann nur aus der Gefahr einer potenziellen Aortenruptur ergibt, zu minimieren [75].

Zusammenfassung

Das stumpfe thorakale Aortentrauma, meistens als Folge eines Verkehrsunfalls, ist insgesamt selten, aber prognostisch ungünstig, sofern eine komplette Ruptur vorliegt. Für eine erfolgreiche Behandlung ist es erforderlich, dass bei polytraumatisierten Patienten mit einem entsprechenden Unfallmechanismus das Vorliegen dieser Verletzung überhaupt in Betracht gezogen wird. Die Diagnose wird dann durch ein KM-verstärktes CT gestellt.

Patienten, die den Unfall primär überleben, sind vor allem durch Begleitverletzungen gefährdet, die mit Priorität behandelt werden sollten. Im weiteren Verlauf ist das Risiko einer freien Ruptur unter antihypertensiver Medikation kleiner, als die Sterblichkeit einer notfallmäßigen konventionellen Operation bei instabilen Kreislaufverhältnissen. Insofern ist es vertretbar, die definitive Versorgung der Aortenverletzung bis zum Abschluss der Diagnostik und primären Stabilisation aufzuschieben und dann unter besten Bedingungen ein endovaskuläres Vorgehen zu wählen, das im Vergleich zur transthorakalen Operation mit einer deutlich geringeren Mortalitäts- und Paraplegierate vergesellschaftet ist.

Literatur

[1] Kodali S et al., Traumatic rupture of the thoracic aorta. A 20-year review: 1969–1989. Circulation (1991), 84 (Suppl 5), III 40–46
[2] Baque P et al., An experimental cadaveric study for a better understanding of blunt traumatic aortic rupture. J Trauma (2006), 61 (3), 586–591
[3] Richens D et al., Rupture of the aorta following road traffic accidents in the United Kingdom 1992–1999. The results of the co-operative crash injury study. Eur J Cardiothorac Surg (2003), 23 (2), 143–8
[4] Clancy TV et al., A statewide analysis of level I and II trauma centers for patients with major injuries. J Trauma (2001), 51 (2), 346–351
[5] Gammie JS et al., Traumatic aortic rupture: diagnosis and management. Ann Thorac Surg (1998), 66 (4), 1295–1300
[6] Burkhart HM et al., Fatal blunt aortic injuries: a review of 242 autopsy cases. J Trauma (2001), 50 (1), 113–115
[7] Feczko JD et al. An autopsy case review of 142 nonpenetrating (blunt) injuries of the aorta. J Trauma (1992), 33 (6), 846–849
[8] Dosios TJ et al., Blunt and penetrating trauma of the thoracic aorta and aortic arch branches: an autopsy study. J Trauma (2000), 49 (4), 696–703
[9] Williams JS et al., Aortic injury in vehicular trauma. Ann Thorac Surg (1994), 5 7(3), 726–730
[10] Schulman CI et al., Incidence and crash mechanisms of aortic injury during the past decade. J Trauma (2007), 62 (3), 664–667
[11] Wicky S et al., Imaging of blunt chest trauma. Eur Radiol (2000), 10 (10), 1524–1538
[12] Cowley RA et al., Rupture of thoracic aorta caused by blunt trauma. A fifteen-year experience. J Thorac Cardiovasc Surg (1990), 100 (5), 652–660 (disc. 660–661)
[13] Parmley LF et al., Nonpenetrating traumatic injury of the aorta. Circulation (1958), 17 (6), 1086–1101
[14] Fabian TC et al., Prospective study of blunt aortic injury: Multicenter Trial of the American Association for the Surgery of Trauma. J Trauma (19979, 42 (3), 374–380 (disc. 380–383)
[15] Pate JW, Fabian TC, Walker W, Traumatic rupture of the aortic isthmus: an emergency? World J Surg (1995), 19 (1), 119–125 (disc. 125–126)
[16] Clark DE et al., Blunt aortic trauma: signs of high risk. J Trauma (1990), 30 (6), 701–705
[17] Frykberg ER et al., Nonoperative observation of clinically occult arterial injuries: a prospective evaluation. Surgery (1991), 109 (1), 85–96
[18] Chughtai TS, Sheiner NM, Successful repair of aortoesophageal fistula secondary to traumatic pseudoaneurysm. Ann Thorac Surg (1998), 66 (3), 936–938
[19] Scaglione M et al., Role of contrast-enhanced helical CT in the evaluation of acute thoracic aortic injuries after blunt chest trauma. Eur Radiol (2001), 11 (12), 2444–2448
[20] Chen MY et al., Role of angiography in the detection of aortic branch vessel injury after blunt thoracic trauma. J Trauma (2001), 51 (6), 1166–1171 (disc. 1172)
[21] Patel NH et al., Imaging of acute thoracic aortic injury due to blunt trauma: a review. Radiology (1998), 209 (2), 335–348
[22] Smith MD et al., Transesophageal echocardiography in the diagnosis of traumatic rupture of the aorta. N Engl J Med (1995), 332 (6), 356–362
[23] Saletta S et al., Transesophageal echocardiography for the initial evaluation of the widened mediastinum in trauma patients. J Trauma (1995), 39 (1), 137–141 (disc. 141–142)
[24] Walker WA, Pate JW, Medical management of acute traumatic rupture of the aorta. Ann Thorac Surg (1990), 50 (6), 965–967
[25] Maggisano R et al., Traumatic rupture of the thoracic aorta: should one always operate immediately? Ann Vasc Surg (1995), 9 (1), 44–52
[26] Holmes JH et al., Natural history of traumatic rupture of the thoracic aorta managed nonoperatively: a longitudinal analysis. Ann Thorac Surg (2002), 73 (4), 1149–1154
[27] Borman KR, Aurbakken CM, Weigelt JA, Treatment priorities in combined blunt abdominal and aortic trauma. Am J Surg (1982), 144 (6), 728–732
[28] von Oppell UO, Traumatic aortic rupture: twenty-year metaanalysis of mortality and risk of paraplegia. Ann Thorac Surg (1994), 58 (2), 585–593

[29] Attar S et al., Traumatic aortic rupture: recent outcome with regard to neurologic deficit. Ann Thorac Surg (1999), 67 (4), 959–964 (disc. 964–965)
[30] Jahromi AS et al., Traumatic rupture of the thoracic aorta: cohort study and systematic review. J Vasc Surg (2001), 34 (6), 1029–1034
[31] Razzouk AJ et al., Repair of traumatic aortic rupture: a 25-year experience. Arch Surg (2000), 135 (8), 913–918 (disc. 919)
[32] Tatou E et al., Surgical outcome of traumatic rupture of the thoracic aorta. Ann Thorac Surg (2000), 69 (1), 70–73
[33] Galli R et al., Surgical indications and timing of repair of traumatic ruptures of the thoracic aorta. Ann Thorac Surg (1998), 65 (2), 461–464
[34] Nocolosi AC et al., Mortality and neurologic morbidity after repair of traumatic aortic disruption. Ann Thorac Surg (1996), 61 (3), 875–878
[35] Uzieblo M et al., Endovascular repair of traumatic descending thoracic aortic disruptions: should endovascular therapy become the gold standard? Vasc Endovascular Surg (2004), 38 (4), 331–337
[36] Peterson BG et al. Percutaneous endovascular repair of blunt thoracic aortic transection. J Trauma (2005), 59 (5), 1062–1065
[37] Lawlor DK et al., Endovascular management of traumatic thoracic aortic injuries. Can J Surg (2005), 48 (4), 293–297
[38] Orend KH et al., Endovascular repair of traumatic descending aortic transection. J Endovasc Ther (2002), 9 (5), 573–578
[39] Melnitchouk S et al., Emergency stent-graft placement for hemorrhage control in acute thoracic aortic rupture. Eur J Cardiothorac Surg (2004), 25 (6), 1032–1038
[40] Wellons E et al. Stent-graft repair of traumatic thoracic aortic disruptions. J Vasc Surg (2004), 40 (6), 1095–1100
[41] Marty-Ane CH et al., Endovascular repair for acute traumatic rupture of the thoracic aorta. Ann Thorac Surg (2003), 75 (6), 1803–1807
[42] Sam A, 2nd; Blunt traumatic aortic transection: endoluminal repair with commercially available aortic cuffs. J Vasc Surg (2003), 38 (5), 1132–1135
[43] Kwok PC et al., Emergency aortic stent grafting for traumatic rupture of the thoracic aorta. Hong Kong Med J (2003), 9 (6), 435–440
[44] Morishita K et al., Descending thoracic aortic rupture: role of endovascular stent-grafting. Ann Thorac Surg (2004), 78 (5), 1630–1634
[45] Iannelli G et al. Thoracic aortic emergencies: impact of endovascular surgery. Ann Thorac Surg (2004), 77 (2), 591–596
[46] Iyer VS et al., Early outcomes after elective and emergent endovascular repair of the thoracic aorta. J Vasc Surg (2006), 43 (4), 677–683
[47] Orford VP et al., Blunt traumatic aortic transection: the endovascular experience. Ann Thorac Surg (2003), 75 (1), 106–111 (disc. 111–112)
[48] Gan JP, Campbell WA, Immediate endovascular stent graft repair of acute thoracic aortic rupture due to blunt trauma. J Trauma (2002), 52 (1), 154–157
[49] Gaines PA et al., The endovascular management of thoracic aortic disease – some controversial issues. Eur J Vasc Endovasc Surg (2002), 23 (2), 162–164
[50] Gawenda M, Landwehr P, Brunkwall J, Stent-graft replacement of chronic traumatic aneurysm of the thoracic aorta after blunt chest trauma. J Cardiovasc Surg (Torino) (2002), 43 (5), 705–709
[51] Bent C et al., Traumatic injury of the thoracic aorta – an endovascular approach. Brit J Surg (2006), 93 (Suppl 1), 95–100
[52] Lachat M et al., Acute traumatic aortic rupture: early stent-graft repair. Eur J Cardiothorac Surg (2002), 21 (6), 959–963
[53] Hoornweg LL et al., Endovascular management of traumatic ruptures of the thoracic aorta: A retrospective multicenter analysis of 28 cases in The Netherlands. Journal of Vascular Surgery (2006), 43 (6), 1096–1102
[54] Amabile P et al., Surgical versus endovascular treatment of traumatic thoracic aortic rupture. J Vasc Surg (2004), 40 (5), 873–879
[55] Neschis DG et al., Twenty consecutive cases of endograft repair of traumatic aortic disruption: lessons learned. J Vasc Surg (2007), 45 (3), 487–492
[56] Gorich J et al., Initial experience with intentional stent-graft coverage of the subclavian artery during endovascular thoracic aortic repairs. J Endovasc Ther (2002), 9 (Suppl 2), II 39–43
[57] Rehders TC et al., Intentional occlusion of the left subclavian artery during stent-graft implantation in the thoracic aorta: risk and relevance. J Endovasc Ther (2004), 11 (6), 659–666

[58] Tiesenhausen K et al., Left subclavian artery management in endovascular repair of thoracic aortic aneurysms and aortic dissections. J Card Surg (2003), 18 (5), 429–435
[59] Hausegger KA et al., Intentional left subclavian artery occlusion by thoracic aortic stent-grafts without surgical transposition. J Endovasc Ther (2001), 8 (5), 472–476
[60] Peterson BG et al., Utility of left subclavian artery revascularization in association with endoluminal repair of acute and chronic thoracic aortic pathology. J Vasc Surg (2006), 43 (3), 433–439
[61] Kaya A et al., Thoracic Stent Grafting for Acute Aortic Pathology. Ann Thorac Surg (2006), 82 (2), 560–565
[62] Riesenman PJ et al., Coverage of the left subclavian artery during thoracic endovascular aortic repair. J Vasc Surg (2007), 45 (1), 90–94 (disc. 94–95)
[63] Weigang E et al., Incidence of neurological complications following overstenting of the left subclavian artery. Eur J Cardiothorac Surg (2007), 31 (4), 628–636
[64] Mangialardi et al., Aortic arch aneurysm and patent left internal mammary artery: technique of transposition of supra-aortic vessels and embolization of the subclavian artery. Vascular (2005), 13 (5), 298–300
[65] Idu MM et al., Collapse of a stent-graft following treatment of a traumatic thoracic aortic rupture. J Endovasc Ther (2005), 12 (4), 503–507
[66] Steinbauer MG et al., Endovascular repair of proximal endograft collapse after treatment for thoracic aortic disease. J Vasc Surg (2006), 43 (3), 609–612
[67] Andrassy J et al., Stent versus open surgery for acute and chronic traumatic injury of the thoracic aorta: a single-center experience. J Trauma (2006), 60 (4), 765–771 (disc. 771–772)
[68] Lebl DR et al., Dramatic Shift in the Primary Management of Traumatic Thoracic Aortic Rupture. Arch Surg (2006), 141 (2), 177–180
[69] Ott MC et al., Management of blunt thoracic aortic injuries: endovascular stents versus open repair. J Trauma (2004), 56 (3), 565–570
[70] Rousseau H et al., Acute traumatic aortic rupture: a comparison of surgical and stent-graft repair. J Thorac Cardiovasc Surg (2005), 129 (5), 1050–1055
[71] Langanay T et al., Surgical treatment of acute traumatic rupture of the thoracic aorta a timing reappraisal? Eur J Cardiothorac Surg (2002), 21 (2), 282–287
[72] Symbas PN et al., Traumatic rupture of the aorta: immediate or delayed repair? Ann Surg (2002), 235 (6), 796–802
[73] Reed AB et al., Timing of endovascular repair of blunt traumatic thoracic aortic transections. J Vasc Surg (2006), 43 (4), 684–688
[74] Rousseau H et al., Delayed treatment of traumatic rupture of the thoracic aorta with endoluminal covered stent. Circulation (1999), 99 (4), 498–504
[75] Schumacher H, Acute traumatic aortic tear: open versus stent-graft repair. Semin Vasc Surg (2006), 19 (1), 48–59

Verantwortlich für die Erstellung: M. Aleksic, M. Gawenda, J. Brunkwall (Köln)
Teilnehmer: Prof. K. Balzer (Mülheim), Prof. D. Böckler (Heidelberg), Dr. H. Böhner (Neuss), Univ.-Prof. J. Brunkwall (Köln), Prof. Th. Bürger (Kassel), Prof. S. Debus (Hamburg), Univ.-Prof. H. H. Eckstein (München), Dr. I. Flessenkämper (Berlin), Dr. A. Florek (Dresden), Dr. G. Hennig (Leipzig), Prof. Dr. Th. Hupp (Stuttgart), Prof. H. Imig (Berlin), Prof. W. Lang (Erlangen), Dr. G. H. Langkau (Bocholt), Prof. B. Luther (Krefeld), Dr. V. Mickley (Rastatt), Th. Noppeney (Nürnberg), Dr. S. Schulte (Köln), Prof. M. Zegelman (Frankfurt)
Erstellungsdatum: März 2008
Letzte Überarbeitung: 25. August 2008
Verabschiedung durch den Vorstand der Deutschen Gesellschaft für Gefäßchirurgie:
10. September 2008

Aneurysmen des Truncus coeliacus, der Arteria lienalis, hepatica und mesenterica (S2)

Leitlinie zu Diagnostik und Therapie der Aneurysmen des Truncus coeliacus, der A. lienalis, hepatica und mesenterica

Vorbemerkungen

Die Brisanz der Viszeralarterienaneurysmen (VAA) ergibt sich aus der spontanen Ruptur zuvor asymptomatischer Befunde und der technisch schwierigen Beherrschbarkeit. Deshalb ist eine frühzeitige präventive Ausschaltung anzuraten.

❶ **Aneurysmen der Viszeralarterien sind eine Rarität.**

Nur 0,2% aller arteriellen Aneurysmen betreffen den Truncus coeliacus und seine Äste sowie obere und untere Mesenterialarterien [10]. Mit zunehmendem Alter steigt diese Inzidenz.
In fast 90% der Fälle sind die Abgänge des Truncus coeliacus beteiligt, wobei allein in 60% die A. lienalis und in 20% die A. hepatica befallen ist. Aneurysmen der A. mesenterica superior oder der A. mesenterica inferior entwickeln sich in ca. 10% der Fälle.
    Männer und Frauen sind heute etwa gleichmäßig betroffen. Auch die Häufung von sogenannten Schwangerschaftsaneurysmen der A. lienalis ist zurückgegangen [18].
Nicht selten werden bei einem Patienten mehrere VAA gleichzeitig diagnostiziert (Aneurysmose), sodass systemische Gefäßwandpathologien wahrscheinlich sind [12, 14].

❶ **In über 30% liegt eine mykotische oder entzündliche Genese vor.**

Ursächlich bilden kongenitale Gefäßwanddefekte (Ehlers-Danlos-Syndrom, Medianekrosis nach Erdheim-Gsell u.a.) und arteriosklerotische Umbauprozesse den Hauptanteil [3, 8, 12]. Wegen ihrer schnellen Progredienz sind aber mykotische oder inflammatorische VAA am gefährlichsten [4]. Sie stehen oftmals in Zusammenhang mit einem örtlich nahegelegenen Infektionsprozess (z.B. Pankreatitis). Traumatische und iatrogene Aneurysmata spuria stehen in Abhängigkeit zur wachsenden Exposition in der modernen Kathetermedizin.

Symptome

❶ **Die Mehrzahl der Viszeralarterienaneurysmen ist asymptomatisch.**

Aneurysmen der Viszeralarterien werden erst symptomatisch, wenn sich eine Komplikation manifestiert. Dies tritt in der Regel erst nach Jahren ein, wenn die Aneurysmagröße 2 cm überscheitet. Die wesentlichen Komplikationen sind:
- **Ruptur.** VAA mit einem Durchmesser über 2 cm sind rupturgefährdet. Insgesamt beträgt das Risiko 25–40%, wobei Aneurysmen der zoeliakalen Äste in ca. 80% rupturieren [20]. Die Einblutungen können in das Retroperitoneum, den Magen-Darm-Trakt, die Gallenwege, das

Pankreasgangsystem, die Begleitvenen (AV-Fistel) oder in die freie Bauchhöhle erfolgen. Eine bekannte Trias beim gedeckt rupturierten Aneurysma der A. hepatica bilden Oberbauchschmerzen, Verschlussikterus und Hämobilie. Verhängnisvoll ist die zum Schock führende Einblutung in die Bursa omentalis. Die Ruptur von VAA führt immer zu unübersichtlichen Organ- und Gewebestrukturen, sodass eine chirurgische Therapie weder schnell noch zielgerichtet sein kann. Die Letalität beträgt in dieser Situation 76% [17, 19].

- **Periphere Embolisation.** Die Verschleppung thrombotischer Partikel aus dem VAA führt zur progredienten Ischämie der Erfolgsorgane. Wiederholte Hämatemesis oder chronisch rezidivierende Pankratitiden können Hinweiszeichen sein. Mit der Häufung solcher Ereignisse kommt es zur Reduktion der peripheren Ausstrombahn, sodass die Widerstandserhöhung schließlich die Gefahr einer vollständigen Aneurysmathrombosierung in sich birgt.
- **Thrombotische Okklusion.** Die thrombotische Verlegung intestinaler Hauptstrombahnen führt zur akuten bzw. chronisch progredienten Ischämie der Erfolgsorgane. In Abhängigkeit von der Kollateralzirkulation können sich eine Angina abdominalis oder ein Mesenterialinfarkt entwickeln.
- **Kompression von Nachbarstrukturen.** Insbesondere größere Aneurysmen des Truncus coeliacus und seiner Äste können zu Passagebehinderungen von Magen und Duodenum sowie der Gallenwege führen. Auch ein Milzvenenverschluss ist nicht selten.

Diagnostik

ⓘ **Diagnostik der Wahl – Angio-CT mit 3-D-Rekonstruktion**

Radiologische, sonographische und duplexsonographische Verfahren führen regelhaft zum Verdacht auf ein VAA. Pathognomonisch sind Kalksicheln oder ringe in der Röntgenübersicht des Abdomens. Der sonographische Nachweis von Eigenpulsationen ist ein wichtiges Kriterium zur Abgrenzung solider Raumforderungen.

Die computertomographische Bildgebung ist heute die Methode der Wahl zum Nachweis von VAA [2]. Mit verfeinerter Technik gelingen so die sichere Ausschlussdiagnostik und die Abgrenzung zu anderen Gewebsstrukturen. Die aneurysmatische Gefäßmorphologie wird durch rekonstruktive Aufarbeitung der Bildgebung sicher wiedergegeben.

Die intraarterielle DSA hat ihre Berechtigung weiterhin zur Feinabklärung der zu- und abführenden Gefäße, der Kollateralzirkulation und spezieller Varianten der intestinalen Gefäßversorgung. Sie ist in der Regel notwendig für eine subtile Behandlungsplanung [10].

Indikationsstellung und Therapie

ⓘ **Therapieindikation erst über 2 cm Größe**

Da der Wachstumsverlauf und damit die Rupturgefahr nicht vorhersehbar sind und die Letalität bei einer Ruptur sehr hoch ist, sollte primär bei jedem VAA eine engmaschige Kontrolle erfolgen und eine präventive Ausschaltung in Erwägung gezogen werden. Dies gilt insbesondere für mykotische VAA, die aufgrund des floriden Entzündungsprozesses selbst bei thrombotischer Okklusion ein hohes Rupturrisiko behalten [4, 5]. Besonders rupturgefährdet sind auch die Aneurysmen des Truncus coeliacus und seiner Äste, wobei die A. lienalis mit 3–10% eine relative Ausnahme macht. Hat ein VAA eine Größe von 2 cm erreicht, so besteht in Abhängigkeit wesentlicher Kontraindikationen eine absolute Behandlungsindikation.

ⓘ Mediane Laparotomie für die offen chirurgische Ausschaltung

Bei der offen chirurgischen oder endovaskulären Ausschaltung von VAA muss der unterschiedlichen Lokalisation und den kollateralen Kompensationsmöglichkeiten Rechnung getragen werden. Wesentliches Ziel ist die Erhaltung der Durchblutung der ischämiesensiblen Erfolgsorgane.

- **Zugangswege.** Am häufigsten ist ein VAA durch eine mediane longitudinale Laparotomie ausreichend explorierbar. Die Übersicht über die vaskulären Strukturen im Retroperitoneum ist hierbei am größten. Bei größeren zentralen Aneurysmen des Truncus coeliacus oder der A. mesenterica superior ist eine links- oder rechtsseitige mediale viszerale Rotation nach Kocher oder Cooley günstig für eine sichere Blutungskontrolle.
Der Oberbauchquerschnitt ist zur Ausschaltung zoeliakaler Aneurysmen geeignet.
Thorakoabdominale Zugänge nach Crawford sind Ausnahmefällen vorbehalten.
- **Aneurysmaligatur.** Die proximale und distale Ligatur mit Entfernung oder Belassung des Aneurysma ist an eine kompensierende Kollateralzirkulation gebunden. Dieses Verfahren kommt bei der A. lienalis, der A. hepatica proximal der A. gastroduodenalis, der A. gastroduodenalis und der zentralen A. mesenterica inferior in Betracht.
- **Kontinuitätsresektion.** Bei elongierten Gefäßverhältnissen gelingt nicht selten die Aneurysmaresektion mit End-zu-End-Anastomose der gesunden Gefäßstümpfe (cave Anastomosenspannung).
- **Interponat/Bypass.** Bei größeren Aneurysmen sollten spannungsfreie Gefäßinterponate in typischer Inlay-Technik eingebracht werden. Falls eine instrumentelle Klemmbarkeit nicht erreicht werden kann, ist eine transaneurysmatische Katheterblockade zu empfehlen. Bei zentralen Aneurysmen sind aorto-distale Bypässe zu implantieren. Obwohl autologes Venenmaterial als Ersatz bevorzugt ist, haben kurzstreckige Kunststoffprothesen gleich gute Ergebnisse (cave Infekt). Zur Verkürzung der intestinalen Ischämiezeit haben sich temporäre Shuntverfahren bewährt.
- **Aneurysmorrhaphie.** Bei kleineren Befunden, die zugleich in Verteilerzonen eingebunden sind, sodass eine Rekonstruktion schwierig wird, kann eine Aneurysmadachresektion mit anschließender Wandraffung die situationsgerechte plastische Methode sein. Spontanthrombosierungen und erneute Ektasien sind selten.
- **Organresektion.** Bei intraorganischen VAA und fehlender Embolisationsmöglichkeit sind Gewebsresektionen (Leberteilresektion, Splenektomie, Pankreasschwanzresektion, Whipplesche Operation, Magen-Darm-Resektion) zu erwägen.

ⓘ Endovaskuläre Ausschaltung wird favorisiert.

Aufgrund des großen Zugangstraumas und der Operationsletalität von ca. 1–3% haben in den letzten Jahren mehr und mehr endovaskuläre Verfahren an Bedeutung gewonnen [1, 7]. Während die interventionellen Embolisationsversuche wegen der peripheren Partikelverschleppung immer noch riskant sind und das Rupturrisiko nicht gänzlich ausschalten [6], gelten an vielen Lokalisationen gecoverte Stents oder Stentgraftprothesen als Therapie der Wahl [15, 16, 21].

ⓘ Notoperation bei rupturierten Viszeralarterienaneurysmen

Bei rupturierten Befunden ist eine Notfalltherapie als lebensrettende Maßnahme erforderlich. Sollte ein endovaskuläres Vorgehen nicht mehr möglich sein, so ist die Notoperation absolut indiziert [9, 13]. Zur Blutstillung sollten die subphrenische Aorta und ggf. das Ligamentum hepatoduodenale ausgeklemmt werden. Ist auch dann die Blutungsursache nicht zu eruieren, so kann eine intraoperative Arteriographie den verdächtigen Gefäßabschnitt aufzeigen. Nach gezielter Umklemmung (cave Ischämiezeit) und Hämatomausräumung ist die gezielte Aneurysmaausschaltung meist möglich. Präparatorische Schwierigkeiten ergeben sich aus der massiven Gewebseinblutung und manchmal aus der lokalen Kollateralzirkulation, die perianeurysmatisch in eine fibrotischverbackene, vulnerable Gewebeplatte eingebettet sein kann [10]. Ist auch die V. mesenterica superior mit in den Prozess einbezogen und nicht erhaltbar, so sollte auch eine venöse Rekonstruktion erfolgen, um eine mesenteriale Venenthrombose zu verhindern.

ⓘ Behandlungskomplikationen sind vor allem ischämischer Natur.

Die Komplikationen der Ausschaltung von VAA sind vor allem von ischämischen Gewebsnekrosen geprägt [11]. So können Symptome sowohl der akuten als auch der chronischen Ischämie an allen Viszeralorganen vorkommen. Eine postoperative intensivmedizinische Überwachung mit klinischen und laborchemischen Kontrollen ist notwendig. Gegebenfalls sollte mit einer Secondlook-Operation nicht gezögert werden.

Spätkomplikationen sind selten. Während der Verschluss einer Rekonstruktion oft asymptomatisch bleibt, stellt eine erneute Aneurysmabildung eine absolute Therapieindikation dar.

Prognose

Ein Patient gilt nach Ausschaltung eines VAA als saniert. Eine dauerhafte Antikoagulation ist nicht erforderlich. Die 5- und 10-Jahres-Erfolgsrate liegt bei über 90%. Bildgebende Kontrollen sind nur bei Aneurysmosen anzuraten.

Literatur

[1] Carroccio A et al., Endovascular treatment of visceral artery aneurysms. Vasc Endovascular Surg (2007), 41, 373–382
[2] Choi CU et al., Role of three-dimensional multidetector computed tomography for a huge superior mesenteric artery aneurysm management. Int J Cardiol (2008), 127, e 12–15
[3] Croner RS et al., Aneurysmen viszeraler Arterien. Dtsch Ärztebl (2006), 103, A 1367–1371
[4] Grotemeyer D et al., Das mykotische Viszeralarterienaneurysma. Chirurg (2004), 75, 533–40
[5] Huang YK et al., Visceral artery aneurysm: risk factor analysis and therapeutic opinion. Eur J Vasc Endovasc Surg (2007), 33, 293–301
[6] Ikeda O eta l., Nonoperative management of unruptured visceral artery aneurysms: treatment by transcatheter coil embolization. J Vasc Surg (2008), 47, 1212–1219
[7] Jimenez JC, Lawrence PF, Reil TD, Endovascular exclusion of superior mesenteric artery pseudoaneurysms: An alternative to open laparotomy in high-risk patients. Vasc Endovascular Surg (2008), 42, 184–186
[8] Kalko Y et al., Visceral artery aneurysms. Heart Surg Forum (2007), 10, E 24–29
[9] Luebke T et al., Combined endovascular-open surgical procedure in a great hepatic artery aneurysm. Ann Vasc Surg (2007), 21, 807–812
[10] Luther B (2001) Intestinale Durchblutungsstörungen. Mesenterialinfarkt, Angina abdominalis, Therapieoptionen, Prognosen, 167–173. Steinkopff, Darmstadt
[11] Popov P et al., Treatment of visceral artery aneurysms: Retrospective study of 35 cases. Vasa (2007), 36, 191–198
[12] Pourhassan S et al., Das Klippel-Trenaunay Syndrom bei gleichzeitigem Vorliegen von Viszeralarterienaneurysmen. Vasa (2007), 36, 124–129
[13] Pulli R et al., Surgical treatment of visceral artery aneurysms: A 25-year experience. J Vasc Surg (2008), 48, 334–342
[14] Raad E et al., Les anevrismes des arteres digestives. A propos d'un cas clinique de localisation anevrismale multiple et revue de la litterature. J Mal Vasc (2007), 32, 216–220

[15] Rossi M et al., Endovascular exclusion of visceral artery aneurysms with stent-grafts: Technique and long-term follow-up. Cardiovasc Intervent Radiol (2008), 31, 36–42
[16] Ruiz-Tovar J et al., Evolution of the therapeutic approach of visceral artery aneurysms. Scand J Surg (2007), 96, 308–313
[17] Sadat U et al., Emergency endovascular repair of ruptured visceral artery aneurysms. World J Emerg Surg (2007), 2, 17
[18] Sadat U et al., Splenic artery aneurysms in pregnancy – a systematic review. Int J Surg (2008), 6, 261–265
[19] Teng W et al., A ruptured pancreaticoduodenal artery aneurysm repaired by combined endovascular and open techniques. Ann Vasc Surg (2006), 20, 792–795
[20] Thierauf A et al., Fatal rupture of an undiagnosed aneurysm of the splenic artery – medico-legal implications. Forensic Sci Int (2007), 171, 33–36
[21] Tulsyan N et al., The endovascular management of visceral artery aneurysms and pseudoaneurysms. J Vasc Surg (2007), 45, 276–283

Verantwortlich für die Erstellung: B. Luther (Krefeld)
Teilnehmer: Prof. K. Balzer (Mülheim), Prof. D. Böckler (Heidelberg), Prof. Th. Bürger (Kassel), Prof. S. Debus (Hamburg), Univ.-Prof. H. H. Eckstein (München), Dr. A. Florek (Dresden), Dr. G. Hennig (Leipzig), Dr. G. Hoffmann (Solingen) Prof. Dr. Th. Hupp (Stuttgart), Prof. H. Imig (Berlin), Prof. W. Lang (Erlangen), Dr. G. H. Langkau (Bocholt), Dr. V. Mickley (Rastatt), Th. Noppeney (Nürnberg).
Erstellungsdatum: Mai 2008
Letzte Überarbeitung: 03. September 2008
Verabschiedung durch den Vorstand der Deutschen Gesellschaft für Gefäßchirurgie:
10. September 2008

Akuter Intestinalarterienverschluss (S2)

Vorbemerkungen

Die akute Ischämie des Intestinums, der „Mesenterialinfarkt", gehört zu den kardiovaskulären Notfällen. Die Letalität beträgt unverändert 60–80 % [1]. Ursächlich sind die schwere Erkennbarkeit und die Rasanz des ischämischen Gewebezerfalls. Weiterhin haben sich Defizite in der Behandlungsorganisation und im therapeutischen Prozedere herausgestellt, von deren Beseitigung die Verlaufsprognose dieser Erkrankung abhängt.

Aus den Ergebnissen zahlreicher internationaler und nationaler Studien zur akuten mesenterialen Ischämie, die bisher sämtlich nicht prospektiv randomisiert sind [3, 9, 10], ergibt sich eine Stratifizierung, die dennoch zu gesicherten Empfehlungen führt.

Symptome

> **Das Krankheitsbild betrifft 1–2% aller Patienten mit akutem Abdomen.**

Angesichts der explodierenden Altersmedizin und der modernen diagnostischen, operativen und intensivmedizinischen Möglichkeiten wird die Inzidenz akuter mesenterialer Ischämien prognostisch ansteigen. So werden bereits jetzt bei über 70-Jährigen abdominale Beschwerden in ca. 10% durch intestinale Minderdurchblutung ausgelöst [6, 12].

Der typische Verlauf des ischämischen Krankheitsbildes ist dreiphasisch (s. Tab. 3):

Tab. 3. Typischer Verlauf des ischämischen Krankheitsbildes

I	Initialstadium	0-6 Stunden	Akuter Bauchschmerz, Schock, Diarrhö
II	Stilles Intervall	7-12 Stunden	Dumpfer Bauchschmerz, Darmparalyse, Verschlechterung des Allgemeinzustandes
III	Endstadium	12-24 Stunden	Ileus, Peritonitis, Sepsis, Multiorganversagen

Die Ausprägung und die klinische Rasanz der akuten intestinalen Ischämie sind abhängig von:
- Typ und Anzahl der okkludierten Mesenterialgefäße
- Genese des Verschlussprozesses
- Ischämiedauer
- Ausmaß der Darmischämie

Nur in der Frühphase (0–12 Stunden) sind akzeptable Behandlungsergebnisse zu erzielen. Deshalb müssen Diagnostik und Therapie des Krankheitsbildes notfallmäßig erfolgen.

🛈 **In 85% der Fälle ist die A. mesenterica superior betroffen.**

Die A. mesenterica superior ist das Hauptversorgungsgefäß des Intestinums. Während die Stromgebiete des Truncus coeliacus und der A. mesenterica inferior phylogenetisch relativ gut vor einer akuten Hauptstammokklusion geschützt sind, sind die A. mesenterica superior und ihr großes Ausstromgebiet wegen der unfixierten Lage der Dünndarmschlingen und der nur zentralen Kollateralisierungsmöglichkeiten funktionell als sensibles Endstromgebiet zu werten [13]. Ein akuter Hauptstammverschluss dieser Arterie führt praktisch immer zum Mesenterialinfarkt.

🛈 **In 34% liegt eine arterielle Thrombose vor, bei 31% findet sich eine arterielle Embolie.**

Aufgrund des demographischen Wandels der mitteleuropäischen Bevölkerungspyramide und der sprunghaft verbesserten medizinischen Versorgung sind embolische Verschlussprozesse rückläufig. Dagegen nehmen akute arterielle Thrombosen (34%) und nicht okklusive Ischämieformen (25%) zu. Die venöse mesenteriale Thrombose hat eine Häufigkeit von 8% und meistens einen prolongierten Verlauf.

🛈 **Die Anamnese ist entscheidend.**

Besonders in der Frühphase der akuten mesenterialen Ischämie sind die Beschwerden uncharakteristisch. Es kommt deshalb für den Erstbehandler darauf an, das Krankheitsbild in die diagnostischen Überlegungen miteinzubeziehen [11]. Anamnestisch müssen kardiovaskuläre Risikofaktoren eruiert werden. Der Verdacht auf eine akute mesenteriale Ischämie bildet die entscheidende prognostische Weiche für den weiteren Krankheitsverlauf.

Diagnostik

🛈 **Die Diagnostik der Wahl ist die CT-Angiographie.**

Da das Zeitfenster zur Behandlung der akuten mesenterialen Ischämie nur wenige Stunden offen ist, sind aufwendige diagnostische Maßnahmen nicht indiziert.

Einleitend sollte eine CT-Angiographie des Abdomens vorgenommen werden, da mit der modernen Bildrekonstruktion neben der erforderlichen Umfelddiagnostik Verschlussprozesse der Mesenterialarterien rasch und umfassend entdeckt werden können. Die Duplexsonographie gilt als Methode der 2. Wahl, da Darmgasartefakte sowie die fehlende Darstellung der Gefäßperipherie und der Kollateralzirkulation einschränkend und zeitverzögernd sind. Bei therapeutischer Intention sollte unter gleichzeitiger Herstellung der Operationsbereitschaft eine transfemorale intraarterielle DSA durchgeführt werden [12]. Diese bietet folgende Vorteile gegenüber anderen bildgebenden Verfahren:
- Genaueste Darstellung aller viszeralen Stromgebiete
- Möglichkeiten zur interventionellen Therapie (Spülperfusion, Lysetherapie, Katheterthrombembolektomie, Stent-PTA)

Für die Auswahl und Anwendung verschiedener therapeutischer Prozeduren sollten folgende Fragen beantwortet werden:
- Liegt ein arterieller oder venöser Mesenterialgefäßverschluss vor?
- Welche intestinalen Hauptarterien sind betroffen?

- Um welche Art Verschlussprozess (Thrombose, Embolie, NOD etc.) handelt es sich?
- Ist die arterielle Okklusion zentral (Hauptstamm) oder peripher (unterhalb wesentlicher kollateraler Zuflüsse) lokalisiert?
- Gibt es intestinale Kollateralbahnen, wenn ja, welche?
- Gibt es Anomalien der Viszeralarterien?

ℹ Die Laborchemie ist unspezifisch, Serum-Laktat hinweisend.

Als Ausdruck des raschen Gewebsuntergangs im Abdomen kommt es zur Entgleisung mehrerer Laborparameter:
- Laktatanstieg im Serum: > 4 mmol/l
- Leukozytose: > 15/nl
- CRP-Anstieg: > 10 mg/l
- Azidose: pH-Wert < 7,2
- Basenexzess: minus 7–8 mmol/l

Die Veränderungen sind allerdings unspezifisch und können nur im Gesamtkontext bewertet werden [5]. Wegen des Zeitdrucks ist die vorläufige Erhebung einer Blutgasanalyse mit Laktatwert hinreichend.

Indikationsstellung und Therapie

ℹ Die Therapie muss notfallmäßig erfolgen.

Die rasche Wiederherstellung der viszeralen Durchblutung hat oberste Priorität vor allen anderen Maßnahmen. Organisatorische und diagnostische Defizite müssen auf ein Mindestmaß beschränkt werden. Im Extremfall ist bei begründetem Verdacht auf einen Mesenterialinfarkt die Probelaparotomie das Mittel der Wahl.

Einhergehend mit der diagnostischen Abklärung der akuten mesenterialen Ischämie sollten bereits basistherapeutische Maßnahmen zur Verbesserung des Allgemeinzustandes ergriffen werden:
- Antikoagulation (5000 IE Heparin als Bolus, 20000 IE/Tag im Perfusor)
- Zentralvenöser Katheter (Flüssigkeitsbilanz)
- Kreislaufstabilisierung (Zielblutdruck 120–140 mmHg)
- Antibiose (gramnegative und grampositive Keime)
- Analgesie

Patienten mit dem Verdacht auf eine akute mesenteriale Ischämie müssen intensivmedizinisch betreut werden.

Nach durchgeführter Angiographie hat sich eine **Pharmakospülperfusion** über den liegen gelassenen transfemoralen Diagnostikkatheter als günstig erwiesen, obwohl vergleichende Studien noch nicht vorliegen. Die Indikation zu dieser Therapie ergibt sich vor allem bei nicht okklusiven Ischämien oder peripheren Verschlusstypen ohne Peritonitis [14, 15]. Auch additiv zu operativen Maßnahmen ist sie günstig, da sie sowohl eine Spontanlyse thrombotischer Formationen befördert als auch die Ischämietoleranz betroffener Organe und Darmabschnitte erhöht. Das Basismedium Ringer-Lösung enthält folgende Zusätze:

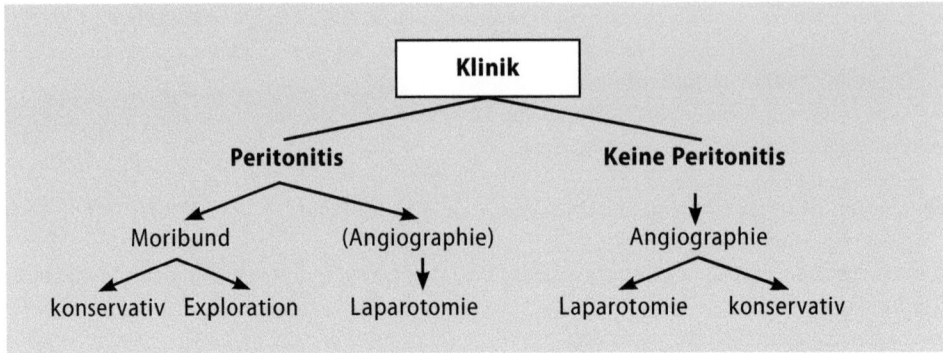

Abb. 2. Chirurgische Indikationsstellung nach klinischen Gesichtspunkten

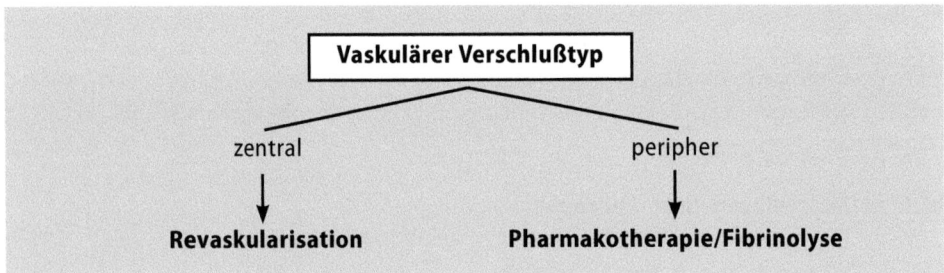

Abb. 3. Chirurgische Indikationsstellung nach vaskulären Gesichtspunkten

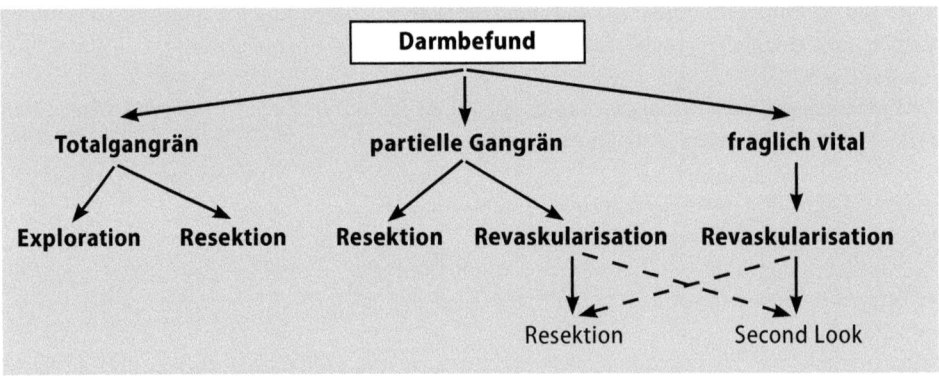

Abb. 4. Chirurgische Indikationsstellung nach enteralen Gesichtspunkten

— PGE1 Alprostadil 20 µg als Bolus, 60–80 µg/Tag im Perfusor (alternativ PGI2 Ipoprostenol 5–6 ng/kg/min)
— Heparin 10000 IE/l Basismedium

Bei alleiniger Therapie sollte der Behandlungserfolg alle 2 Tage angiographisch kontrolliert werden.

ⓘ **Die vaskuläre Rekonstruktion sollte vor der enteralen Operation erfolgen.**

Grundsätzlich ist die chirurgische Indikationsstellung von klinischen, vaskulären und enteralen Gesichtspunkten abzuleiten (s. Abb. 2, 3, 4).

Nach diesen Algorithmen ergeben sich folgende absolute Indikationen zum chirurgischen Vorgehen bei akuter mesenterialer Ischämie:
- Laparotomie bei operationsfähigen Patienten mit peritonitischen Symptomen
- Vaskuläre Rekonstruktion bei zentralen Gefäßverschlüssen
- Primäre Darmresektion bei vereinzelten avitalen Abschnitten

Um die Wiederdurchblutung des Darms sowie das notwendige Resektionsausmaß einschätzen zu können, sollte die vaskuläre Rekonstruktion vor dem enteralen Operationsschritt erfolgen [7, 12]. Neben der transmesenterialen Thrombembolektomie müssen die Rekonstruktionsprinzipien der viszeralen Arterien beherrscht werden.

Die Rekonstruktion von Mesenterialarterien setzt viel Erfahrung und technisches Können voraus. So birgt bereits die Präparation des Truncus coeliacus durch die Bursa omentalis und der aortennahen A. mesenterica superior die Gefahr von Blutungen und Organschäden (Pankreatitis) in sich. Aus diesem Grund ist eine Kooperation von Viszeral- und Gefäßchirurgen dringend anzuraten.

Bei gesunder Gefäßwand ist die Thrombembolektomie der A. mesenterica superior im Mesenterium zu empfehlen. Hierfür ist eine Querarteriotomie meist hinreichend. Degenerative Veränderungen erfordern eine übersichtliche Längsarteriotomie mit abschließender Venenerweiterungspatchplastik. Nach einer lokalen Thrombendarteriektomie muss ein stufenloser distaler Abschluss erreicht werden, um erneute Thrombosen zu verhindern. Ausgedehnte mesenteriale Gefäßrekons-

Tab. 4. Therapieempfehlungen bei akuter mesenterialer Ischämie

Verschluss-prozess	Gefäß	Darm-gangrän	Vaskuläres therapeutisches Vorgehen	Enterale Operation	Second-look-Operation
Embolie zentral	AMS	Nein	Embolektomie mit Spülperfusion	Nein	+
		Fraglich		Kontinuitätsoperation	+
		Ja		Diskontinuitätsoperation	+
	TC	Nein		Nein	□
Embolie peripher	AMS	Nein	Fibrinolyse, Pharmakospülperfusion	Nein	□
		Fraglich		Nein	(+)
		Ja		Kontinuitätsoperation	(+)
	TC	Nein		Nein	□
Thrombose zentral	AMS	Nein	1. Fibrinolyse 2. Thrombektomie 3. Rekonstruktion	Nein	+
		Fraglich		Kontinuitätsoperation	+
		Ja		Diskontinuitätsoperation	+
	TC	Nein		Nein	□
Nichtokklusive Ischämie	AMS	Nein	Pharmakospülperfusion	Nein	□
		Fraglich		Kontinuitätsoperation	+
		Ja		Diskontinuitätsoperation	+
	TC	Nein		Nein	□

truktionen (vgl. chronische intestinale Ischämie) sind zur Beherrschung der akuten Situation selten erforderlich (s. Tab. 4), sollten aber vorgehalten werden [16]. Zu bevorzugen sind bei gangränösen Darmabschnitten autologe Ersatzmaterialien. Kunststoffprothesen werden leicht infiziert, wobei dann die spezielle Situation abermals zur Lebensbedrohung des Patienten führt.

Andere Behandlungsmethoden, wie die Katheterembolektomie durch Aspiration, die medikamentöse Thrombolyse oder endovaskuläre Revaskularisationstechniken haben sich bisher nicht durchsetzen können [4, 17–20], werden aber wegen des relativ großen Zugangstraumas der offenen Chirurgie zunehmend vorgezogen.

> ℹ **Bei langstreckiger Darmgangrän und Peritonitis ist eine Exteriorisierung im Gesunden vorteilhaft.**

Die endgültige Einschätzung der Darmvitalität sollte erst 15–20 min nach Wiederherstellung der mesenterialen Durchblutung erfolgen, da erst jetzt eine hämodynamische Stabilisierung erwartet werden kann. Dieser Vorgang kann durch Reeventration und Erwärmung des Darms mit NaCl-getränkten Tüchern (lokale Vasodilatation) beschleunigt werden. Bedeutsam sind:
- Rotverfärbung der Darmserosa
- Wiedereinsetzende Darmperistaltik
- Pulsatilität der mesenterialen Arkaden

Neben dieser subjektiv geprägten Vitalitätseinschätzung des Darms wurden zahlreiche objektive Messmethoden entwickelt, von denen nur die Doppler-Ultraschallmethode und die Vitalfärbung des Darms mit Fluorescein eine gewisse Bedeutung erlangt haben.

Bei der Resektion gangränöser ischämischer Darmabschnitte bleibt zu berücksichtigen, dass die mukosale Innenschichtnekrose immer weitreichender ist als die augenscheinlich gut durchbluteten Außenschichten (Tunica muscularis, Serosa). Die Resektionsränder sollten deshalb 10–15 cm weiter in den sicher durchbluteten Bereich gelegt werden. Die Unsicherheiten der enteralen Vitalitätsbeurteilung zeigen sich bei Kontinuitätsoperationen durch Anastomoseninsuffizienzen bis zu 60% mit fataler Verschlechterung der Prognose quoad vitam. Günstiger ist die Diskontinuitätsresektion komplett ischämischer Darmabschnitte. Dabei werden die noch ausreichend durchbluteten Darmenden als endständige Enterostomien vor die Bauchdecke gelagert (Exteriorisation). Der Vorteil dieses Vorgehens besteht in der sicheren Sanierung der Bauchhöhle und der endoskopischen Beurteilbarkeit der Darmmukosa. Ein enteraler Kostaufbau ist ebenfalls möglich. Nach Rekonvaleszenz des Patienten kann in einem Zweiteingriff die Kontinuität des Intestinaltrakts wiederhergestellt werden, ohne dass ein ischämisches Risiko besteht.

Bei allen größeren Darmresektionen sollte die residuale Dünndarmlänge vermessen werden, da dies später infolge postischämischer Schrumpfung schlecht möglich ist. Ein vitaler Dünndarm unter 70–100 cm kann mit metabolischen und nutritiven Störungen im Sinne eines Kurzdarmsyndroms verbunden sein.

> ℹ **Eine Second-look-Operation ist in allen fraglichen Situationen, spätestens nach 8–12 Stunden vorzunehmen.**

Die Persistenz eines ischämischen Fokus im Abdomen führt sehr rasch zu einem septischen Krankheitsverlauf. Trotzdem die routinemäßige Second-look-Operation unter den Bedingungen der modernen bildgebenden Diagnostik und intensivmedizinischen Therapie vermeidbar ist, sollte die Indikation zur Reoperation großzügig gestellt werden, wenn

- bewusst fraglich vitale Darmabschnitte zurückgelassen wurden,
- peritonitische Symptome anhalten oder erneut auftreten,
- das Serum-Laktat nicht abfällt oder sogar wieder ansteigt,
- die klinische Rekonvaleszenz ausbleibt,
- ein vaskulärer Rezidivverschluss nachgewiesen wurde.

Da sich innerhalb weniger Stunden der Zustand des Patienten dramatisch verschlechtern kann, sollte eine Second-look-Operation konsequent dringlich durchgeführt werden [7, 8]. Ist der Wiederholungseingriff bereits primär absehbar oder finden mehrere Revisionen statt, so bietet sich die Einnaht eines Reißverschlusses zur Adaptation der Bauchdecken an. Diese Maßnahme dient gleichzeitig der Prävention eines abdominalen Kompartmentsyndroms.

ℹ **Bakterielle Translokation und zytotoxische Reperfusionsprozesse beeinflussen das Operationsergebnis negativ und erfordern eine profunde Intensivtherapie.**

Nach Wiederdurchblutung hypoxisch geschädigter Intestinalorgane setzt eine komplizierte pathophysiologische Kaskade ein, die auch als Reperfusionssyndrom bezeichnet wird [2, 13]. Phasisch folgt einer etwa 20-minütigen Hyperämie die Zellschädigung durch Metabolite, Sauerstoffradikale und Energieverlust sowie eine erneute Ischämie durch noch ungeklärte Vasospasmen. Am stärksten ist diese Reaktion in den Penumbragebieten, d.h. den Organabschnitten, die der Gewebsnekrose anliegen und deren Durchblutung noch erheblich, aber nicht irreversibel in Mitleidenschaft gezogen wurde. Die Folgen sind:
- Organschwellung und Darmwandödem
- Permeabilitätsstörungen der Zellverbände
- Funktionsverlust

Wie in anderen Körperregionen können diese Vorgänge zum Druckanstieg im Abdomen (abdominales Kompartmentsyndrom) führen, sodass Atem- und Nierenfunktion rasch kompromittiert werden. Hier ist eine operative Entlastung der Bauchdecke indiziert. Systemische Wirkungen des Reperfusionssyndroms werden vor allem durch die Permeabilität der Darmwand für pathogene Bakterien und Toxine verursacht und erfordern die intensivmedizinische Behandlung mehrerer Organsysteme (Multiorganversagen). Die Grundprinzipien sind auf die Stabilisierung des Herz-Kreislauf-Systems, die Normalisierung des Wasser- und Elektrolythaushalts, die Antikoagulation mit Heparin, die Antibiose (cave Mykosen, resistente Keime) und den frühzeitigen aber vorsichtigen enteralen Kostaufbau gerichtet.

Nachsorge

ℹ **Die postoperative Kontrolle umfasst Laborchemie und Bildgebung.**

Die entscheidenden laborchemischen Steuerungsparameter nach einer akuten viszeralen Ischämie umfassen neben den Leber- und Pankreasenzymen die Elektrolyte, die Blutgerinnung und das Serum-Laktat. Besonders Letzteres gilt als sensibler Marker für die enterale Rekonvaleszenz. Persistierend hohe oder wieder ansteigende Blutlaktatspiegel erhärten den Verdacht auf eine weiter bestehende kritische Ischämie des Dünn- oder Dickdarmkonvoluts und bedürfen der dringlichen Abklärung.

Zur bildgebenden Kontrolle des Abdomens eignet sich in der postoperativen Akutphase die Computertomographie, bei schlanken Patienten auch die Duplexsonographie. Bei vaskulären Fragestellungen und zum Behandlungsabschluss sollte eine Angiographie die rekonstruierte Gefäßmorphologie klärend dokumentieren. Verbleibende relevante arterielle Verschlussprozesse können elektiv konventionell oder endovaskulär beseitigt werden.

❶ **Die Prognose ist bei 76% der Überlebenden sehr gut.**

Nach erfolgreicher Revaskularisation der Mesenterialarterien bleiben aufgrund der hohen Kompensationsfähigkeit der Leber und der schnellen Regeneration der enterozytären Strukturen in der Regel keine Verdauungsschäden zurück. Mit einer vollständigen Rehabilitation der Verdauungsfunktionen ist nach 4–6 Wochen zu rechnen. Bis dahin können Obstipationen und Diarrhöen auftreten, die außer auf Diätfehler auch auf eine gestörte Autoregulation des vegetativen Nervensystems zurückgeführt werden.

In 18% der Fälle kommt es mittelfristig zu einer erneuten mesenterialen Ischämie. Insbesondere bei arteriellen Thrombosen kann das arteriosklerotische Grundleiden Restenosen und -verschlüsse verursachen, die als Angina abdominalis symptomatisch werden können. Hier drohen erneut akute ischämische Komplikationen, sodass eine subtile Diagnostik und Therapie geraten ist. Residuale Darmpassagestörungen (Strikturen, Stenosen, Ulcera) werden gastroenterologisch behandelt.

Literatur

[1] Berland T, Oldenburg WA, Acute mesenteric ischemia. Curr Gastroenterol Rep (2008), 10, 341–346
[2] De Grote H, Die Schädigung viszeraler Organe durch Ischämie und Reperfusion. Abläufe in pathogenetischen Netzwerken. Zentralbl Chir (2005), 130, 202–212
[3] Eckstein HH, Die akute mesenteriale Ischämie. Resektion oder Rekonstruktion? Chirurg (2003), 74, 419–431
[4] Eickmeyer F, Schwarzmaier HJ, Fiedler VU, Perkutane endovaskuläre Revaskularisation als Ultima ratio bei akutem Verschluss der Arteria mesenterica superior. Röfo (2005), 177, 1310–1311
[5] Gunerhan Y et al., Diagnostic value of plasminogen activity level in acute mesenteric ischemia. World J Gastroenterol (2008), 14, 2540–2543
[6] Hansen KJ et al., Mesenteric artery disease in the eldery. J Vasc Surg (2004), 40, 45–52
[7] Herbert GS, Steele SR, Acute and chronic mesenteric ischemia. Surg Clin North Am (2007), 87, 1115–11134
[8] Knichwitz G, Kruse C, van Aken H, Intestinale Perfusionsstörungen beim Intensivpatienten. Anästhesist (2005), 54, 41–48
[9] Kortmann B, Klar E, Warum wird die mesenteriale Ischämie zu spät erkannt? Zentralbl Chir (2005), 130, 223–226
[10] Kougias P et al., Determinants of mortality and treatment outcome following surgical interventions for acute mesenteric ischemia. J Vasc Surg (2007), 46, 467–474
[11] Lock G, Acute mesenteric ischemia: classification, evaluation and therapy. Acta Gastroenterol Berg (2002), 65, 220–225
[12] Luther B, Akute viszerale Ischämie. Optionale Möglichkeiten und Realität. Gefässchirurgie (2006), 11, 167–172
[13] Luther B (2001) Intestinale Durchblutungsstörungen. Mesenterialinfarkt, Angina abdominalis, Therapieoptionen, Prognosen, 29–103. Steinkopff, Darmstadt
[14] Maruyama Y et al., Nonocclusive mesenteric ischemia after aortic surgery in a hemodialysis patient. Ann Thorac Cardiovasc Surg (2008), 14, 129–132
[15] Mitsuyoshi A et al., Survival in nonocclusive mesenteric ischemia: early diagnosis by multidetector row computed tomography and early treatment with continuous intravenous high-dose prostaglandin E(1). Ann Surg (2007), 246, 229–235
[16] Moyes LH et al., Intraoperative retrograde mesenteric angioplasty for acute occlusive mesenteric ischaemia: a case series. Eur J Vasc Endovasc Surg (2008), 36, 203–206
[17] Ogihara S et al., Superior mesenteric arterial embolism: treatment by trans-catheter thrombo-aspiration. J Gastroenterol (2003), 38, 272–277

[18] Schoots IG et al., Thrombolytic therapy for acute superior mesenteric artery occlusion. J Vasc Interv Radiol (2005), 16, 317–329
[19] Sonesson B et al., Hybrid recanalization of superior mesenteric artery occlusion in acute mesenteric ischemia. J Endovasc Ther (2008), 15, 129–332
[20] Sternbergh WC et al., Endovascular treatment of multiple visceral artery paradoxical emboli with mechanical and pharmacological thrombolysis. J Endovasc Ther (2002), 7, 155–160

Verantwortlich für die Erstellung: B. Luther (Krefeld)
Teilnehmer: Prof. K. Balzer (Mülheim), Prof. D. Böckler (Heidelberg), Prof. Th. Bürger (Kassel), Prof. S. Debus (Hamburg), Univ.-Prof. H. H. Eckstein (München), Dr. A. Florek (Dresden), Dr. G. Hennig (Leipzig), Dr. G. Hoffmann (Solingen) Prof. Dr. Th. Hupp (Stuttgart), Prof. H. Imig (Berlin), Prof. W. Lang (Erlangen), Dr. G. H. Langkau (Bocholt), Dr. V. Mickley (Rastatt), Th. Noppeney (Nürnberg).
Erstellungsdatum: Mai 2008
Letzte Überarbeitung: 03. September 2008
Verabschiedung durch den Vorstand der Deutschen Gesellschaft für Gefäßchirurgie: 10. September 2008

Chronische Verschlussprozesse der Intestinalarterien (S2)

Vorbemerkungen

Mit steigendem Lebensalter und der damit verbundenen kardiovaskulären Morbidität sind auch die Intestinalarterien in den chronischen Verschlussprozess miteinbezogen [8, 23]. Die moderne bildgebende Diagnostik entdeckt immer häufiger Zufallsbefunde, deren Krankheitswert nicht einfach zu beurteilen ist. Dennoch werden zahlreiche Erkrankungen des Abdomens durch chronische Durchblutungsstörungen der Oberbauchorgane sowie des Dünn- und Dickdarms verursacht oder unterhalten. Pathognomonisch und gleichzeitig Warnsymptom ist die Angina abdominalis.

> **ⓘ** Die Inzidenz des Krankheitsbildes betrifft ca. 5% aller Patienten mit unklaren Bauchschmerzen.

Während autoptisch bei etwa 80% der über 60-jährigen Menschen relevante Stenosen der Intestinalarterien aufgedeckt wurden, bestand nur selten eine klinische Symptomatik. Diese Diskrepanz erklärt sich durch die Tatsache, dass erst hochgradige Gefäßstenosen (> 70%) zur wirksamen Minderperfusion der Erfolgsorgane führen [14]. Darüber hinaus verhindert das komplexe Netzwerk der viszeralen Kollateralzirkulation eine frühzeitige hämodynamische Dekompensation, sodass in der Regel mindestens zwei intestinale Hauptarterien betroffen sein müssen, um Beschwerden auszulösen. In über 90% liegt ein Verschlussprozess der A. mesenterica superior vor.

Das Problem der chronischen mesenterialen Ischämie besteht vor allem in seiner Progredienz, welche letztlich zum Versagen der Kollateralzirkulation und zum fatalen Mesenterialinfarkt mit hoher Letalität führt („acute upon chronic visceral ischemia"). Aus diesem Grund gehört die Abklärung der intestinalen Gefäßmorphologie heute zum Repertoire der Diagnostik eines unklaren Abdomens.

> **ⓘ** In 98% liegt eine Arteriosklerose zugrunde.

Die überwiegende Mehrzahl der Betroffenen leidet an einer allgemeinen progredienten Arteriosklerose und den damit verbundenen Komplikationen (Plaqueembolie, arterielle Thrombose, Dissektion). Typisch ist die ostiale Verkalkungsform, bei der ein aortennaher Skleroseblock zur Einstrombehinderung in das ansonsten noch gesunde Stromgebiet führt. Sonderfälle werden durch die Korallenriffsklerose der viszeralen Aorta und die nikotingetriggerte juvenile Arteriosklerose gebildet. Nicht selten sind die Intestinalarterienabgänge auch in aneurysmatische Aortendeformationen einbezogen.

Ostiumferne oder langstreckige Verschlussprozesse sind seltener und weisen auf weitere Stoffwechselerkrankungen (Diabetes mellitus, chronische Niereninsuffizienz, Amyloidose) hin. Sie sind aber gefährlicher, da sie die Entwicklung der mesenterialen Kollateralzirkulation einschränken bzw. verhindern und frühzeitig eine klinische Symptomatik auslösen können. Eine Zwischenform nehmen aortale oder lokale Wanddissektionen (arterieller Hypertonus, fibromuskuläre Dysplasie) ein, da sie plötzlich zu einer Durchblutungsminderung intestinaler Arterien führen.

Anomalien, Dysfunktionen, Entzündungen und externe Gefäßkompressionen bewirken nur in 2% eine chronische mesenteriale Ischämie.

> ℹ **Ausgeprägte Kollateralbahnen können eine klinische Symptomatik verhindern, eine Minderperfusion jedoch nicht.**

Aufgrund ihrer embryonalen Wanderung bleiben die intestinalen Hauptarterien durch präformierte Anastomosen in Verbindung und stellen eine zirkulatorische Einheit dar. Die Entwicklung der präformierten Verbindungen zu kräftigen Kollateralbahnen passt sich der Intensität des chronischen Verschlussprozesses an und nimmt einen längeren, mehrwöchigen Zeitraum in Anspruch. Eine akute mesenteriale Ischämie kann deshalb nicht kompensiert werden. Es kommt zur Längen- und Lumenzunahme der Nebenbahnen, in deren Folge ein bizarres intestinales Gefäßknäuel entstehen kann. Dennoch gibt es hämodynamische und kapazitive Grenzen, sodass der normale Blutfluss in die Erfolgsorgane nicht vollständig kompensiert wird. Dies erklärt einerseits die häufig bestehende Asymptomatik, andererseits die Entstehung chronisch entzündlicher Veränderungen der Oberbauchorgane und des Magen-Darm-Trakts.

Bei der Klassifikation der intestinalen Kollateralzirkulation werden unbedeutende regionale von überregionalen Umgehungswegen unterschieden. Die wesentlichen sind die pankreatiko-duodenalen Arkaden zwischen Truncus coeliacus und A. mesenterica superior und der Arcus Riolani zwischen A. mesenterica superior und inferior. Bei günstiger Ausprägung kann so auch ein Verschluss aller drei intestinalen Hauptarterien ohne klinische Symptomatik überbrückt werden.

Symptome

> ℹ **Die Angina abdominalis führt zum körperlichen Siechtum.**

In Anlehnung an die Klassifikation der Extremitätenischämie (Fontaine) kann die chronische mesenteriale Ischämie in vier Stadien unterteilt werden:
1. Asymptomatik
2. Intermittierende abdominale Beschwerden (Angina abdominalis, rezidivierende Organinsuffizienz)
3. Abdominaler Ruheschmerz
4. Ischämische Organläsion (Infarkt)

Die klassische Symptomentrias besteht aus abdominalem Schmerz, Gewichtsverlust und parumbilikalem Gefäßgeräusch. Initial kommt es zur Inappetenz und Nahrungsmittelunverträglichkeiten. Obstipationen wechseln mit Diarrhöen. Wegweisend sind postprandiale Bauchschmerzen, die ca. 20 min nach Alimentation einsetzen und 3–4 Stunden anhalten. Diese kolikartige Angina abdominalis führt zum Ausweichen auf kleinere und leichter verdauliche Mahlzeiten, wobei schließlich nur noch Flüssignahrung vertragen werden kann. Lindernd wirken manchmal gefäßerweiternde Mittel (Medikamente, Kaffee, Alkohol), wodurch häufig Fehlentwicklungen unterstellt werden. Die Folgen der Erkrankung sind massiver anorektischer Gewichtsverlust und Einschränkung der körperlichen Leistungskraft. Eine berufliche Tätigkeit ist nicht mehr möglich. Unbehandelt tritt ein monate- bis jahrelanges Siechtum ein, wobei neben dem Malassimilationssyndrom therapieresistente chronische Organentzündungen und gastroduodenale Ulzerationen auftreten. Durch die Abwehrschwäche kommt es gehäuft zu pulmonalen und anderen Infektionen. Der Spontanverlauf mündet schließlich im Mesenterialinfarkt.

Diagnostik

> Die CT-Angiographie mit Bildrekonstruktion gilt als Methode der Wahl.

Es gibt bisher keine spezifischen Laborparameter oder enteralen Funktionsteste, die eine chronische mesenteriale Ischämie beweisen oder ausschließen. Ein Verharren bei dieser Basisdiagnostik bedeutet nur Zeitverlust für den Patienten.

Die Diagnostik der chronischen mesenterialen Ischämie ist bildgebend! Während die Sonographie und die Computertomographie mehr der Ausschlussdiagnostik dienen, kommt der Duplexsonographie mehr und mehr Bedeutung zu. Flussgeschwindigkeiten von mehr als 200 cm/s in den poststenotischen Intestinalarterien gelten als pathognomonisch für einen relevanten Verschlussprozess. Die Sensitivität des Verfahrens beträgt 81%, die Spezifität 96%, wobei die verdeckte Lage der Viszeralarterien insbesondere bei noch gut beleibten und nicht nüchternen Patienten einschränkend ist. Obwohl eine gute Screeningmethode, kann eine Behandlungsindikation allein aus der Duplexsonographie nicht abgeleitet werden [2, 15]. Dies gilt auch noch für Magnetresonanzangiographien und.

Die Bildgebung der Wahl sind angiographische 3-D-rekonstruierte Computerschichten. Sowohl frontale und laterale Übersichtsaufnahmen der abdominalen Aorta und ihrer Äste als auch selektive Darstellungen der einzelnen intestinalen Hauptarterien gestatten eine subtile Rekonstruktionsplanung. Bei therapeutischen Erwägungen oder besonderen Fragestellungen ist nach wie vor die Angiographie der Intestinalarterien zu empfehlen, da vaskuläre Varianten und sämtliche Kollateralbahnen mit einer Treffsicherheit von 86–92% aufgedeckt werden.

Indikationsstellung und Therapie

> Behandlungsindikationen ergeben sich nur bei klinischen Beschwerden.

Die Behandlung der chronischen mesenterialen Ischämie erfordert äußerste Vorsicht, da ein Misslingen nicht selten zum endgültigen Untergang des Erfolgsorgans mit relativ hoher Letalität führen kann. Dennoch bleibt angesichts der Progression des Gefäßprozesses und des Infarktrisikos nur wenig Spielraum für eine konservative internistische Therapie.

Bei Asymptomatik, d.h. Zufallsbefund im Stadium I, besteht keine Therapieindikation. Relative Optionen bilden korrekturbedürftige Erkrankungen der Aorta, Operationen an den Nierenarterien (cave Senkung des Erfordernishochdrucks), größere viszeralchirurgische Eingriffe mit Beeinträchtigung der intestinalen Haupt- und Kollateralarterien und rasch progrediente Doppel- oder Dreifachverschlussprozesse der Intestinalarterien mit Infarktbedrohung. Eine Besonderheit stellt die viszerale Debranching-Operation zur endovaskulären Ausschaltung thorakoabdominaler Aortenaneurysmen dar.

Im Stadium II und III besteht eine absolute Behandlungsindikation, um das Leben des Patienten zu retten. Einzige Ausnahme kann die mesenteriale oder aortale Dissektion mit Einbeziehung der A. mesenterica superior sein, da hier der Selbstheilungsprozess oftmals günstig ist.

Das Nekrosestadium IV bezeichnet die akute mesenteriale Ischämie und gilt als Notfall (vgl. Leitlinie Akuter Intestinalarterienverschluss).

> **ⓘ Die offene chirurgische Arterienrekonstruktion gilt noch als die hauptsächliche Behandlungsmethode.**

Die Chirurgie chronischer Verschlussprozesse der Intestinalarterien ist heute standardisiert und sollte eine Letalität unter 3% erreichen [9, 13, 14].

Mittels medianer longitudinaler Laparotomie und supra- bzw. infrakolischer Präparation ist die beste Übersicht über das viszerale Aortensegment zu erreichen. Alle intestinalen Haut- und Nebenarterien sind von hier aus langstreckig gut zu rekonstruieren. In Sonderfällen (transaortale TEA) eignen sich links- oder rechtsseitige thorakoabdominale Zugänge.

Da der Klinik oftmals ein Doppelgefäßverschluss von Truncus coeliacus und A. mesenterica superior zugrunde liegt, sollten in der Regel beide Arterien rekonstruiert werden. Dies bietet größere Sicherheiten für eine gute Früh- und Spätprognose (Spätrezidivrate Angina abdominalis 11%). Unter Abwägung der technischen Schwierigkeiten ist der subdiaphragmale aorto-zoeliakale Venenbypass mit Reimplantation der A. mesenterica superior in die infrarenale Aorta gegenwärtig zu empfehlen (s. Tab 5) [12, 18].

Wegen der potenziellen Infektionsgefahr (bakterielle Translokation) sollte, wann immer möglich, ein autologes Rekonstruktionsverfahren bevorzugt werden. Dabei ist darauf zu achten, dass Interponate wie Bypässe spannungsfrei und knickresistent verlegt werden. Bei längeren Ausklemmzeiten ist eine arterielle Spülperfusion der peripheren Gefäßabschnitte zur Thromboseprophylaxe und Verlängerung der Gewebeischämietoleranz zu empfehlen (vgl. Leitlinie Akuter Intestinalarterienverschluss).

> **ⓘ Endovaskuläre Therapien müssen regelmäßig kontrolliert werden.**

Wegen des großen Zugangstraumas und der ihm eigenen Morbidität finden moderne endovaskuläre Verfahren zunehmend Anwendung [3, 5, 21]. Besondere Indikationen ergeben sich bei inoperablen Patienten mit bedrohlicher mesenterialer Ischämie und zur Korrektur insuffizienter chirurgischer Rekonstruktionen.

Tab. 5. Wesentliche chirurgische Rekonstruktionsmethoden an den Viszeralarterien

Arterie	Operationsmethode	Letalität	Früherfolg	Späterfolg nach 1 Jahr
AMS	Lokale transarterielle TEA[1]	5,7%	75%	22%
	Transaortale TEA[1]	5,3%	94%	86%
	Reimplantation in infrarenale Aorta	3,5%	87%	80%
	Aorto-mesenterialer Bypass	5,1%	79%	75%
	Iliako-mesenterialer Bypass	2,4%	91%	82%
TC	Subdiaphragmaler aorto-zöliakaler Bypass	1,5%	90%	88%
	Spaltung Lig. arcuatum medianum	0%	74%	47%
AMS + TC	Subdiaphragmaler aorto-zöliakaler und mesenterialer Bypass	1,0%	93%	89%
	Infrarenaler aorto-zöliakaler und mesenterialer Bypass	4,0%	85%	79%
	Iliako-zöliakaler und mesenterialer Bypass	3,1%	86%	80%

[1] TEA, Thrombendarterektomie

Da die Restenoserate einer transfemoralen oder transbrachialen PTA der Intestinalarterien bis zu 30% nach 1 Jahr beträgt, sollte das Dilatationsergebnis stentgeschützt werden [4, 11, 19, 20]. Die kumulative primäre Offenheit liegt bei 65%, die sekundäre dagegen bei 99%. Die Morbidität beträgt aber noch über 30%, die Letalität 7,7%, sodass das Verfahren noch keine generelle Alternative zur offen chirurgischen Rekonstruktion ist [6, 17, 22].

Wegen der raschen In-Stent-Stenosen und der Symptomrezidive bei jedem vierten Patienten ist eine engmaschige bildgebende Kontrolle unbedingt erforderlich, um das Risiko eines infarktauslösenden Stentverschlusses zu minimieren [10].

> **Postrekonstruktive Komplikationen werden durch ischämische Organläsionen bestimmt.**

Die wesentliche Komplikation aller Rekonstruktionsversuche an den Intestinalarterien stellt die enterale Ischämie dar. Sowohl periphere Embolisationen, Gefäßdissektionen mit arterieller Thrombose und bakterielle Translokation nach Reperfusion führen zum lebensbedrohlichen Multiorganversagen [16]. Deshalb sind laborchemische und bildgebende Kontrollen auf einer Intensivstation zu fordern.

> **Weitere Komplikationen werden durch Nachblutungen und Infektionen verursacht.**

Bei Spätrezidiven (ca. 10%), sollte eine Behandlung ebenfalls nur im symptomatischen Stadium indiziert werden [1, 7]. Als günstig hat sich dabei ein Verfahrenswechsel offen chirurgisch – endovaskulär erwiesen.

Nachbehandlung und Prognose

Nach der erfolgreichen Wiederherstellung der abdominalen Durchblutung folgt in der Regel eine körperliche Rekonvaleszenz mit raschem Gewichtsaufbau und Erhöhung der Leistungsfähigkeit. Ohne abdominale Schmerzen und Malabsorption können die Patienten ihr früheres normales Leben wieder aufnehmen. Restbeschwerden werden auf funktionelle und organische Folgeschäden des Krankheitsbildes zurückgeführt. Die postoperative Antikoagulation sollte mit Thrombozytenaggregationshemmern durchgeführt werden. Lediglich bei langstreckigen Rekonstruktionen mit Prothesen oder autologen Venen sollte eine Marcumarisierung angestrebt werden. In jährlichen Abständen ist eine Duplexsonographie der rekonstruierten Intestinalarterien zu empfehlen.

Literatur

[1] Abularrage CJ et al., Chronic mesenteric ischemia: treatment of recurrent disease. J Vasc Surg (2005), 42, 1026
[2] Armstrong PA, Visceral duplex scanning: evaluation before and after artery intervention for chronic mesenteric ischemia. Perspect Vasc Surg Endovasc Ther (2007), 19, 386–392
[3] Atkins MD et al., Surgical revascularization versus endovascular therapy for chronic mesenteric ischemia: A comparative experience. J Vasc Surg (2007), 45, 1162–1171
[4] Basche S, Neumeister A, Interventionelle Revaskularisation bei schwerer mesenterialer Ischämie kombiniert mit einer Angioplastie einer Nierenarterie. Vasa (2006), 35, 31–35
[5] Biebl M et al., Surgical and interventional visceral revascularization for the treatment of chronic mesenteric ischemia – when to prefer which? World J Surg (2007), 31, 562–568
[6] Brown DJ et al., Mesenteric stenting for chronic mesenteric ischemia. J Vasc Surg (2005), 42, 268–264
[7] English WP et al., Chronic visceral ischemia: symptom-free survival after open surgical repair. Vasc Endovascular Surg (2004), 38, 493–503
[8] Hansen KJ et al., Mesenteric artery disease in the elderly. J Vasc Surg (2004), 40, 45–52
[9] Kieffer E, Voies d'abord des arteres digestives. Ann Chir (2004), 129, 46–51

[10] Lee RW et al., Long-term outcomes of endoluminal therapy for chronic atherosclerotic occlusive mesenteric disease. Ann Vasc Surg (2008), 22, 541–546
[11] Klepczyk L et al., Superior mesenteric artery stent fracture producing stenosis and recurrent chronic mesenteric ischemia: Case report. Vasc Endovascular Surg (2008), 42, 79–81
[12] Kruger AJ et al., Open surgery for atherosclerotic chronic mesenteric ischemia. J Vasc Surg (2007), 46, 941–945
[13] Leke MA et al., Technical consideration in the management of chronic mesenteric ischemia. Am Surg (2002), 68, 1088–1092
[14] Luther B (2001) Intestinale Durchblutungsstörungen. Mesenterialinfarkt, Angina abdominalis, Therapieoptionen, Prognosen, 105–147. Steinkopff, Darmstadt
[15] Mitchell EL, Moneta GL, Mesenteric duplex scanning. Perspect Vasc Surg Endovasc Ther (2006), 18, 175–183
[16] Moore M et al., Reperfusion hemorrhage following superior mesenteric artery stenting. Cardiovasc Intervent Radiol (2008), 31 (Suppl 2), S 57–61
[17] Piffaretti G et al., Endovascular therapy for chronic mesenteric ischemia. World J Surg (2007), 31, 2416–2421
[18] Randon CD, De Roose JE, Vermassen FE, Antegrade revascularization for chronic mesenteric ischaemia. Acta Chir Belg (2006), 106, 625–629
[19] Sarac TP et al., Endovascular treatment of stenotic and occluded visceral arteries for chronic mesenteric ischemia. J Vasc Surg (2008), 47, 485–491
[20] Sharafuddin MJ et al., Endovascular treatment of celiac and mesenteric arteries stenoses: applications and results. J Vasc Surg (2003), 38, 692–698
[21] Sivamurthy N et al., Endovascular versus open mesenteric revascularization: immediate benefits do not equate with short-term functional outcomes. J Am Coll Surg (2006), 202, 859–867
[22] Soga Y et al., Endovascular treatment of chronic mesenteric ischemia. Circ J (2008), 72, 1198–11200
[23] Wilson DB et al., Clinical course of mesenteric artery stenosis in elderly americans. Arch Intern Med (2006), 166, 2095–2100

Verantwortlich für die Erstellung: B. Luther (Krefeld)
Teilnehmer: Prof. K. Balzer (Mülheim), Prof. D. Böckler (Heidelberg), Prof. Th. Bürger (Kassel), Prof. S. Debus (Hamburg), Univ.-Prof. H. H. Eckstein (München), Dr. A. Florek (Dresden), Dr. G. Hennig (Leipzig), Dr. G. Hoffmann (Solingen) Prof. Dr. Th. Hupp (Stuttgart), Prof. H. Imig (Berlin), Prof. W. Lang (Erlangen), Dr. G. H. Langkau (Bocholt), Dr. V. Mickley (Rastatt), Th. Noppeney (Nürnberg).
Erstellungsdatum: Mai 2008
Letzte Überarbeitung: 03. September 2008
Verabschiedung durch den Vorstand der Deutschen Gesellschaft für Gefäßchirurgie:
10. September 2008

Erkrankungen der Nierenarterien (S2)

Diese Leitlinie aktualisiert eine vorbestehende Version [44].

Vorbemerkung

Nierenarterien(NA-)erkrankungen können eine sehr unterschiedliche Ätiopathogenese haben. Nachfolgend sind die verschiedenen Pathologien an der Nierenarterie in der Reihenfolge ihrer Häufigkeit aufgelistet:
1. Arteriosklerotische Nierenarterienstenose
2. Fibromuskuläre Dysplasie der Nierenarterie (FMD)
3. Nierenarterienaneurysma
4. Entzündliche oder andere seltene Nierenarterienerkrankungen (wie z.B. Medianekrose M. Erdheim-Gsell, Takayasu-Arteriitis, renale arteriovenöse Malformationen, strahlenbedingte NA-Fibrose/-Stenose, NA-Dissektion)

Klinisch manifest werden diese NA-Erkrankungen entweder durch eine renovaskuläre Hypertonie oder durch eine Nierenfunktionsstörung (ischämische Nephropathie). Die Symptomatik kann allein oder in Kombination auftreten, eine klinisch stumme Erscheinungsform ist jedoch auch möglich. Die Diagnose ist dann meist ein Zufallsbefund. Die arteriosklerotisch bedingte NA-Stenose ist die häufigste Ursache der renovaskulären Hypertonie und der ischämischen Nephropathie. Sie ist ein typischer Befund im Rahmen einer generalisierten progressiven systemischen Arteriosklerose, oft simultan auftretend mit einer koronaren Herzkrankheit, einer zerebrovaskulären Stenose und einer peripheren arteriellen Verschlusskrankheit.

Da außer der arteriosklerotisch bedingten NA-Stenose die anderen NA-Pathologien absolut seltene Erkrankungen an den Nierenarterien darstellen, wird sich die Leitlinie im Folgenden überwiegend auf die **arteriosklerotische NA-Stenose** beschränken.

Diese Leitlinie soll dazu beitragen, Klarheit nach den Kriterien der evidenzbasierten Medizin in die chirurgische Therapie der NA-Stenose im Vergleich zu den anderen Therapiemethoden (NA-Ballondilatation/-Stent) oder im Vergleich zur konservativen Therapie („best medical treatment") zu bringen.

Im Sinne der evidenzbasierten Medizin werden die analysierten Studien bzw. wissenschaftlichen Publikationen über die Behandlung der arteriosklerotisch bedingten NA-Stenose nach ihrer Aussagefähigkeit gewertet und klassifiziert. Die höchste Aussagekraft haben akzeptierte Meta-Analysen großer randomisierter kontrollierter Studien bzw. Studien, die der „Evidence"-Klasse Stadium I–II entsprechen. Dementsprechend sind Studien dieser Klassifizierung als am besten wissenschaftlich begründet anzusehen. Mit dem Absinken der Evidence-Klassen nimmt auch die wissenschaftliche Begründbarkeit einer ausgesprochenen Empfehlung ab. Die für die klinische Praxis bedeutsamen Therapieempfehlungen wurden auf dieser Basis analysiert und gewichtet. Daraus ergibt sich eine Bewertung nach den Empfehlungsgraden (Evidenzgrad [EG] von A–C) und eine Klassifizierung in die Evidenzklassen I–IV (s. Tab. 6).

Tab. 6. Bewertungskriterien der publizierten Literatur gemäß ihrer wissenschaftlichen Aussagekraft nach Evidenzklassen und Gewichtung (Empfehlungsgrade) nach Ollenschlaeger et al. [6]

Grad der Empfehlung (EG)	Evidenzklasse	
A	Ia	Evidenz aufgrund von Meta-Analysen von randomisierten, kontrollierten Studien
	Ib	Evidenz aufgrund von mindestens einer randomisierten, kontrollierten Studie
	IIa	Evidenz aufgrund mindestens einer gut angelegten, kontrollierten Studie ohne Randomisierung
B	IIb	Evidenz aufgrund mindestens einer gut angelegten, quasiexperimentellen Studie
	III	Evidenz aufgrund gut angelegter, nicht experimenteller, deskriptiver Studien, wie z.B. Vergleichsstudien, Korrelationsstudien und Fall-Kontroll-Studien
C	IV	Evidenz aufgrund von Berichten der Expertenausschüsse oder Expertenmeinungen und/oder klinischer Erfahrung anerkannter Autoritäten

Definition

Als hämodynamisch wirksame NA-Stenose wird eine Lumeneinengung der Arterie von > 70% angesehen. Die definitiven Kriterien für eine renovaskuläre Hypertonie liegen eigentlich erst dann vor, wenn es nach einer Therapie an der NA-Stenose, gleich ob PTA, Stentimplantation oder chirurgische Revaskularisation, zu einem Blutdruckabfall gekommen ist. Die Atherosklerose der Nierenarterie, die in der Regel das Ostium, das proximale Drittel der Nierenarterie sowie die perirenale Aorta miteinbezieht, macht ca. 90% der Ätiopathogenese von NA-Läsionen aus. Die arteriosklerotische NA-Stenose tritt gehäuft bei älteren Menschen auf, besonders in Anwesenheit der Risikofaktoren wie Diabetes mellitus, Hyperlipidämie und Hypertonie sowie bei aorto-iliakaler arterieller Verschlusskrankheit und bei koronarer Herzgefäßerkrankung. Die arteriosklerotische Nierenarterienläsion ist eine progressive Erkrankung, die entweder allein ohne Symptome oder in Kombination mit einem Hypertonus oder mit einer ischämisch bedingten Niereninsuffizienz auftreten kann [1, 2]. Bei der renovaskulären Hypertonie, einem sekundären Hypertonus bedingt durch eine NA-Stenose, geht man von einer Inzidenz von 1–3% aller Hypertoniker aus. Obwohl die Prävalenz einer arteriosklerotischen NA-Stenose nur schlecht belegt und definiert ist, geht man von 30% bei Patienten mit einer koronarer Herzkrankheit (KHK) und sogar von 50% bei älteren Patienten (≥ 75 Jahre) mit einer nachgewiesenen arteriellen Verschlusskrankheit (AVK) aus [3, 4].

Bedeutung und Klinik der Nierenarterienstenose

Renovaskuläre Hypertonie/sekundärer Hypertonus

Eine NA-Stenose kann eine renovaskuläre Hypertonie nach dem Prinzip eines Goldblatt-Mechanismus verursachen. Eine durch die NA-Stenose bedingte Abnahme des Perfusionsdruckes in der Niere aktiviert das Renin-Angiotensin-System (Renin-/Angiotensin-Ausschüttung).

Eine nachgewiesene NA-Stenose bedingt jedoch nicht zwangsläufig eine Hypertonie oder beweist nicht automatisch die renovaskuläre Genese des Hochdrucks (s. andere Formen der Hypertonie).

Aufgrund der hohen Anzahl von Menschen mit Hypertonus (ca. 15–20 Mio. in Deutschland), aber einer nur relativ geringen Inzidenz einer renovaskulären Hypertonie (1–3%) müssen schon aus ökonomischen Gründen für die weiterführende Diagnostik zum Nachweis einer NA-Stenose Selektionskriterien angewandt werden [1, 2, 18, 40] (s. Abschnitt zu Diagnostik).

Renovaskuläre Insuffizienz

Die ischämische Nephropathie wird verursacht durch eine Minderdurchblutung der Niere mit konsekutiver exkretorischer Dysfunktion (Kreatininanstieg, Absinken der glomulären Filtrationsrate). Die Drosselung der Blutzufuhr erfolgt durch mikro- oder makrovaskuläre Stenosen an den intra- und/oder extraparenchymatösen Nierenarterien. Die Beseitigung einer NA-Stenose an den Haupt- u. Segmentarterien kann die exkretorische Dysfunktion eindämmen oder deutlich verbessern, sogar in Einzelfällen bei fortgeschrittener Niereninsuffizienz eine Dialysepflichtigkeit abwenden. Bei 15–25% aller Dialysepatienten liegt als Ursache eine makrovaskuläre Pathologie (NA-Verschluss) vor [26].

Diagnostik

Klinische Diagnostik

Bluthochdruck, verifiziert durch Gelegenheitsmessung durch den Arzt oder durch Blutdruckselbstmessung durch den Patienten (s. AWMF-Leitlinie für die Prävention, Erkennung, Diagnostik und Therapie der arteriellen Hypertonie der Deutschen Liga zur Bekämpfung des hohen Blutdruckes e.V., Nr. 046/001). Vor einer potenziellen endovaskulären oder chirurgischen Therapie einer Nierenarterienstenose muss die Schwere und Dauer sowie die Ursache des Hochdruckes internistisch abgeklärt sein. Zusätzlich müssen prognostisch relevante Begleiterkrankungen oder kardiovaskuläre Risikofaktoren abgeklärt werden. Hinweise auf eine sekundäre Hypertonie sind häufig unspezifisch. Entsprechend der Deutschen Hochdruckliga sollen nachfolgende Beobachtungen Anlass zu einer intensiven Suche nach einer sekundären Hochdruckursache sein:
- Hinweise aus der Basisdiagnostik
- Schwere, insbesondere maligne Hypertonie
- Therapieresistenz (unzureichende Einstellung mit ≥ 2 Antihypertensiva)
- Dauerhafter Anstieg des Blutdrucks nach längerer Zeit guter Einstellung
- Plötzlich auftretender Hochdruck
- Ungewöhnliches Manifestationsalter (Alter < 30 oder > 60 Jahre)

Eine Abschätzung der Wahrscheinlichkeit einer arteriosklerotisch bedingten NA-Stenose ermöglicht der DRASTIC-Score [36, 37]). Untersuchungen zur Praediktion eines Therapieerfolges ergänzen das Spektrum der praetherapeutischen Diagnostik [27, 35].

Bildgebende Verfahren

- Farbduplexsonographie
- MR-Angiographie/CT-Angiographie
- Nieren-Szintigraphie
- Selektive Nierenarterien-Angiographie/-DAS

Das Diagnostic Imaging bei Verdacht auf renovaskuläre Hypertonie hängt überwiegend von der Nierenfunktion ab:

- Bei Patienten mit starkem Verdacht auf eine renovaskuläre Erkrankung mit **normaler Nierenfunktion**:
    - kontrastangereicherte MR- oder CT- Angiographie
    - farbkodierte Duplexsonographie oder Captopril-Szintigraphie
- Bei Patienten mit starkem Verdacht auf eine renovaskuläre Erkrankung mit **eingeschränkter Nierenfunktion**:
    - kontrastangereicherte MR-Angiographie (cave: nephrogene systemische Fibrose/NSF)
    - farbkodierte Duplexsonographie

(Siehe dazu AWMF-Leitlinie der Deutschen Röntgengesellschaft, 1.1 Perkutane transluminale Angioplastie [PTA] – Nierenarterien [PTRA], und Guideline American College of Radiology, Renovascular hypertension; www.guideline.gov.)

Operative Therapie

Das ursprüngliche Ziel der chirurgischen Revaskularisation an der Nierenarterie (NA) war die Therapie bzw. die Aufhebung einer NA-Stenose zur Beseitigung der renovaskulären Hypertonie. Die unilaterale aorto-renale Bypassanlage war dafür die am häufigsten angewandte Revaskularisationsmethode [22, 31]. Nach Einführung der endovaskulären Therapieverfahren (PTA und Stent) Ende der 1970er, Anfang der 1980er Jahre hat sich das Indikationsspektrum zur chirurgischen NA-Revaskularisation deutlich verschoben. Die Therapie einer NA-Stenose bei vermuteter renovaskulären Hypertonie ist heute die „klassische" Indikation für ein endovaskuläres Therapieverfahren (PTA oder Stent). Der chirurgischen Therapie werden fast nur noch komplexe und langstreckige Stenosen zugeführt, die für ein endovaskuläres Therapieverfahren nicht geeignet oder unmöglich sind und einer aufwendigen, nicht selten Ex-situ-Rekonstruktion bedürfen. Übrig bleiben die simultanen Rekonstruktionen bei NA-Stenose und revaskularisationspflichtigen aortoiliakalen Pathologien, die Notfalloperationen bei Komplikationen nach NA-PTA/-Stent sowie die anderen, primär nicht arteriosklerotischen Befunde an den Nierenarterien, wie z.B. NA-Aneurysmen, entzündliche und besondere NA-Erkrankungen (z.B. Morbus Erdheim-Gsell, Takayasu-Arteriitis). Der überwiegende Indikationsgrund zur chirurgischen NA-Revaskularisation ist heute der Organerhalt, also die Therapie zur Verbesserung oder Aufhaltung einer fortschreitenden renovaskulären Insuffizienz bei makro- und mikrovaskulären NA-Veränderungen. Somit hat sich das chirurgische Krankengut, welches einer NA-Revaskularisation zugeführt wird, deutlich hin zu den Hochrisikopatienten bezüglich erhöhter Begleitmorbidität und Mortalität verschoben [26, 29]. Aus dieser Tatsache heraus haben sich in manchen Zentren auch extraanatomische Verfahren (spleno- oder hepatorenaler Bypass/Transposition) ohne erforderliche Aortenklemmung – und somit mit reduzierter Begleitmorbidität – etabliert [30, 32, 34].

Revaskularisationsmethoden

Das OP-Verfahren muss sich in erster Linie an den pathologischen und anatomischen Begebenheiten der erkrankten Nierenarterie sowie den eventuellen Begleiterkrankungen an der Aorta orientieren. Daher kommen prinzipiell alle Rekonstruktionsverfahren infrage. Für keines der einzelnen OP-Verfahren gibt es evidenzbasierte Daten aus vergleichenden Studien, da die meisten Publikationen darüber aus dem Zeitraum 1970–1990 stammen. Es liegen überwiegend retrospektive und nur wenige prospektive Kohortenstudien vor, aber immer mit sehr unterschiedlichem Krankengut und unterschiedlichen Begleiterkrankungen. Auffallend ist, dass in den Publikationen zum Teil über sehr lange und aussagekräftige Nachbeobachtungszeiträume berichtet wird [42].

Tab. 7. Revaskularisationsverfahren an der Nierenarterie

Revaskularisationsverfahren	Anmerkung
Kunststoffbypass	Bei simultanen renalen und aorto-iliakalen Rekonstruktionen, zumeist ältere Patienten
Venenbypass	Bei komplexen, bis in die Peripherie reichenden NA-Rekonstruktionen, zumeist jüngere Patienten
Arterienbypass	Alternative zum Venen- oder Kunststoff-BP, Vorteil: meist keine Aortenklemmung erforderlich, oft als extraanatomische Rekonstruktion (z.B. splenorenaler Bypass/Transposition)
„Brücken"-Bypass	Früher häufiger, Nachteil: immer komplette Aortenklemmung für simultane beidseitige Rekonstruktion erforderlich, dabei immer beide Nieren „at risk"
transaortale/ostiale NA-TEA	Möglich bei simultaner Aortenchirurgie, potenzielle Unsicherheit an der distalen Intimastufe
NA-Reimplantation	Bei isolierter periostialer NA-Läsion mit Überlänge der NA gut geeignet, Neoostium an der Aorta meist erforderlich
NA-Teilresektion mit EE-Anastomose oder Patchplastik	Bei isolierter postostialer NA-Läsion selten möglich, dann relativ einfach, meist keine Aortenklemmung erforderlich, häufig bei traumatischer oder iatrogener Verletzung

Die Revaskularisationsverfahren an der Nierenarterie sind in der nachfolgenden Übersicht aufgelistet (s. Tab. 7):

Ergebnisse der NA-Chirurgie

Bei den Angaben zur perioperativen Letalität lässt sich aus allen vorliegenden Publikationen eine deutliche Korrelation zum berichteten Untersuchungszeitraum ableiten. Mit zunehmender Verbesserung und Standardisierung des perioperativen und chirurgischen Managements seit 1990 ist ein Rückgang der Letalität – sowohl bei der alleinigen NA-Revaskularisation als auch bei den simultanen renalen und aorto-iliakalen Rekonstruktionen – zu verzeichnen, die somit der Letalität eines Aorteneingriffes entspricht (3–5%). Dies bedeutet aber trotz aller technischen Fortschritte eine höhere Letalität als bei endovaskulärer Therapie, was auch zu einer deutlichen Abnahme der Operationszahlen bei den therapiebedürftigen NA-Stenosen seit 1990 geführt hat. Die zwei einzigen randomisierten Studien über interventionelle Therapie (PTA/Stent [37]) und chirurgische Revaskularisation [8]) versus konservative Therapie (sog. Best medical treatment) zeigen im Langzeitverlauf keine signifikanten Unterschiede, sodass der perioperativen Morbidität und Letalität noch eine ganz andere Bedeutung zukommt.

Die **technische Erfolgsrate** im chirurgischen Krankengut wird trotz der Tatsache, dass die NA-Chirurgie technisch und vom perioperativem Management anspruchsvoll ist, allgemein mit über 90% angegeben. Allerdings findet die NA-Chirurgie zumeist in speziell eingerichteten „High-volume"-Zentren statt.

Die Bewertung der chirurgischen Therapie an dem Behandlungsziel Hypertonienormalisierung oder -verbesserung muss sehr differenziert betrachtet werden, da in aller Regel eine prätherapeutische Differenzierung in Patienten mit alleiniger renovaskulärer **Hypertonie** (sog. Goldblatt-Hypertonie) oder mit einer Kombination aus renovaskulärem und essenziellem Hypertonus nicht möglich ist. Gelingt dies, kann bei selektioniertem Krankengut eine Hypertonieheilung von bis zu 87% erreicht werden [27, 35]. Im Allgemeinen ist aber eine Hypertonieheilung selten zu beobach-

Tab. 8. Zusammenfassung der Studienergebnisse (%-Angaben) für die einzelnen Zielkriterien der chirurgischen NA-Revaskularisation

1. Perioperativen Letalität	
Alleinige NA-Revaskularisation	1,0–6,1%[1]
Simultane renale und aorto-iliakale Rekonstruktion	2,8–12,0%[1]
2. Nierenfunktionsverbesserung	
Bei NA-Stenosen	20–83%
Bei NA-Verschluss	21–52% (Let.: 3–14%)
3. Bypass-/Revaskularisations-Offenheitsrate	
Frühergebnis	90–98,6%
Spätergebnis (5 Jahre)	82–94%
4. Überlebensrate	
Überlebensrate (5 Jahre)	64–90%[2]
Bei NA-Verschluss mit erfolgreicher OP	5 Jahre ÜL: 90%
Bei NA-Verschluss mit OP ohne Erfolg	5 Jahre ÜL: 53%

[1] Hinweis: Die hohen Prozentangaben stammen meist noch aus Publikationen der 1980er Jahre!
[2] Hinweis: starke Korrelation der ÜL-Rate vom Stadium der Niereninsuffizienz

ten, häufig kommt es nach Revaskularisation nur zu einer verbesserten medikamentösen Blutdruckeinstellung.

Das Behandlungsziel – Normalisierung oder Verbesserung einer **renovaskulären Insuffizienz** durch eine offene NA-Revaskularisation – wird weitaus häufiger angegeben [17, 22, 26, 28]. Die Abwendung einer Dialysepflichtigkeit, ja sogar der erfolgreiche Nierenerhalt bei bereits eingetretenem NA-Verschluss ist durch die offene Revaskularisation möglich. In der Literatur wird eine Heilung/Verbesserung einer renovaskulären Insuffizienz nach chirurgischer Revaskularisation bis zu 83% angegeben. Als Indikationskriterium zur Revaskularisation steht hier der Organerhalt ganz im Vordergrund. Die prärenal bedingte Niereninsuffizienz stellt unter Abwägung der perioperativen Morbidität nach Analyse der Literaturangaben eine klare Indikation zur invasiven Therapie dar [13, 22, 26, 28, 31, 32].

Bei der Berechnung der perioperativen Mortalität bei Patienten mit Niereninsuffizienz und geplanter Aorten-/Nierenarterienchirurgie gilt als Faustregel für diese Patienten: 2- bis 3-fach höheres Risiko einer perioperativen Letalität oder eines Nierenversagens pro 1 mg/dl Kreatininerhöhung.

Im Folgenden die Zusammenfassung der Ergebnisse (%-Angaben) aus der Literatur für die einzelnen Zielkriterien der chirurgischen NA-Revaskularisation:

Analyse und Bewertung der Publikationen über chirurgische NA-Rekonstruktionen nach „Evidence-based"-Kriterien

Die Bewertung der publizierten Literatur über die chirurgische Therapie von arteriosklerotischen Nierenarterienläsionen in Bezug auf ihre wissenschaftliche Aussagekraft und aufgeteilt nach ihren Evidenzklassen erfolgt in Anlehnung an Ollenschlaeger et al. [6] (s. Tab. 9):

Erkrankungen der Nierenarterien

Tab. 9. Literaturübersicht zur chirurgischen Therapie von arteriosklerotisch bedingten Nierenarterienstenosen, eingeteilt nach „evidence-based"-Kriterien mit Empfehlungsgrad (EG) und Evidenzklassen (I–IV). Die Literatur zur Evidenzklasse IV wurde aus Übersichtsgründen nicht aufgelistet.

Grad der Empfehlung (EG)	Evidenz-klasse	Autoren/Publikationsdatum	Journal
A	Ia	Balk et al. 2006 [1] Safian, Textor 2001 [2]	Ann Int Med N Engl J Med
	Ib	Uzzo et al. 2002 [8] Weibull et al. 1993 [9]	Transplant Proc J Vasc Surg
B	IIa	Pillay et al. 2002 [10] Johannson et al. 1999 [23]	Br J Surg J Hypertens
	IIb	Alhadad et al. 2004 [11] Xue et al. 1998, 1999 [12] Oskin et al. 1999 [13] Acher et al. 1996 [14] Gosse et al. 1988 [15]	Eur J Vasc Endovasc Surg J Vasc Interv Radiol / Radiology J Vasc Surg Cardiovasc Surg Arch Mal Coeur Vaiss

Nachsorge

Alle Patienten müssen im Langzeitverlauf jährlich nachuntersucht werden, da bei frühzeitiger Erfassung einer Funktionsstörung die Möglichkeit einer Reintervention besteht.

Die Nachsorge soll zunächst klinisch und laborchemisch erfolgen (Blutdruckkontrollen, Verlauf der Retentionswerte im Serum (Kreatinin, Harnstoff). Die farbkodierte Duplexsonographie bietet sich als nicht invasive diagnostische Methode an, um die Offenheit und Funktionalität der NA-Rekonstruktion zu überprüfen. Nur bei technischer Unmöglichkeit bzw. bei Verdacht auf eine Restenose/Minderperfusion der betroffenen Niere ist eine weiterführende Diagnostik indiziert (MR-/CT-Angiographie oder DSA in Interventionsbereitschaft bei begründetem Verdacht) [1, 2, 26].

Bei nicht vorhandener Kontraindikation sollten alle Patienten nach einer NA-Revaskularisation mit Thrombozytenaggregationshemmern (z.B. ASS 100 mg) nachbehandelt werden.

Bewertung

Die Datenlage über die Ergebnisse der chirurgischen Revaskularisationsverfahren ist vielfältig, sehr unterschiedlich und zum Teil auch sehr alt. Die Daten stammen überwiegend aus dem Zeitraum zwischen 1970 und 1990 und beantworten sehr unterschiedliche, zum Teil aber auch nicht vergleichbare Fragestellungen, was eine zusammenfassende und wertende Analyse der Ergebnisse und Aussagen schwierig macht. Da die Daten meist aus retrospektiven Untersuchungen oder aus Kohortenstudien von einzelnen Zentren stammen, ist der Evidenzgrad nach Evidence-based-medicine-Kriterien nicht hoch.

Im Prinzip gibt es nur zwei Publikationen als Meta-Analysen, die man der Evidenzklasse Ia zuordnen kann [1, 2]. Prospektiv randomisierte vergleichende Studien, entsprechend der Evidenzklasse Ib, gibt es bis zum jetzigen Zeitpunkt ebenfalls nur zwei [8, 9]! Eine der beiden Studie vergleicht zwischen chirurgischer Revaskularisation und Best medical treatment [8]. Dabei findet sich nach einem mittleren „follow-up" von 74 Monaten kein statistisch signifikanter Unterschied im Überleben, im dialysefreien Überleben oder im Blutdruckverhalten. Lediglich Patienten mit einer deutlichen prätherapeutischen Niereninsuffizienz überleben nach chirurgischer Revaskularisation länger und zeigen auch eine bessere Blutdruckeinstellung als die Patienten mit alleiniger medikamentöser Therapie. Die andere Studie vergleicht zwischen chirurgischer Revaskularisation und endovaskulärer Therapie [8]. Hier ist anzumerken, dass in dieser Studie im endovaskulären Arm nur die PTA (kein Stent) durchgeführt wurde. Die primäre Offenheitsrate nach 24 Monaten war im chirurgischen Arm der Studie signifikant besser, aber die sekundäre Offenheitsrate zeigte schon keinen signifikanten Unterschied mehr. In Bezug auf Hypertonie- oder Nierenfunktionsverbesserung lag im Vergleich der zwei Methoden kein Unterschied vor. Diese zwei Studien haben aber wegen der geringen Patientenanzahl auch nur eine begrenzte Aussagekraft. Die Evidenzwertung der Aussagen/Ergebnisse aus den restlichen Publikationen ist überwiegend der Evidenzklasse III zuzuordnen (s. Tab. 9).

Bemerkenswert dabei ist, dass es – nach Etablierung der chirurgischen Therapie zwischen 1980 und 1990 zum einen und Etablierung der endovaskulären Therapieverfahren ab 1990 zum anderen – nach Infragestellung der Effektivität der invasiven Therapieformen für die Zielkriterien **Reduktion des Hypertonus** und **Verbesserung der Niereninsuffizienz** unter Herausstellung der guten Ergebnisse mit der alleinigen konservativen Therapie, dem sog. Best medical treatment [37], bis heute keine einzige prospektive randomisierte dreiarmige Studie gibt, die die drei Therapieverfahren chirurgische vs. endovaskuläre vs. medikamentöse Therapie vergleicht!

Nach Evidence-based-Kriterien besteht bei Patienten mit einer renovaskulären Insuffizienz bis heute kein Konsens, welcher Patient einer Revaskularisation zugeführt werden sollte. Ebenfalls besteht keinerlei Konsens, welche Therapieform – offen chirurgisch, endovaskulär oder Best medical treatment – für den Patienten die beste ist. Allerdings besteht eine gewisse Evidenz, dass es für den Patienten in Bezug auf den Therapieerfolg besser ist, rechtzeitig zu therapieren, bevor die Kreatininwerte zu hoch angestiegen sind.

Die Nierenarterienchirugie ist aufgrund des sehr invasiven Eingriffes mit Laparotomie, Aorten- und Nierenarterienfreilegung und zum Teil aufwendigen Rekonstruktionen mit einem Negativ-Image bezüglich einer zu hohen perioperativen Letalität und Morbidität behaftet, auch wenn in vielen Publikationen die Effizienz und besonders die guten Langzeitergebnisse belegt wurden. In Bezug auf vergleichende Therapieverfahren fehlen große randomisierte Studien; eine Evidence-based-Aussage, welches Therapieverfahren besser ist, ist nicht möglich. Die Überlegenheit eines speziellen Therapieverfahrens konnte bis zum jetzigen Zeitpunkt nicht belegt werden.

Literatur

[1] Balk E et al., Effectiveness of management strategies for renal artery stenosis: a systematic review. Ann Intern Med (2006), 145, 901–912
[2] Safian RD, Textor SC, Renal-artery stenosis. N Engl J Med (2001), 344, 431–442
[3] Harding MB et al, Renal artery stenosis: prevalence and associated risk factors in patients undergoing routine cardiac catheterization. J Am Soc Nephrol (1992), 2, 1608–1616
[4] Hansen KJ et al., Prevalence of renovascular disease in the elderly: A population-based study. J Vasc Surg (2002), 36, 443–451
[5] Missouris CG et al., Renal artery stenosis: a common and important problem in patients with peripheral vascular disease. Am J Med (1994), 96, 10–14
[6] Ollenschlaeger G et al., Leitlinien und evidence-based Medicine in Deutschland. Münchner Med Wschr (1998), 140, 30–33
[7] Tobe SW et al., Renal athersoscleortic revascularisation evaluation (RAVE study): study protocol of a randomized trial. BMC Nephrol (2007), 8, 4
[8] Uzzo RG et al., Medical versus surgical management of atherosclerotic renal artery stenosis. Transplant Proc (2002), 34 (2), 723–725
[9] Weibull H et al., Percutaneos transluminal renal angioplasty versus surgical reconstruction of atherosclerotic renal artery stenosis: A prospective randomized study. J Vasc Surg (1993), 18, 841–852

[10] Pillay WR et al., Prospective multicentre study of the natural history of atherosclerotic renal artery stenosis in patients with peripheral vascular disease. Br J Surg (2002), 98 (6), 737–740
[11] Alhadad A et al., Percutaneous Transluminal Renal Angioplasty (PTRA) and Surgical Revascularisation in Renovascular Disease – A Retrospective Comparison of Results, Complications, and Morality. Eur J Vasc Endovasc Surg (2004), 27, 151–156
[12] Xue F et al., Outcome and cost comparison of percutaneous transluminal renal angioplasty, renal arterial stent placement, and renal arterial bypass grafting. Radiology (1999), 212 (2), 378–384
[13] Oskin TC et al., Chronic renal artery occlusion: Nephrectomy versus revascularisation. J Vasc Surg (1999), 29, 140–49
[14] Acher CW et al., Late renal function in patients undergoing renal revascularization for control of hypertension and/or renal preservation. Cardiovasc Surg (1996), 4 (5), 602–606
[15] Gosse P et al., Treatment of renovascular arterial hypertension: angioplasty versus surgery. Arch Mal Coeur Vaiss (1988), 81, 213–216
[16] Lacombe M, Ricco JB, Surgical revascularisation of renal artery after complicated or failed percutaneous transluminal renal angioplasty. J Vasc Surg (2006), 44, 537–544
[17] Marone LK et al., Preservation of renal function with surgical revascularisation in patients with atherosclerotic renovascular disease. J Vasc Surg (2004), 39, 322–329
[18] Olin JW, Renal artery disease: diagnosis and management. Mt Sinai J Med (2004), 71 (2), 73–85
[19] Pfeiffer T et al., Management of patients with renal artery stenosis. Reappraisal of operative treatment. Herz (2004), 29 (1), 76–89
[20] Cherr GS et al., Surgical management of atherosclerotic renovascular disease. J Vas Surg (2002), 35, 236–245
[21] Paty PSK et al., Is prosthetic renal artery reconstruction a durable procedure? An analysis of 489 bypass grafts. J Vasc Jurg (2001), 34, 127–132
[22] Hansen KJ et al., Management of ischemic nephropathy: Dialysis-free survival after surgical repair. L Vasc Surg (2000), 32, 472–482
[23] Johannson M et al., Increased cardiovascular mortality in hypertensive patients with renal artery stenosis. Relation to sympathetic activation, renal function and tratment regimens. J Hypertens (1999), 17, 1743–1750
[24] Steinbach F et al., Long-term survival after surgical revascularisation for atherosclerotic renal artery disease. J Urol (1997), 158 (1), 38–41
[25] Chaikof EL et al., Empirical reconstruction of the renal artery: Long-term outcome. J Vasc Surg (1996), 24, 406–414
[26] Allenberg JR, Hupp T, Endovasculäre und offene rekonstruktive Chirurgie der Nierenarterienläsion. Chirurg (1995), 66, 101–111
[27] Hupp T, Clorius JH, Allenberg JR, Renovascular hypertension: predicting surgical cure with exercise renography. J Vasc Surg (1991), 14, 200–207
[28] Hallett JW Jr et al., Advanced renovascular hypertension and renal insufficiency: trends in medical comorbidity and surgical approach from 1970 to 1993. J Vasc Surg (1995), 21 (5), 750–759
[29] Novick AC, Percutaneous Transluminal Angioplasty and Surgery of the Renal Artery. Eur J Vasc Surg (1994), 8, 1–9
[30] Cambria RP et al., The durability of different reconstructive techniques for atherosclerotic renal artery disease. J Vasc Surg (1994), 20 (1), 76–85
[31] Bredenberg CE et al., Changing patterns in surgery for chronic renal artery occlusive disease. J Vasc Surg (1992), 15, 1018–1024
[32] Libertino JA et al., Renal revascularization to preserve and restore renal function. J Urol (1992), 147 (6), 1485–1487
[33] Torsello G et al., Results of surgical treatment for atherosclerotic renovascular occlusive disease. Eur J Vasc Surg (1990), 4 (5), 477–482
[34] Novick AC et al., Trends in surgical revascularization for renal artery disease. Ten years' experience. JAMA (1987), 257 (4), 498–501
[35] Lüscher TF et al., Renal venous renin determinations in renovascular hypertension. Diagnostic and prognostic value in unilateral renal artery stenosis tratet by surgery or percutaneous transluninal angioplasty. Nephron (1986), 44, 17–21
[36] Krijnen P et al., A clinical prediction rule for renal artery stenosis. Ann Intern Med (1998), 129, 705–711
[37] van Jaarsfeld BC et al., The effect of balloon angioplasty on hypertension in atherosclerotic renal-artery stenosis. Dutch Renal Artery Stenosis Intervention Cooperative Study Group. N Engl J Med (2000), 342, 1007–1014
[38] Radermacher J et al., Use of Doppler ultrasonography to predict the outcome of therapy for renal-artery stenosis. N Engl J Med (2001), 344, 410–417

[39] Hansen KJ et al., Contemporary surgical management of renovascular disease. J Vasc Surg (1991), 16 , 319–31
[40] Textor SC, Revascularization in atherosclerotic renal artery disease. Kidney Int (1998), 53, 799–811
[41] Branchereau A et al., Simultaneous reconstruction of infrarenal abdominal aorta and renal arteries. Ann Vasc Surg (1992), 6, 232–238
[42] Lawrie GM et al., Renovascular reconstruction: factors affecting long-term prognosis in 919 patients followed up to 31 years. Am J Cardiol (1989), 63, 1085–1092
[43] Dean RH, Englund R, Dupont WD, Retrieval of renal function by revascularization: study of preoperative outcome predictors. Ann Surg (1985), 202, 367–375
[44] Allenberg JR (1998) In: Vorstand der Deutschen Gesellschaft für Gefäßchirurgie (Hrsg), Leitlinie zur Diagnostik und Therapie in der Gefäßchirurgie. Deutscher Ärzte-Verlag, Köln

Verantwortlich für die Erstellung: T. Hupp (Stuttgart)
Teilnehmer: Prof. K. Balzer (Mülheim), Prof. D. Böckler (Heidelberg), Prof. Th. Bürger (Kassel), Prof. S. Debus (Hamburg), Univ.-Prof. H. H. Eckstein (München), Dr. I. Flessenkämper (Berlin), Dr. A. Florek (Dresden), Dr. G. Hennig (Leipzig), Prof. Dr. T. Hupp (Stuttgart), Prof. H. Imig (Berlin), Prof. W. Lang (Erlangen), Dr. G. H. Langkau (Bocholt), Prof. B. Luther (Krefeld), Dr. V. Mickley (Rastatt), Th. Noppeney (Nürnberg)
Erstellungsdatum: 16. Juli 2008
Letzte Überarbeitung: 25. August 2008
Verabschiedung durch den Vorstand der Deutschen Gesellschaft für Gefäßchirurgie: 31. August 2008

Bauchaortenaneurysma und Beckenarterienaneurysma (S2)

Epidemiologie

Mit über 60% aller Aneurysmaerkrankungen ist das infrarenale Aneurysma die **häufigste aneurysmatische Veränderung** an den großen Gefäßen. Männer sind mit 6 : 1 gegenüber Frauen betroffen. Die Inzidenz wird mit 40 Erkrankungen pro 100#00 Einwohner/Jahr angegeben.

Mit 1,3% aller Aneurysmaerkrankungen ist das **isolierte Beckenarterienaneurysma** eine eher **seltene aneurysmatische Veränderung**. Männer sind mit 9 : 1 gegenüber Frauen betroffen. Jedoch findet sich eine **überdurchschnittliche Korrelation zu infrarenalen Aneurysmen**, die mit über 50% angegeben wird.

- **Major risk factors:** männliches Geschlecht, Raucher, Alter über 65 Jahre
- **Minor risk factors:** Familienanamnese, koronare Herzerkrankungen, periphere arterielle Verschlusserkrankung, Hypercholesterinämie, Hypertonus, zerebrovaskuläre Insuffizienz

Morphologie und Lokalisation

Bei den Aneurysmen der infrarenalen Aorta finden sich **spindelförmige, sackförmige und inflammatorische Aneurysmen**, die von falschen Nahtaneurysmen, traumatischen Aneurysmen, penetrierenden Aortenulzerationen oder entzündlichen Wandveränderungen unterschieden werden. In 95% der Fälle handelt es sich um **Erweiterungen, die unterhalb der Nierenarterien beginnen**. Bei 3% sind Nierenarterien und in 2% alle Viszeralarterien in das Aneurysma mit einbezogen.

Die Lokalisation der **Beckenarterienaneurysmen** beschränkt sich auf die Arteria iliaca communis und die Arteria iliaca interna. Die Arteria iliaca externa ist fast nie betroffen. Hauptsächlich sind die Beckenarterienaneurysmen spindelförmige oder sackförmige Aneurysmen arteriosklerotischer Genese. Falsche Nahtaneurysmen, traumatische Aneurysmen, die mitunter Fistelbildungen zum Venensystem aufweisen, sollten davon abgegrenzt werden.

Definition

Definitionsgemäß wird eine Erweiterung der Bauchschlagader über 3 cm und der Beckenschlagader über 2 cm (Verdopplung des normalen Durchmessers) als Aneurysma klassifiziert.

Klinik

- asymptomatisch
- symptomatisch
- rupturiert

Das **asymptomatische Bauchaortenaneurysma** wird meist zufällig bei Routineuntersuchungen festgestellt. Neben der klinischen Palpation des Abdomens mit dem Nachweis einer pulsierenden Resistenz im linken Mittelbauch ist die Ultraschalldiagnostik für die Zufallsbefunde von größerer Bedeutung. Bei den asymptomatischen Beckenarterienaneurysmen findet sich der Nachweis einer pulsierenden Resistenz im Unterbauch. Die klinische Diagnostik ist nicht so sicher wie beim Bauchaortenaneurysma, insbesondere dann, wenn es sich um Aneurysmen der A. iliaca interna handelt. Mitunter lassen sich diese rektal als pulsierender Tumor palpieren.

Das **symptomatische Aneurysma** wird durch Rücken- oder Flankenschmerzen, aber auch durch diffuse abdominelle Beschwerden charakterisiert. Bei Verdrängung von Organen kann auch eine Fehldeutung der Beschwerden resultieren. Insbesondere Erkrankungen der Niere und Wirbelsäule als auch das Ulcus duodeni oder Devertikulitiden sind abzugrenzen. Bei entsprechendem Ausschluss einer Zweiterkrankung und dem Vorliegen von genannten Beschwerden ist mit einer Veränderung in der Aneurysmastruktur zu rechnen.

Das **symptomatische Beckenarterienaneurysma** wird durch indifferente Beschwerden charakterisiert. Die Verdrängung von benachbarten Strukturen führen infolge des Raummangels im kleinen Becken zu typischen Symptomen: Neurologisch fallen Wurzelsymptome, Schwäche und Taubheitsgefühl, urologisch Pollakisurie, Harnstauungsniere bis hin zur Niereninsuffizienz, gastrointestinal Tenesmen und Hämatochezie auf. Komprimierende Einengungen der Beckenvenen mit nachfolgender Thrombose sind hinweisend.

Gedeckt rupturierte Aneurysmen sind durch eine dauerhaft schmerzhafte pulsierende Resistenz im Abdomen und/oder Schmerzausstrahlung in den Rücken und Flankenbereich gekennzeichnet. Die Patienten berichten meist von einem plötzlichen Beginn. Die Kreislaufparameter sind mitunter nicht beeinträchtigt. Es findet sich häufig eine Erniedrigung von Hämatokrit- und Hämoglobinwerten als Ausdruck der Einblutung in den Retroperetonealraum.

Die **freie Ruptur** des Aneurysmas wird durch das akute Abdomen mit plötzlich einsetzenden Schmerzen mit rapidem Kreislaufverfall gekennzeichnet.

Fisteln zum Gastrointestinaltrakt mit Auftreten einer gastrointestinalen Blutung oder Fisteln zum venösen System (aorto-kavale Fisteln) mit einer Rechtsherzinsuffizienz und Körperstammzyanose sowie der Einbruch in das Urogenitalsystem mit massiver Hämaturie sind Sonderformen.

Diagnostik

Ultraschall

Beim Ultraschall kann man mit einer **Sensitivität und Spezifität von über 90%** ein infrarenales Aneurysma diagnostizieren. Wenn die aneurysmatischen Veränderungen auf die Nierenarterien oder auf die A. mesenterica/Truncus coeliacus übergehen, sinkt die Aussagekraft der Ultraschalluntersuchung erheblich. Gedeckte Rupturen lassen sich mit Einschränkungen sicher differenzieren. Die offene Ruptur ist bei Vorliegen von freier Flüssigkeit, der Korrelation zur Klinik und nachgewiesenem Bauchaortenaneurysma eindeutig diagnostiziert. Bei der Diagnostik der Beckenarterienaneurysmen ist die Aussagekraft bei kleineren Aneurysmen der A. iliaca interna deutlich eingeschränkt.

Die Ultraschalluntersuchung ist besonders zur Verlaufskontrolle von noch nicht versorgungspflichtigen Aneurysmen geeignet, da keine Strahlenbelastung für den Patienten besteht.

Angiographie

Die Angiographie kann die **Aneurysmengröße** nur indirekt zeigen, da sich bei der Kontrastmitteldarstellung nur das durchflossene Lumen der Aorta darstellt. Die Angiographie zeigt eindeutig den Verlauf der Aorta und der Beckenarterien und kann alle arteriellen Abgänge mit einer Spezifität von 100% darstellen. Die Untersuchung eignet sich zur **Planung** von komplizierten vaskulären und endovaskulären Eingriffen. Für die Notfalldiagnostik ist dieses Verfahren nicht mehr einzusetzen. Ausnahme bildet die endovaskuläre Versorgung, bei der im Zuge der Therapie eine angiographische Darstellung erfolgt. Einsatz findet das Verfahren zur Diagnostik von Endoleckagen und deren Reparatur.

❶ Cave: Kontrastmittelzwischenfälle, Komplikationen einer arteriellen Punktion, Strahlenbelastung.

Tab. 10. Vergleich der diagnostischen Verfahren

	Screening	Diagnostik	Messung	Kontrolle Aneurysmagröße	Kontrolle Stentgraft
US	+++	++	(+)	++	0
Angiographie	0	+	(+)	0	(+)
MRT	++	++	+	++	(+)
CT	++	+++	+++	++	+++

Bauch- und Beckenarterienaneurysmen

Magnetresonanztomographie

Eine Magnetresonanztomographie kann ein **Aortenaneurysma** mit fast 100%iger Sicherheit darstellen. Aufgrund der Untersuchungstechnik ist eine Messung der Aneurysmengrößen möglich. Exakte Längen und Durchmesser sind jedoch nicht mit Präzision zu bestimmen. Somit ist die Magnetresonanzangiographie zur Ausmessung und Planung endovaskulärer Eingriffe nur bedingt einsetzbar. Zur Kontrolle von versorgten Aneurysmen ist die Anwendung der Magnetresonanzangiographie stark eingeschränkt (s. Stentmaterial - Auslöschungsphänomen). In der Notfalldiagnostik spielt die Magnetresonanzangiographie keine Rolle.

❶ Cave: Kontrastmittel

Computertomographie

Die Computertomographie ist das derzeit **beste diagnostische Verfahren,** um die Morphologie eines Aneurysmas zu erfassen. Geräte der neueren Generationen mit der entsprechenden Software lassen neben der Schnittbildtechnik multiplanare Rekonstruktionen zu. Genaue Messungen der Aneurysmagröße, der Längen und Durchmesser vor und nach der aneurysmatischen Erweiterung und die Darstellung der mesenterialen Gefäße können durchgeführt sowie Verkalkungen und Thromben exakt festgestellt werden. Vor endovaskulären Eingriffen ist die Computertomographie obligat (Schichtdicke ≤ 3 mm). Der Einsatz der Computertomographie ist für Verlaufskontrollen aller endovaskulär versorgten Aneurysmen anwendbar. Die Detektion eines gedeckt oder frei rupturierten Aneurysmas ist durch Computertomographie immer gegeben und ermöglicht die Therapieplanung.

❶ Cave: Kontrastmittelzwischenfälle, Strahlenbelastung.

Indikation zur Versorgung
Asymptomatisches Aneurysma

Ziel einer Aneurysmabehandlung ist die Verhinderung der Ruptur oder der seltenen Embolisation. Risikokriterien für die Ruptur werden in Risiken durch die Aneurysmamorphologie und Risiken durch empirisch ermittelte patientenspezifische Faktoren getrennt.

Aneurysmaspezifische Faktoren für das Bauchaortenaneurysma sind Durchmesser, Aneurysmaform und Wachstum des Aneurysmas. Das Rupturrisiko liegt bei 4,0–4,9 cm, Durchmesser bei rund 3%, bei 5–5,9 cm bei 10%, bei 6,0–6,9 bei 15% und bei über 7 cm bei über 60%. Die Wachstumsrate hat ebenfalls einen wesentlichen Einfluss auf die Rupturrate. Bei einem Wachstum von unter 0,3 cm ist die Rupturrate gering, bei 0,5 cm mittel und bei über 0,5 cm muss diese als hoch eingeschätzt werden. Fusiforme Aneurysmen neigen kaum zur Ruptur, hingegen sind sakkuläre Aneurysmen, isolierte Wandausstülpungen oder penetrierende Aortenulzera wesentlich gefährdeter. Auch beim Beckenarterienaneurysma finden sich derartige Analoga. Aneurysmen der A. iliaca communis von unter 3 cm Größe zeigen eine Rupturwahrscheinlichkeit von unter 3%. Bei bis zu 4 cm ist diese 10% und bei einer Größe von über 4 cm ist das Rupturrisiko rund 15%. Auch bei den Beckenarterienaneurysmen scheinen Wandausstülpungen ein hohes Rupturrisiko darzustellen. Gefährdet sind auch schnell wachsende Aneurysmen der A. iliaca interna.

Patientenspezifische Faktoren werden hinsichtlich Geschlecht, familiärer Anamnese, arteriellem Hypertonus und COPD betrachtet. Frauen scheinen eher eine Rupturgefährdung aufzuweisen als Männer. Finden sich in der Familienanamnese Aneurysmen oder gar Rupturen, so erscheinen diese Patienten einer besonderen Gefährdung zu unterliegen. Eine hochgradige COPD und ein nicht eingestellter Hypertonus begünstigen die Ruptur deutlich.

Symptomatisches Aneurysma

Die Behandlung eines symptomatischen Aneurysmas kann nicht aufgeschoben werden und bedarf der Dringlichkeit (24 h). Die nur drohende Ruptur erlaubt jedoch noch eine Vorbereitung des Patienten auf den Eingriff.

Rupturierte Aneurysmen

Gedeckt rupturierte, frei rupturierte Aneurysmen sind Notfälle, die einer sofortigen Versorgung bedürfen. Sonderformen der Ruptur in Hohlorganen oder in die V. cava sind ebenfalls als Notfall anzusehen.

Therapie
Asymptomatische Aneurysmen

Das wichtigste Kriterium zur Entscheidungsfindung, ein asymptomatisches Bauchaortenaneurysma zu versorgen, stellt das zu erwartende Rupturrisiko in Relation zur Lebenserwartung des Patienten und der eingriffsbedingten Mortalität dar. Da bei Ruptur von Beckenarterienaneurysmen die Mortalität höher ist als beim Bauchaortenaneurysma und die Beschwerden oft fehlgedeutet werden, sollte eine Versorgung ab einer Größe von 3 cm durchgeführt werden.

Bei asymptomatischen Aneurysmen sollte die Letalität bei **offenen Operationen unter 5%** (für AAA 2,5–13 %) und bei **endovaskulärem Vorgehen unter 2%** (Metaanalyse für AAA 28#862 Pat. 2,9–3,6%) liegen.

Zwei Behandlungsverfahren stehen gleichberechtigt für die Versorgung zur Verfügung:
- Offene Operation (OAR)
- Endovaskuläre Aneurysmaausschaltung (EVAR)

Die durchgeführten Studien zeigten im Verlauf keine Überlegenheit einer Therapiemethode.

Offene Operation (OAR)

Für das **Bauchaortenaneurysma** ist bis auf wenige Ausnahmen (hostil Abdomen, Inflammation) die offene Operation technisch immer möglich. Über eine Laparotomie (median oder quer) als auch retroperitoneal kann das Aortenaneurysma dargestellt werden. Signifikant bessere Ergebnisse durch die Zugangswahl lassen sich nicht beweisen. In den meisten Fällen werden **Rohprothesen** implantiert (70%). Die Implantation von Y-Prothesen ist mit rund 30% geringer.

❶ Cave: Implantation von Y-Prothesen mit femoralen Anschluss (Leisteneingriff): steigende Infektionsgefahr.

Bei den **Beckenarterienaneurysmen** ist die Versorgung bis auf Einzelfälle (Voroperationen im kleinen Becken) technisch immer möglich, aber anspruchsvoll. Über eine Laparotomie als auch retroperitoneal kann das Beckenarterienaneurysma der A. iliaca communis mittels Prothesen-interposition ausgeschaltet werden. Der Erhalt der A. iliaca interna kann je nach Größe des Aneurysmas kompliziert sein, sollte aber, wenn es technisch möglich ist, immer angestrebt werden. Verschiedene Bypassvarianten aorto-iliakal und iliako-iliakal sind möglich. Das Aneurysma der A. iliaca interna ist mitunter nur durch Resektion und Umstechung der Zuflüsse behandelbar. Dabei ist darauf zu achten, dass die das Aneurysma speisenden Arterien sicher unterbunden bzw. umstochen sind. In der Literatur finden sich Fälle von Reperfusionen bei alleiniger Ligatur. Bei Vorliegen der häufigen Kombination mit einem AAA ist mit Bifurkationsprothesen aorto-femoral oder -iliakal die Aneurysmaausschaltung vorzunehmen.

Endovaskuläre Aneurysmaausschaltung (EVAR)

Die Versorgung **infrarenaler Aneurysmen** wird durch die Aneurysmenkonfiguration bestimmt. Nicht jedem Patienten kann eine endovaskuläre Standardprozedur angeboten werden. Die Landungszonen für Stentgraftsysteme bestimmen die Versorgung. Für den Aneurysmahals wird derzeit eine Länge von 15 mm als ausreichende Verankerungszone angesehen. Der Halsdurchmesser sollte eine Größe von 30/34 mm nicht überschreiten. Gefordert wird eine normale Aortenwand ohne wesentliche thrombotische Auflagerungen mit einer moderaten Abknickung. Die distale Landungszone darf einen Durchmesser von 20 mm nicht überschreiten und sollte mindestens eine Länge von 30 mm besitzen. Der Verschluss der A. iliaca interna ist zu vermeiden. Bei aneurysmatischer Veränderung einer A. iliaca communis kann die Versorgung bis in die A. iliaca externa erfolgen. Sind beide Arterien betroffen, ist anderen Verfahren der Vorzug zu geben. Die Zugangswege sollten den Mindestmaßen einer zu implantierenden Endoprothese entsprechen (8 mm). Wesentliche Knickbildung oder komplette Verkalkungen können die Komplikationsrate bis hin zur Ruptur der Beckenarterie erhöhen.

Von diesen Maßen abweichende Konfigurationen sollten nicht für die endovaskuläre Therapie mit Standardprothesen ausgewählt werden.

Zwei weitere Verfahren: Hybridoperationen und fenestrierte/Sidebranch-Stentgraftsysteme können eingesetzt werden. Erfahrungen liegen für beide Verfahren nur im geringen Maße vor und beziehen sich auf Studien einzelner Zentren. Der Einsatz von Stentgraftsystemen mit einer derartigen Konfiguration weist eine geringere Letalität auf. Die Implantation erfordert einen versierten **endovaskulären Spezialisten**.

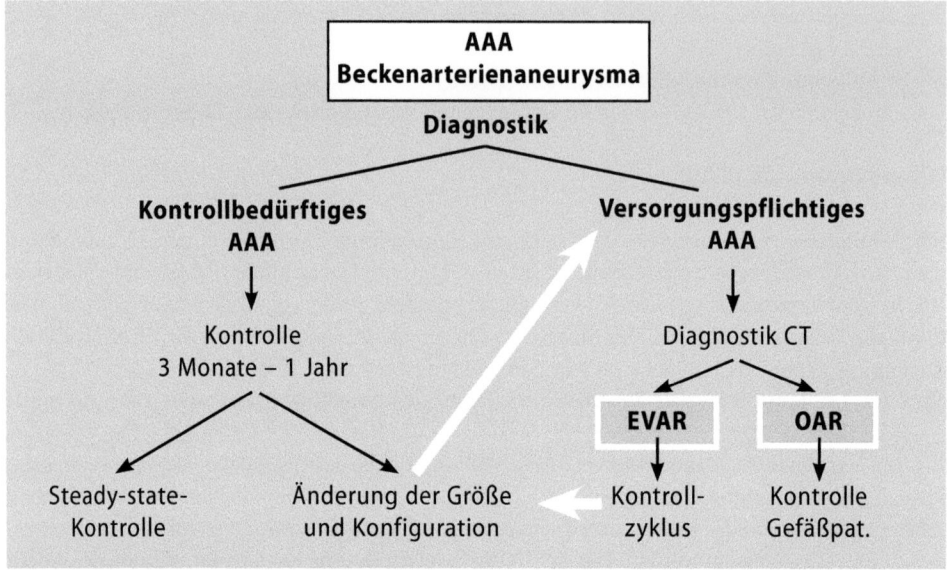

Abb. 5. Therapieempfehlung bei elektiven Aneurysmen

Die Landungszonen für Covered Stents oder Stentgraftsysteme bestimmen die Versorgung der **Beckenarterienaneurysmen**. Unterschiedliche Versorgungsmodelle werden notwendig, um die Aneurysmaausschaltung zu ermöglichen. Zu unterscheiden sind einfache lineare Graftprothesen von komplizierten Prozeduren mit unilateraler Aneurysmaausschaltung, Cross-over-Bypass und Okklusion der kontralateralen Beckenarterie.

Explizit muss auf die Versorgung der A. iliaca interna durch Embolisation (Coils/Partikel, Schwammteile etc.) hingewiesen werden, da eine reine Überstentung unweigerlich ein Endoleak nach sich zieht und eine Reperfusion mit hoher Wahrscheinlichkeit zum Aneurysmawachstum führt. Die Embolisationsmaterialien sollten in den einzelnen Seitenästen platziert werden, was eine große endovaskuläre Erfahrung voraussetzt.

Zum Erhalt der A. iliaca interna kann in Sonderfällen auch ein Sidebranch-Stentgraftsystem eingesetzt werden. Erfahrungen liegen für beide Verfahren nur im geringen Maße vor. Auch an dieser Stelle ist die Implantation an einen versierten endovaskulären Spezialisten gebunden.

Symptomatische Aneurysmen

Die Therapie richtet sich nach den oben genannten Kriterien unter der Prämisse einer dringlichen Operation mit einer Versorgung innerhalb der nächsten 24 h.

Inflammatorische Aneurysmen, Nahtaneurysmen, traumatische Aneurysmen, penetrierende Aortenulzerationen oder entzündliche Wandveränderungen bedürfen einer gesonderten Vorgehensweise.

Gedeckt rupturierte Aneurysmen

Alle zeitverzögernden Maßnahmen führen zu erheblicher Verschlechterung der Prognose. Der Versuch der Stabilisierung des Patienten mit Infusionslösungen oder kreislauffördernden Mitteln hin zur Normotension muss als Fehler in der Behandlung gewertet werden.

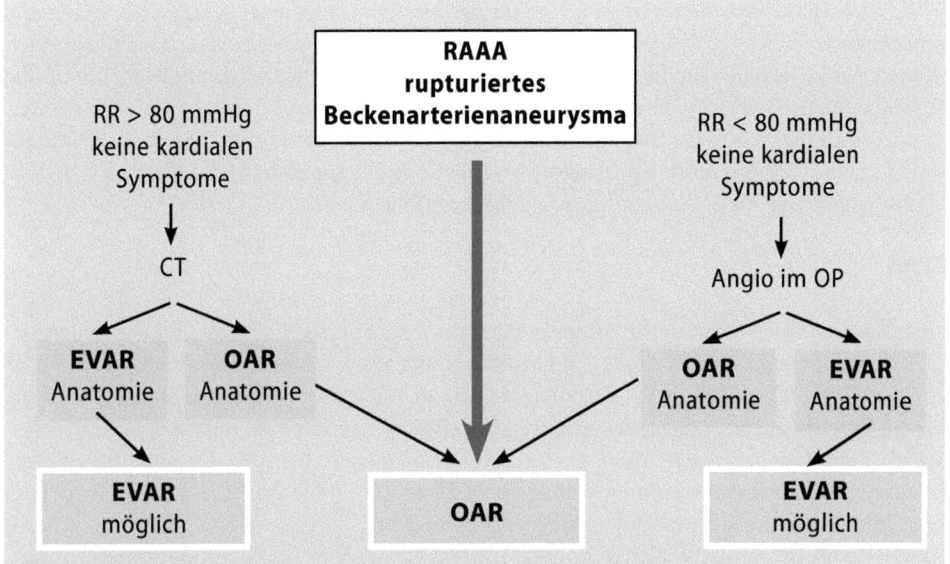

Abb. 6. Therapieempfehlung bei rupturierten Bauch- und Beckenarterienaneurysmen

Die beiden Operationsverfahren können bei der gedeckten Ruptur oder bei Patienten mit freier Ruptur in stabilem Zustand angewandt werden. Bei offen rupturierten Aneurysmen in instabilem Zustand ist derzeit die offene Operation als Standardverfahren einzusetzen. Eine operative Versorgung sollte überlegt werden, wenn die limitierenden Begleiterkrankungen des Patienten eine infauste Prognose aufweisen. Die Operation verbietet sich bei laufenden Reanimationsmaßnahmen.

Bei aorto-duodenalen oder aorto-urethralen Fisteln kann ein Stentgraft als Notfallmaßnahme implantiert werden. Bei dem sogenannten Bridging ist aber der Ausbau der infizierten Prothese notwendig und muss geplant werden. Bei Fisteln in das benachbarte Venensystem kann die Versorgung mittels Stentgraftsystem als definitive Versorgung gelten.

Nachsorge

Beide Verfahren der Aneurysmaausschaltung weisen unterschiedliche Früh- und Spätkomplikationen auf, die eine gesonderte Nachsorge implementieren.

OAR

Beim offenen Verfahren zur Ausschaltung des **Bauchaortenaneurysmas** finden sich als Sofort- und Frühkomplikationen Nachblutungen in 3%, thrombembolische periphere Verschlüsse in 1%, kolorektale Ischämien in 1%, renale Komplikationen in 1% und zerebrale Funktionsstörungen in 1% der Fälle. Seltener treten Verletzungen des Ureters und der Beckenvenen mit nachfolgender Beckenvenenthrombose auf. Potenzstörungen finden sich demgegenüber häufig (bis zu 60%).

Im Verlauf sind in 3% der Fälle Verschlüsse der implantierten Bypassschenkel, in 3% Wundheilungsstörungen, in 1–2% eine Infektion des implantieren Grafts, in 1% Nahtaneurysmen (Rupturrate 0,5%) und in 16% Narbenhernien festzustellen.

Bei den **Beckenarterien** werden Nachblutungen in 2%, kolorektale Ischämien in 1%, renale Komplikationen in 2% der Fälle beobachtet. Im Verlauf sind bei 3% Verschlüsse der implantierten Bypassschenkel, bei 3% Wundheilungsstörungen, bei 1–4% eine Infektion des implantieren Grafts, bei 1% Nahtaneurysmen (Rupturrate 0,5%) und bei 10% Narbenhernien festzustellen. Das erneute Aneurysmawachstum bei nicht suffizient ausgeschalteten Aneurysmen der A. iliaca interna beträgt unter 0,5%. **Nachuntersuchungsintervalle:** Kontrolluntersuchungen sollten nach 3, 6, 12 Monaten und dann im Abstand von 1 oder 2 Jahren erfolgen.

EVAR

Bei endovaskulärer Versorgung infrarenaler Bauchaortenaneurysmen ergeben sich methodenspezifische Komplikationen. Bei Sofort- und Frühkomplikationen treten in < 2% Nachblutungen, in 1% kolorektale Ischämien, in 1% Thrombembolien, in 1% zerebrovaskuläre und in 1–2% renale Komplikationen auf. Wundheilungsstörungen betreffen ausnahmslos die Leistenregion und liegen bei 3%. Potenzstörungen treten geringer auf. Im Verlauf kann es bei 0,8% der Patienten zu einer Aneurysmaruptur kommen. Prothesenmigration findet sich in 5% der Fälle und ein Verschluss eines Prothesenschenkels wird mit bis zu 6% angegeben.

Die Endoleckage-Rate variiert stark und wird zwischen 8–35% angegeben. Zwischen primären (sofortige Leckage) und sekundären (Nachweis einer Leckage im Verlauf) Endoleckagen wird unterschieden. Die Typisierung erfolgt in fünf Klassen. Dabei sind Leckagen der Landungszonen oder der Konnektionszonen der Graftanteile (Typ I und III) versorgungspflichtig. Typ-II-Endoleckagen über Zuflüsse/Abflüsse aus dem Aneurysmasack als auch Typ-IV-Leckagen sind kurzfristigen Kontrollen zuzuführen.

Ist ein Aneurysmawachstum feststellbar, wird eine Versorgung zwingend notwendig. Bei Aneurysmawachstum ohne Nachweis eines Lecks (Endotension) ist neben den Kontrollen ein frühzeitiges Handeln erforderlich.

Die postoperativen Komplikationen bei endovaskulärer Aneurysmabehandlung der Beckenarterien sind denen des Bauchaortenaneurysmas vergleichbar und richten sich natürlich nach der Versorgungsform. Als Besonderheit ist ein erneutes Aneurysmawachstum bei nicht suffizient ausgeschalteten Aneurysmen der A. iliaca interna anzuführen, welches mit 1–8% beschrieben wird.

Nachuntersuchungsintervalle: Kontrolluntersuchungen sollten nach 3, 6, 12 Monaten und dann im Jahresabstand erfolgen. Sollte das Aneurysma deutlich schrumpfen, können die Intervalle größer gewählt werden. Bei Nachweis einer Leckage Typ II oder IV sowie einer Größenkonstanz des Aneurysmas ist eine Verkürzung der Untersuchungsintervalle ratsam. Größenzunahme des Aneurysmas, Endoleckagen Typ I, III und V erfordern aktives Vorgehen.

Literatur beim Verfasser.

Verantwortlich für die Erstellung: A. Gussmann (Bad Saarow), J. Kühn (Bad Saarow), U. Weise (Bad Saarow)
Teilnehmer: Prof. K. Balzer (Mülheim), Prof. D. Böckler (Heidelberg), Univ.-Prof. J. Brunkwall (Köln), Prof. Th. Bürger (Kassel), Prof. S. Debus (Hamburg), Univ.-Prof. H. H. Eckstein (München), Dr. I. Flessenkämper (Berlin), Dr. A. Gussmann (Bad Saarow, Dr. A. Florek (Dresden), Dr. G. Hennig (Leipzig), Prof. Dr. Th. Hupp (Stuttgart), Prof. H. Imig (Berlin), Prof. W. Lang (Erlangen), Dr. G. H. Langkau (Bocholt), Dr. V. Mickley (Rastatt), Th. Noppeney (Nürnberg)
Erstellungsdatum: 15. Juli 2008
Letzte Überarbeitung: 25. August 2008
Verabschiedung durch den Vorstand der Deutschen Gesellschaft für Gefäßchirurgie: 10. Sept. 2008

Bauchaorten- und Beckenarterienverschlüsse (S2)

Die vorliegende Leitlinie basiert auf vorhandenen Leitlinien [9, 19, 27], einer aktuellen Literaturrecherche über Medline sowie auf eigenen Erfahrungen.

Einleitung

Seit Erstellung der letzten Leitlinien vor 10 Jahren [27] haben sich bei der Diagnoseerstellung und insbesondere der Therapie arteriosklerotischer Erkrankungen der aorto-biiliakalen Achse deutliche Veränderungen und bezüglich der Therapie nahezu ein Paradigmenwechsel ergeben [8, 34]. Dieser ist bis in die aktuelle Zeit nicht abgeschlossen, sondern unterliegt einer anhaltenden Dynamik mit dem Ziel, die Invasivität zu reduzieren, ohne die klinische Effektivität zu vermindern bei erhaltener Langfristigkeit des Therapieerfolges.

Die erwünschte Langfristigkeit des therapeutischen Erfolges hingegen scheint relativiert durch die Polymorbidität bzw. verkürzte Lebenserwartung der Patienten und wird somit leicht vernachlässigt zugunsten geringerer Invasivität.

Die Aorten- und Iliakabifurkation stellen eine Prädilektionsstelle für die Manifestation der Arteriosklerose dar, wodurch ihre pathognomonische Bedeutung als Einflussgebiet für die unteren Extremitäten unterstrichen wird.

Morphologisch kann sich die arterielle degenerative Gefäßerkrankung nicht nur als stenosierende bis obliterierende, sondern auch als elongierende und/oder dilatierende pathologische Veränderung darstellen, deren Kombinationen das Therapiekonzept erheblich beeinflussen können.

Epidemiologie

Herz-Kreislauf-Erkrankungen stellen in Deutschland die häufigste Todesursache dar und sind für jeden zweiten Todesfall verantwortlich.

Ein Drittel aller arteriellen Verschlussprozesse der unteren Körperhälfte bezieht sich auf den aorto-iliakalen Abschnitt und nimmt somit in der Häufigkeit den zweiten Platz nach der Oberschenkeletage ein [3].

Aufgrund der demographischen Entwicklung ist mit einer Verdopplung der Behandlungszahlen in den nächsten 20 Jahren zu rechnen.

Die Prävalenz der **peripheren arteriellen Verschlusskrankheit (PAVK)** bei 45 bis 49-jährigen Frauen bzw. Männern beträgt 2,3% bzw. 2,6% und steigt bei 70 bis 75-jährigen Frauen bzw. Männern auf 10,4% bzw. 15,2% an. Insgesamt ist in Deutschland derzeit von 4,5 Mio. an PAVK erkrankten Patienten auszugehen [9].

Klinik

Die PAVK der Transportarterien vom Aorten- und/oder Beckentyp, ohne Beteiligung der Oberschenkel- und/oder Unterschenkelarterien, führt bei hämodynamischer Relevanz zu einem Gehschmerzstadium (Claudicatio intermittens Stadium II nach Fontaine) mit Schmerzbeginn in der Muskulatur der Oberschenkeletage.

Bei Minderperfusion der Arteriae iliacae internae kann sich die Klinik als Claudicatio glutealis manifestieren. Ruheschmerzen (Stadium III) oder Nekrosebildungen (Stadium IV) gehen im Allgemeinen mit zusätzlichen Verschlussprozessen der Ober- und/oder Unterschenkeletage einher. Eine diesbezügliche Ausnahme stellt die meist tödlich verlaufende Glutealnekrose dar, infolge akuter beidseitiger Verschlüsse der A. iliaca interna.

Die A.-iliaca-interna-Mangelperfusion kann zusätzlich zu einer erektilen Dysfunktion führen bzw. diese bei multifaktoriellem Geschehen verstärken.

Die A. iliaca interna, vor allem linksseitig, ist in das Kollateralsystem der Intestinalversorgung eingebunden. Chronisch verlaufende Verschlussprozesse des Truncus coeliacus, der A. mesenterica superior und inferior können über die linke A. iliaca interna komplett kompensiert werden. Solche Konstellationen können bei vermehrter Beinarbeit im Sinne eines Anzapfsyndroms vorübergehend die Darmdurchblutung beeinträchtigen. Die A. iliaca interna stellt somit ein potentes Kollateralgefäß dar, nicht nur im Falle eines A.-iliaca-externa-Verschlusses, und sollte deshalb stets bei der Planung von Interventionen erhalten bleiben.

Klinisch nicht zu vernachlässigen ist die arterio-arterielle Embolisation aus Segmentveränderungen der infrarenalen Aorta in die Fuß- und distalen Unterschenkelarterien.

Zu erwähnen ist das hypoplastische aorto-iliakale Syndrom bei jungen rauchenden Frauen mit schlechter Prognose der arteriellen Verschlusskrankheit [14, 18].

Diagnostik

Basisdiagnostik

Anamnese, Klinik, Pulsstatus und Ultraschalldoppleruntersuchung mit Verschlussdruckmessung sind bereits richtungsweisend.

Anamnestisch und **klinisch** ist entweder der langsam zugenommene – oder bei PAVK-induzierter thrombotischer Komponente der plötzlich aufgetretene – belastungsabhängige Schmerz mit **Pulsdefizit** der A. femoralis communis im Seitenvergleich typisch. Das Leriche-Syndrom oder **Bifurkationssyndrom** führt hingegen zu einer beidseitigen Verminderung bis Aufhebung der Leistenpulse.

Die **Ultraschalldopplermessung (USD)** mit Auswertung der Kurvenmorphologie sowie Bildung des Tibialis-Brachialis-Index (TBI) sichert die Diagnose, allerdings noch nicht ausreichend die morphologische Etagenzuordnung der PAVK.

Der TBI fällt in Abhängigkeit vom Schweregrad der PAVK deutlich unter 1 ab. Da diese Untersuchung zunächst unter statischen Bedingungen erfolgt, wird zusätzlich zur Erfassung der Durchblutungsreserven unter Belastung bei entsprechender Fragestellung der TBI vor und nach Laufbandbelastung bestimmt. Der sinkende Wert nach Belastung und insbesondere die Länge des Zeitintervalls, bis der TBI seinen Ausgangswert wieder erreicht hat, sind pathognomonisch für die Schwere der PAVK [9, 19].

Die **farbkodierte Duplexsonographie (FKDS)** ermöglicht im Rahmen der B-Bild-Sonographie die Lokalisation der Stenose- bzw. Verschlussprozesse und gleichzeitig die Objektivierung ihrer hämodynamischen Relevanz durch die USD-Sonographie. Als einschränkend bei der FKDS gilt die Untersucherabhängigkeit sowie die begrenzte kontinuierliche Darstellbarkeit der Gefäße über mehrere Etagen [2, 16].

Weiterführende Diagnostik

Im Sinne einer Stufendiagnostik wird in Abgängigkeit von der Klinik, dem Leidensdruck des Patienten und insbesondere bei drohendem Gewebe- bzw. Organverlust eine weiterführende invasive Diagnostik für die Überprüfung und Planung von Interventionsmöglichkeiten eingeleitet.

Die **Magnetresonanzangiographie (MRA)** mit Kontrastmittelapplikation (Gadolinium) hat heute einen führenden Stellenwert in der Diagnostik der PAVK eingenommen [16]. Einschränkend besteht allerdings eine leichte Tendenz zur Überzeichnung von Stenosen. In Kombination mit der FKDS erreicht die MRA jedoch eine nahezu 100%ige Sensitivität und Spezifität bei der Erfassung bzw. beim Ausschluss von aorto-iliakalen Stenose- bzw. Verschlussprozessen.
Nachteilig sind:
- die Bildauslöschung bei Zustand nach Stentimplantationen im betroffenen Gefäßabschnitt,
- die Nichtanwendbarkeit bei Schrittmacherträgern und
- die eingeschränkte Gadolinium-Anwendung bei Niereninsuffizienz.

Die **Computertomographie/Angiographie (CTA)** weist bereits mit einem 16-Slice-Gerät für die Erfassung hämodynamisch relevanter Stenosen eine Sensitivität und Spezifität von 96% bzw. 97% auf. Nachteilig gegenüber der MRA sind:
- die Strahlenexposition,
- die Notwendigkeit, jodhaltige Kontrastmittel anwenden zu müssen, sowie
- die Überzeichnung kalkhaltiger Strukturen.

Geeignet ist das Verfahren für die Darstellung umschriebener Gefäßsegmente – z.B. mit der Frage nach einer Dissektion – oder für die morphologische Darstellung von Gefäßprothesenveränderungen sowie In-Stent-Stenosen [13, 48].

Die **digitale Subtraktionsangiographie (DSA)** hat nach wie vor in der Bildgebung von Gefäßen einen hohen Stellenwert, allerdings für den Preis der Invasivität und der notwendigen Gabe jodhaltiger Kontrastmittel. Ihre Anwendung im diagnostischen Sektor hat sich auf spezielle Fragestellungen konzentriert bzw. reduziert, wie die Erkennung von Flussrichtungen – z.B. in einem intestinalen Kollateralnetz – oder von diskrepanten Ergebnissen zwischen MRA und FKDS. Der Anwendungsschwerpunkt der DSA liegt heute in der Begleitung endoluminaler Therapiemaßnahmen [16].

Bei Vorliegen einer therapieresistenten Niereninsuffizienz oder Kontrastmittelallergie bei Schrittmacherträgern ist der Rückgriff auf eine **CO_2-Angiographie** möglich. Mit ihrer Hilfe kann in diesen Fällen auch eine transluminale Intervention der Beckenetage erfolgen.

Bei der bildgebenden Darstellung des aorto-iliakalen Abschnittes ist stets auf die Erfassung pathologischer Viszeralarterien (Nierenarterienstenosen in 8,9% bei PAVK vom Beckentyp), die Kollateralfunktion der A. mesenterica inferior und Arteriae iliacae internae sowie auf Nierenpolarterien (15%) und aberrierende Nierenarterien (kongenitale Beckenieren: 0,1%) zu achten, da durch sie das Therapiekonzept maßgeblich beeinflusst werden kann [23].

Indikationsstellung

Die Indikationsstellung richtet sich nach dem klinischen Stadium, dem Leidensdruck des Patienten, der Komorbidität und der Gefäßpathologie.
- Ein erkanntes Stadium I führt zur Erfassung der Risikofaktoren und deren Behandlung inklusive Einleitung der Sekundärprophylaxe.

Tab. 11. TASC-II-Klassifikation

Läsionstyp	Läsion
Typ A	1. Unilaterale oder bilaterale Stenosen der A. iliaca communis
	2. Unilaterale oder bilaterale singuläre Stenosen der A. iliaca externa > 3 cm
Typ B	1. Stenosen der infrarenalen Aorta > 3 cm
	2. Unilaterale Okklusionen der A. iliaca communis
	3. Singuläre oder multiple Stenosen der A. iliaca externa mit einer Gesamtlänge von 3–10 cm ohne Beteiligung der A. femoralis communis
	4. Unilaterale Okklusionen der A. iliaca externa ohne Beteiligung des Abgangs der A. iliaca interna oder A. femoralis communis
Typ C	1. Bilaterale A.-iliaca-communis-Okklusionen
	2. Bilaterale Stenosen der A. iliaca externa, 3–10 cm Länge ohne Beteiligung der A. femoralis communis
	3. Unilaterale Stenosen der A. iliaca externa mit Extension in die A. femoralis communis
	4. Unilaterale Okklusionen der A. iliaca externa mit Beteiligung des Abgangs der A. iliaca interna oder der A. femoralis communis
	5. Erheblich verkalkte unilaterale Okklusionen der A. iliaca externa
Typ D	1. Infrarenale aorto-iliakale Okklusionen
	2. Diffuse Erkrankung der Aorta und der beiden Iliakalarterien
	3. Diffuse multiple Stenosen mit unilateraler Beteiligung von A. iliaca communis, A. iliaca externa und A. femoralis communis
	4. Unilaterale Okklusionen von A. iliaca communis und A. iliaca externa
	5. Bilaterale Okklusionen der A. iliaca externa
	6. Iliakale Stenosen bei Patienten mit infrarenalem Aortenaneurysma, die keine geeigneten Kandidaten für eine Endograftinsertion sind

- Im Stadium II a (beschwerdefreie Gehstrecke über 200 m) wird zu den Maßnahmen im Stadium I das Gehtraining ergänzt.
- Stadium II b (Gehstrecke unter 200 m) stellt in Abhängigkeit des Leidensdruckes, der Komorbidität und der Gefäßpathologie eine relative Interventionsindikation dar.
- Im Stadium III (Ruheschmerz) und Stadium IV (Gewebeverlust) besteht eine absolute Interventionsindikation.

Eine periphere arterielle Verschlusskrankheit, die sich nur auf die Beckenetage beschränkt, führt im Allgemeinen nicht zu einem Stadium III oder IV. Hierbei ist von einer Mitbeteiligung der Ober- und/oder Unterschenkeletage auszugehen. In dieser Situation gilt es primär, den Zufluss in die Oberschenkeletage zu verbessern, was als alleinige Maßnahme, in Abhängigkeit von der Verschlussmorphologie, bereits zum gewünschten Erfolg führen kann. Das Stadium IV erfordert in der Regel einen pulsatilen Einfluss distal.

Die TASC-II-Klassifikation gibt eine Hilfestellung für die Entscheidung zum endovaskulären oder offen chirurgischen Vorgehen, auf der Grundlage einer gefäßpathologischen Systematisierung [11, 29] (s. Tab. 11):

Bezogen auf die Läsionstypen A bis D wird folgendes Vorgehen empfohlen [24, 25, 29, 37] (s. Tab. 12):

Tab. 12

Läsionstyp	Revaskularisationstechnik
Typ A	Endovaskuläre Therapie
	Methode der Wahl
Typ B	Primär endovaskuläre Therapie
Typ C	Primär offen chirurgische Therapie
Typ D	Offen chirurgische Therapie
	Methode der Wahl

Therapie

Konservative Therapie

Vor einer invasiven Therapie sollten im Stadium II der PAVK die konservativen Behandlungsmethoden ausgeschöpft sein.

Eine hämodynamisch relevante Veränderung der zentralen aorto-iliakalen Einstrombahn schränkt ein effektives Gehtraining ein.

Das Kollateralnetz zur Überbrückung einer Aorten- oder A.-iliaca-communis-Stenose ist relativ gering ausgeprägt.

Bei dieser Konstellation ist als Voraussetzung für ein erfolgreiches Gehtraining daher eine frühzeitige Verbesserung des Einflusses sinnvoll.

Endovaskuläre Therapie

Der TASC-Klassifikation entsprechend (s. Abschnitt zu Indikationsstellung) ist bei Typ-A- und B-Läsionen dem endovaskulären Vorgehen absoluter Vorrang zu geben [17, 39].

Die Entwicklung der Indikationsstellung zwischen dem Jahr 2000 (TASC I) bis 2007 (TASC II) zeigt einen zunehmenden Trend für das endovaskuläre Vorgehen auf Kosten einer geringeren Durchgängigkeitsrate, jedoch zugunsten der deutlich geringeren Invasivität [7, 11, 29, 42].

Diskutiert wird für den aorto-iliakalen Abschnitt eine primäre Stentanwendung versus selektiver Stentimplantation. Die Langzeitergebnisse zeigen keinen signifikanten Unterschied in der Durchgängigkeitsrate. Beide Vorgehensweisen unterscheiden sich in der Kosten-Nutzen-Relation zugunsten der selektiven Stentanwendung [4, 22, 40].

Zu unterscheiden sind ballonexpandierbare Stents (BES) von selbst expandierbaren Stents (SES) (s. Tab. 13).

Tab. 13. Nutzung von ballonexpandierbaren (BES) und selbst expandierbaren Stents (SES)

	BES	SES
Platzierbarkeit	++	++
Radialkraft	+++	++
Längenkonstanz	++	+
Flexibilität	+	+++
A. iliaca communis	+++	++
A. iliaca externa	–/–	+++

Bei der Abdichtung der femoralen Punktionsstellen besteht ein Trend, diese mit Verschlusssystemen zu versorgen. Hierdurch wird eine frühere Mobilisierbarkeit der Patienten sowie eine geringere Rate an Blutungskomplikationen erreicht.

Systemspezifische Komplikationen werden allerdings auch beobachtet, wie z.B. Fehlplatzierung oder Gefäßverschluss.

Operative Therapie

Gemäß der TASC-Klassifikation (s. Abschnitt zu Indikationsstellung) ergibt sich die Indikation zu operativen Behandlung für Typ-B-Läsionen nur in Einzelfällen. Bei Typ-C-Veränderungen steht die operative Therapie im Vordergrund, während sie bei Typ-D-Läsionen die Methode der Wahl darstellt [29].

Anatomische Rekonstruktion

Während infrarenale Aortenstenosen vorzugsweise endoluminär behandelt werden [12, 20, 33], ist die Therapie der infrarenalen Aortenverschlüsse der offenen Operation vorbehalten. Trans- bzw. retroperitoneales Vorgehen wird individuell entschieden. Retroperitoneales Operieren führt zu einer geringeren Irritation der Sexualfunktion [21, 41].

In Aortenposition hat sich die **Tubus- oder Y-Prothesenimplantation** im Gegensatz zur offenen Thrombendarteriektomie (TEA) durchgesetzt. Die offene Aorten-TEA neigt im weiteren Verlauf zur Bildung von Aneurysmata.

Die zentrale aorto-prothetale Anastomose soll nierenarteriennah positioniert werden. Die Entscheidung für eine zentrale End-zu-End- bzw. Seit-zu-End-Anastomose beeinflusst nicht die Durchgängigkeitsrate. Die Seit-zu-End-Anastomose bietet eine günstigere Ausgangsposition bei erzwungener, infektbedingter Prothesenexplantation [45].

Die von Cid dos Santos 1946 erstmals durchgeführte **Thrombendarteriektomie (TEA)** an der A. femoralis superficialis hat in der A. iliaca communis und -externa nach wie vor ihre Berechtigung entweder als halbgeschlossene TEA der A. iliaca externa von der A. femoralis communis aus oder als offene TEA der arteriellen Beckenachse über einen retroperitonealen Zugang [8].

Ein wesentlicher Vorteil ist die Vermeidung von prothetischem Material. Folgende Indikationen werden gesehen:
- Längerstreckige A.-iliaca-externa-Stenosen/-Verschlüsse mit Beteiligung der Femoralisgabel
- Isolierter langstreckiger unilateraler A.-iliaca-communis-Verschluss
- Unilaterale arterielle Verschlusskrankheit der Beckenachse mit Claudikatio
- Intermittens und erektile Dysfunktion bei A.-iliaca-interna-Abgangsstenose und einem Penis-Brachialis-Index von $\leq 0,6$
- Autologe Rekonstruktion nach Prothesenexplantation bei Infekt

Die Anlage eines **uni-** oder **bilateralen** (Y-Prothese) **Bypasses** aorto-iliakal oder aorto-femoral richtet sich nach einem uni- oder bilateralen Befall der Beckenachse. Zur zentralen Anastomose wurde oben Stellung bezogen.

Die distale Anastomose ist, wenn gefäßmorphologisch vertretbar, oberhalb des Leistenbandes anzusetzen, um prothetisches Material in der infektgefährdeten Leiste zu vermeiden [37]. Ist die Beckenachse komplett verschlossen, wird die distale Anastomose entweder mit Zipfelerweiterungsplastik von der A. femoralis communis bis in die A. femoralis superficialis anastomosiert oder bei deren Verschluss im Sinne einer Profundaerweiterungsplastik bis in die A. profunda femoris anastomosiert.

Bei verschlossener Beckenachse, aber über Kollateralen noch offener A. iliaca interna kann diese in die aorto-femorale Gefäßprothese Seit zu End dorsal reinseriert werden.

Extraanatomische Rekonstruktion

Nach Ausschöpfen endoluminärer Therapieoptionen besteht zur Verringerung der Invasivität bei Patienten mit deutlich erhöhtem OP-Risiko die Indikation zur Anwendung extraanatomischer Bypassverfahren [6, 10].

Die Cross-over-Anlage wird bei einseitigem Verschluss der Beckenachse in S-Form iliaco-femoral angelegt, von der A. iliaca externa ausgehend. Ist der Eingriff auf der „Geberseite" mit einer TEA der Femoralisbifurkation verbunden, bietet sich ein C-förmiger Verlauf femoro-femoral an [21, 47].

Die Anlage eines axillo-femoralen/bifemoralen Bypasses ist bei beidseitigem Beckenachsenverschluss Patienten im Stadium III oder IV vorbehalten bzw. Patienten mit kritischer Ischämie und hohem Risikoprofil [26, 28, 30]. Nachteilig, insbesondere bei dem axillo-femoralen Bypass, ist die, im Gegensatz zur anatomischen Rekonstruktion, deutlich ungünstigere Durchgängigkeitsrate. Aus diesem Grunde wird ein axillo-femoraler Bypass im Gehschmerzstadium nicht eingesetzt.

Hybrideingriffe

Hybrideingriffe kombinieren endovaskuläre Therapieverfahren mit offener gefäßchirurgischer Revaskularisation in einer Sitzung. Zielsetzung ist die Reduzierung der Invasivität [36, 44]. So wird z.B. bei Verschlussprozessen der A. iliaca externa diese durch Ringdesobliteration von der Leiste aus rekanalisiert mit anschließender, ggf. stentgestützter Dilatation einer A.-iliaca-communis-Stenose.

Bei bilateralen Veränderungen mit Verschluss der Beckenachse einerseits und Stenose der kontralateralen Seite andererseits kann die endovaskuläre Therapie auf der Spenderseite kombiniert werden mit der Anlage eines Cross-over-Bypasses [1, 49].

Ergebnisse

[4, 6, 7, 12, 15, 17, 20, 22, 24, 30, 31, 32, 35, 38, 40, 45, 46]

Jüngere, < 50-jährige Patienten weisen im Gegensatz zu den älteren Patienten eine schlechtere Durchgängigkeitsrate bei aorto-iliakalen/-femoralen Rekonstruktionen auf. Junge, < 50-jährige Frauen unterliegen im Gegensatz zu Männern bei aorto-iliakalen Rekonstruktionen einem höheren Therapierisiko mit geringerer Durchgängigkeitsrate.

Tab. 14

Primäre Durchgängigkeitsrate nach 5 Jahren	
Angioplastie der A. iliaca	71% (64–75)
Aorto-bifemoraler Bypass	87% (80–88)
Extraanatomischer Bypass	
Axillo-unifemoral	51% (44–79)
Axillo-bifemoral	71% (50–76)
Femoro-femoral	75% (55–92)

Nachbehandlung

Medikamentös wird als Dauertherapie Acetylsalicylsäure (ASS) 100 mg/d empfohlen. Nach Stentangioplastie der Beckenarterien wird von einigen Autoren die zusätzliche Gabe von Clopidogrel für einen Zeitraum von 4–6 Wochen empfohlen. Eine zusätzliche Sekundärprophylaxe mit Statinen wird diskutiert [5, 9, 19, 43].

Die Patienten sollten sich einer klinischen und duplexsonographischen Verlaufsbeobachtung in regelmäßigen Abständen unterziehen. Ergänzend wird hierzu auf die Leitlinien zur Medikamentösen Therapie nach gefäßchirurgischen Operationen und endovaskulären Operationen als auch auf die S3-Leitlinie zur PAVK verwiesen.

Literatur

[1] AbuRahma AF et al., Selecting patients for combined femorofemoral bypass grafting and iliac balloon angioplasty and stenting for bilateral iliac disease. J Vasc Surg 33 (2001), (2), S 93–S99
[2] Amendt K, Hsu E, Gomer M, Farbcodierte Duplexsonographie der peripheren Arterien. Medizinische Welt (2003), 9, 252–256
[3] Böckler D et al., Geschlechtsverteilung aortaler Gefäßerkrankungen. Gefässchirurgie (2007), 12, 421–428
[4] Bosch JL, Hunink MGM, Meta-analysis of the results of percutaneous transluminal angioplasty and stent placement for aortoiliac occlusive disease. Radiology (1997), 204, 87–96
[5] CAPRIE Steering Committee, A randomised, blinded, trial of clopidogrel versus aspirin in patients at risk of ischaemic events (CAPRIE). Lancet (1996), 348 (9038), 1329–1339
[6] Cechura M et al., Haben extraanatomische Rekonstruktionen bei peripherer arterieller Verschlußkrankheit noch ihre Berechtigung? Zentralblatt für Chirurgie (2002), 127, 760–763
[7] Cejna M, Interventionelle Therapie der Beckenetage. Gefässchirurgie (2005), 10, 433–444
[8] Connolly JE, Price T, Aortoiliac Endarterectomy: A Lost Art? Ann Vasc Surg (2006), 20 (1), 56–62
[9] Deutsche Gesellschaft für Angiologie (DGA), Leitlinien zur Diagnostik und Therapie der arteriellen Verschlußkrankheit der Becken-Beinarterien. VASA (2001), Suppl. 57, 3–19
[10] Do Carmo G et al., A new approach for the surgical management of unilateral iliac artery occusive diasease: the iliofemoral crossover transposition. J Vasc Surg (2002), 36 (2), 404–407
[11] Dormandy JA, Rutherford RB, Management of peripheral arterial disease (PAD). TASC working group. TransAlantic Inter-Society Consensus (TASC). J Vasc Surg (2000), 31, 1–296
[12] Feugier P et al., Endovascular Treatment of isolated stenosis of the infrarenal abdominal aorta: long-term outcome. Ann Vasc Surg (2003), 17, 375–385
[13] Heijenbrok-Kal MH, Kock MCJM, Hunink MGM, Lower extremity arterial disease: Multidetector CT Angiography – Meta-Analysis. Radiology (2007), 245 (2), 433–439
[14] Gagne PJ et al., Young women with advanced aortoiliac occusive disease: new insights. Ann Vasc Surg (1996), 10 (6), 546–557
[15] Greiner A et al., Does stent overlap influence the patency rate of aortoiliac kissing stent. Journal of Endovascular Therapy (2005), 12, 696–703
[16] Gross-Fengels W, Schulenburg B, Kuhn M, Diagnostik und Therapie der arteriellen Verschlusserkrankung der Becken- und Beingefäße, Teil I : Diagnostik. Radiologie up2date (2007), 4, 321–346
[17] Gross-Fengels W, Schulenburg B, Kuhn M, Diagnostik und Therapie der arteriellen Verschlusserkrankung der Becken- und Beingefäße, Teil II: Therapie. Radiologie up2date (2008), 1, 35–52
[18] Hinrichs A, Geschlechtsunterschiede in der Gefäßmedizin. VASA (2007), 36, 5–16
[19] Hirsch AT et al., ACC/AHA practice guidelines for the management of patients with peripheral arterial disease (lower extremity, renal, mesenteric, and abdominal aorta). Circulation (2006), 133 (11), e 463–654
[20] Houston JG et al., Long-Term Results after Placement of Aortic Bifurcation Self-Expanding Stents: 1oYear Mortality, Stent Restenosis, and Distal Disease Progression. Cardiovasc Intervent Radiol (2007), 30, 42–47
[21] Karkos CD et al., Erectile dysfunction after open versus angioplasty aortoiliac procedures: a questionnaire survey. Vasc Endovascular Surg (2004), 38(2), 157–162
[22] Kudo T, Chandra FA, Ahn SS, Long-term outcome and predictors of iliac angioplasty with selective stenting. J Vasc Surg (2005), 42 (3), 466–475
[23] Langkau G, Meichsner M, Müller-Wiefel H, Renovasculäre und aortale Kombinationseingriffe. VASA (1993), Suppl. 42, 16–17

[24] Leville CD et al., Endovascular management of iliac artery occlusions: extending treatment to Transatlantic Inter-Society Consensus class C and D patients. J Vasc Surg (2006), 43 (1), 32–39
[25] Liapis CD, Tzortzis EA, Advances in the management of iliac artery occlusive disease. Vascul Endovascular Surg (2004), 38 (6), 541–545
[26] Martin D, Katz SG, Axillofemoral bypass for aortoiliac occlusive diasease. The American Journal of Surgery (2000), 180, 100–103
[27] Müller-Wiefel H, Bauchaorten- und Beckenarterienverschlüsse. In: Vorstand der Deutschen Gesellschaft für Gefäßchirurgie (Hrsg), Leitlinien zu Diagnostik und Therapie in der Gefäßchirurgie, 47–50. Deutscher Ärzte-Verlag, Köln
[28] Musicant SE et al., Postoperative duplex scan surveillance of axillofemoral bypass grafts. J Vasc Surg (2003), 37 (1), 54–61
[29] Norgren L et al., Inter-society consensus for the management of peripheral arterial disease. (TASC II). J Vasc Surg (2007), 45 (Suppl S), 5–67
[30] Onohara T et al., Multivariate analysis of long-term results after an axillofemoral and aortobifemoral bypass in patients with aortoiliac occlusive disease. J Cardiovasc Surg (2000), 41, 905–910
[31] Reed AB et al., The impact of patient age and aortic size on the results of aortobifemoral bypass grafting. J Vasc Surg (2003), 37 (6), 1219–1225
[32] Ricco JB, Probst H, Long-term results of a multicenter randomized study on direct versus crossover bypass for unilateral iliac artery occlusive disease. J Vasc Surg (2008), 47 (1), 45–54
[33] Ruppert V et al., Long-term results after primary stenting of distal aortic stenosis. Journal of Endovascular Therapy (2006), 13, 229–236
[34] Rutherford RB, Options in the surgical management of aorto-iliac occlusive disease: A changing perspective. Cardiovasc Surg (1999), 7, 5–12
[35] Saha S et al., Stenting for localized arterial stenosis in the aorto-iliac segment. Eur J Vasc Endovasc Surg (2001), 22, 37–40
[36] Scharrer-Pamler R, Kapfer X, Sunder-Plassmann L, Die Technik der endovaskulären Kombinationseingriffe vom Beckentyp. Gefässchirurgie (2003), 8, 159–169
[37] Schmedt CG, Sadeghi-Azandaryani M, Steckmeier BM, Operative und endovaskuläre Therapie der aortoiliakalen Strombahn. Gefässchirurgie (2007), 12 (4), 253–268
[38] Schürmann K et al., Long-term results 10 years after iliac arterial stent placement. Radiology (2002), 224 (3), 731–738
[39] Storck M, Wagner HJ, Periphere arterielle Verschlußkrankheit und akute Extremitätenischämie. Chirurg (2007), 78, 611–619
[40] Tetteroo E et al., For the Dutch Iliac Stent Trial Group. Randomised comparison of primary stent placement versus primary angioplasty followed by selective stent placement in patients with iliac-artery occusive disease. Lancet (1998), 351, 1153–1159
[41] Thetter O, v Hochstetter A, Van Dongen RJAM, Sexualfunktion nach gefäßchirurgischen Eingriffen im aorto-iliacalen Bereich – Ursachen und Vermeidung von Potenzstörungen. Langenbecks Archiv für Chirurgie (1984), 362, 205–219
[42] Timaran CH et al., Iliac artery stenting versus surgical reconstruction for TASC (TransAtlantic Inter-Society Consensus) type B and type C iliac lesions. J Vasc Surg (2003), 38 (2), 272–278
[43] Uberoi R, Tsetis D, Standards for the Endovascular management of Aortic occlusive disease. Cardiovasc Intervent Radiol (2007), 30, 814–819
[44] Verrel F, Steckmeier B, Ruppert V, Intraoperative Kombinationsverfahren bei pAVK vom Beckentyp. Indikationen, Technik und Langzeitergebnisse. Gefässchirurgie (2006), 11 (2), 94–99
[45] de Vries SO, Hunink MGM, Results of aortic bifurcation grafts for aortoiliac occlusive disease: A meta analysis. J Vasc Surg (1997), 26 (4), 558–569
[46] Wagner HJ, Alfke H, interventionelle Therapie der peripheren arteriellen Verschlusskrankheit. Herz (2004), 29, 57–67
[47] Whatling PJ et al., Iliac occlusions: Stenting or Crossover grafting? An examination of patency and cost. Eur J Vasc Endovasc Surg (2000), 20, 36–40
[48] Willmann JK et al., Aortoiliac and lower extremity arteries assessed with 16-Detector row CT angiography: prospective comparison with digital subtraction angiography. Radiology (2005), 236 (3), 1083–1093
[49] Wintzer C et al., Kombination von PTA der Spenderarterie und Crossoverbypass bei bilateraler Beckenarteriensklerose. Gefässchirurgie (2006), 11, 84–93

Verantwortlich für die Erstellung: G. H. Langkau (Bocholt), H. Kyek-Kübler (Bocholt)
Teilnehmer: Prof. K. Balzer (Mülheim), Prof. D. Böckler (Heidelberg), Dr. H. Böhner (Neuss), Univ.-Prof. J. Brunkwall (Köln), Prof. Th. Bürger (Kassel), Prof. S. Debus (Hamburg), Univ.-Prof. H. H. Eckstein (München), Dr. I. Flessenkämper (Berlin), Dr. A. Florek (Dresden), Dr. G. Hennig (Leipzig), Prof. Th. Hupp (Stuttgart), Prof. H. Imig (Berlin), Prof. W. Lang (Erlangen), Dr. G. H. Langkau (Bocholt), Prof. B. Luther (Krefeld), Dr. V. Mickley (Rastatt), Th. Noppeney (Nürnberg), Dr. S. Schulte (Köln), Prof. M. Zegelmann (Frankfurt)
Erstellungsdatum: Juli 2008
Letzte Überarbeitung: 09. Dezember 2008
Verabschiedung durch den Vorstand der Deutschen Gesellschaft für Gefäßchirurgie am 11. Dezember 2008

Erkrankungen der Oberschenkelarterien (S1)

Leitlinie S1 zur Diagnostik und Therapie von Stenosen und Verschlüssen der Arteria femoralis communis, superficialis und profunda femoris

Vorbemerkungen

Wie keine andere arterielle Gefäßprovinz im menschlichen Körper ist die Oberschenkeletage von verschiedenen Fachdisziplinen umkämpft (Gefäßchirurgie, Angiologie, interventionelle Radiologie). Dies erfordert zwangsläufig ein interdisziplinäres Behandlungskonzept, um Konflikte zu vermeiden. Die vorliegende Leitlinie bezieht sich insbesondere bei der Wahl der Methode zur Revaskularisation auf die TASC-II-Klassifikationen der „femoro-poplitealen" Läsionen [1], die mehr als den reinen Oberschenkelarterienverschluss umfassen. Verglichen mit TASC I [2] ist der Schweregrad einer Verschlusssituation herabgestuft worden, und es werden Verschlussprozesse der Unterschenkeltrifurkation in die femoro-popliteale Läsion subsummiert. Diese Klassifikation ist nicht evidenzbasiert, sondern ein pragmatischer und politischer Kompromiss verschiedener Fachgesellschaften [3].

Jeder zweite Arterienverschluss der unteren Gliedmaßen betrifft die Arteria femoralis superficialis und die Femoralisgabel. Es gibt keine klinischen oder angiographischen Kriterien, die eine prospektive Einschätzung des Spontanverlaufes ermöglichen. Die Oberschenkelgefäße gehören mit einem Kaliber von weniger als 6 mm bereits zu den mittleren bis kleinen Schlagadern. Bei frei durchgängigen Beckenarterien und intaktem Profundakreislauf können Stenosen und Verschlüsse der Oberschenkelarterien Jahre und Jahrzehnte ohne erkennbare Progredienz bestehen. Häufig verursachen sie den Patienten keine oder nur unwesentliche Beschwerden.

Tab. 15. TASC-II-Klassifikation femoro-popliteale Verschlussprozesse [1]

Typ-A-Läsion	Umschriebene Einengung von weniger als 10 cm oder Verschluss von weniger als 5 cm Länge
Typ-B-Läsion	Mehrere hämodynamisch relevante Veränderungen (Stenosen oder Verschlüsse), jede kürzer als 5 cm
	Einzelne Stenose oder Verschluss von weniger als 5 cm Länge, wobei der Unterschenkelanteil der Arteria poplitea nicht befallen sein darf
	Einzelne oder mehrere Veränderungen bei peripheren Gefäßverschlüssen zur Verbesserung des Einstroms für einen distalen Bypass
	Schwer verkalkter Verschluss von weniger als 5 cm Länge
Typ-C-Läsion	Mehrere Stenosen oder Verschlüsse mit insgesamt mehr als 15 cm Gefäßbefall, mit oder ohne schwerer Kalzifizierung
	Rezidivstenosen oder Verschlüsse, die eine Behandlung nach 2 endovaskulären Interventionen benötigen
Typ-D-Läsion	Chronischer totaler Verschlussprozess der Arteria femoralis communis oder der Arteria femoralis superficialis (> 20 cm) mit Befall der Arteria poplitea
	Chronischer vollständiger Verschluss der Arteria poplitea und der proximalen Trifurkation

Symptome und Befunde

Auch bei einseitiger Claudicatio intermittens liegt bei über der Hälfte der Kranken ein gleichartiger Verschlussprozess an der Oberschenkelarterie der Gegenseite vor. In einem Drittel der Fälle kommt es zum Stillstand der Symptomatik, in einem weiteren Drittel zu einer langsamen und in einem weiteren Drittel zur raschen Progredienz der Grundkrankheit. Die Stadien der kritischen Ischämie werden in Abwesenheit eines Diabetes mellitus selten erreicht, sodass die Amputationsgefahr gering ist (< 2%) [1]. Bei Diabetikern liegt sie allerdings wesentlich höher, auch wenn „nur" die Oberschenkelgefäße betroffen sind. Viele Diabetiker können eine Claudicatio intermittens aufgrund der Neuropathie nicht mehr als Warnsignal erkennen. Aufgrund der Polyneuropathie kommt es bei Diabetikern häufig zu unbemerkten Fußverletzungen, woraus sich dann in Zusammenhang mit Infektionen amputationsgefährdete „diabetische Füße" entwickeln können [4].

Diagnostik

Der Erhebung der Anamnese kommt vor der weiteren Diagnostik eine entscheidende Bedeutung zu. Auch die Erfassung der Risikofaktoren (Rauchen, Bluthochdruck, Diabetes mellitus, Fettstoffwechselstörungen, Adipositas, Bewegungsmangel, metabolisches Syndrom) ist für die weitere Prognose der Erkrankung von ausschlaggebender Bedeutung [1].
Standards für die Diagnostik sind:
- **Inspektion:** Durch die Inspektion der Beine können bereits Zeichen der Ischämie (Hautblässe, livide Verfärbung, Verlust der Behaarung, Ulcera, Nekrosen) erkannt werden. Davon zu unterscheiden sind Begleitphänomene, die die Beschwerden der PAVK verstärken oder eine PAVK vortäuschen können: Ödeme, Dermatosen, Varizen, postthrombotisches Syndrom, chronische venöse Insuffizienz, Vaskulitis, Pyoderma gangraenosum. Trockene, stark beschwielte Füße mit Rhagaden und Schuppenbildung sind Hinweis für einen Diabetes mellitus (neuropathischer Fuß).
- **Pulse tasten:** Nach der Inspektion der sollten die Leisten-, Kniekehlen- und Knöchel-/Fußpulse im Seitenvergleich getastet werden, wobei auf die Pulsqualität geachtet werden sollte. So kann die Verschlusshöhe rasch und ohne viel Aufwand lokalisiert werden. Allerdings sollte man sich nur auf deutlich tastbare Pulse verlassen. Leider sind Sensitivität und Spezifität des Pulsetastens gerade bei Gefäßchirurgen sehr gering [5].
- **Laufbandergometer:** Zur Einschätzung der Gehstrecke und der Relevanz der angegebenen Beschwerden ist die Messung der Gehstrecke mit der Laufbandergometrie nützlich. Der Patient geht unter standardisierten Bedingungen (3 km/h, 12% Steigung), bis relevante Beschwerden auftreten. Die so ermittelte Gehstrecke entspricht etwa dem Dreifachen der tatsächlichen Gehleistung unter physiologischen Bedingungen.
- **CW-Dopplersonographie:** Der Doppler-Index (DI) wird als Quotient des Doppler-Verschlussdruckes der Knöchelarterien und des systolischen Blutdrucks am Arm (an Stenose im supraaortalen Bereich denken!) ermittelt. Bei einer hämodynamisch nicht relevanten Stenose wird dieser größer als 1 oder 1 sein, je nach Schweregrad der Durchblutungsstörung sinkt er unter 1 ab. Eine Ausnahme hiervon bildet die diabetische Angiopathie, bei der durch die Mediasklerose die Werte nach oben verfälscht sind (DI > 1.3). Eine kritische Gliedmaßenischämie ist anzunehmen bei absoluten Druckwerten, die unter 50 mmHG im Knöchelbereich oder beim Diabetiker unter 30 mmHG im Zehenbereich liegen. Die jüngst veröffentlichte getABI-Studie [6] konnte darstellen, dass die Verschlechterung des Doppler-Index ein prognostisch ungünstiger Faktor für die Lebenserwartung ist.

- Mit der farbkodierten **Duplexsonographie (FKDS)** können Stenosen und Verschlüsse der Oberschenkelgefäße nicht invasiv dargestellt werden, ebenso wie die Morphologie der Gefäßwand. Arterielle Thrombosen und Embolien lassen sich mit dieser Methode gut erkennen. Auch die Indikation zu einer interventionellen oder operativen Therapie kann mit der FKDS gestellt werden [7]. Im Oberschenkel ist die Genauigkeit („accuracy") der FKDS ähnlich hoch wie die der angiographischen Methoden [8]. Auch kann eine Aufdehnung der Oberschenkelarterien unter Duplexkontrolle erfolgen.
- Die **intraarterielle digitale Subtraktionsangiographie (DSA)** ist der diagnostische Goldstandard im Hinblick auf die Genauigkeit der Gefäßdarstellung. Sie ist aber als invasives Verfahren mit Risiken behaftet. 0,1% der Patienten reagieren allergisch auf das Kontrastmittel, 0,7% müssen behandelt werden, und die Sterblichkeit liegt bei 0,16% [1]. Außerdem ist die Methode wegen der Gabe von Kontrastmittel in Abhängigkeit der applizierten Menge bei Niereninsuffizienz sehr kritisch zu bewerten. Durch nichtionische, isoosmolare Kontrastmittel, Verbesserung der Technik und Verminderung der Strahlenbelastung lassen sich die Nachteile zum Teil aufwiegen [9]. Alternativ kann die CO_2-Angiographie eingesetzt werden. Die Becken-Bein-Übersichtsangiographie in DSA-Technik ist heutzutage im Regelfall entbehrlich, da die aortoiliakalen Arterien entweder mit FKDS oder kernspintomographisch (s.u.) dargestellt werden können. Dafür steigt der Stellenwert der DSA in PTA-Bereitschaft an, was zu erheblichen Einsparungen an Kontrastmittel führt und die unmittelbare Überleitung von der Diagnostik zur Therapie ermöglicht.
- Die **intravenöse digitale Subtraktionsangiographie** ist obsolet.
- Die **kontrastmittelverstärkte Magnetresonanzangiographie (ceMRA)** ist eine wichtige nicht invasive bildgebende Technik für die Diagnose und Behandlung der PAVK. Der Vorteil dieser Methode liegt vor allem in der fehlenden Invasivität (intravenöse Gabe von gadoliniumhaltigem Kontrastmittel) und der Möglichkeit, in kurzer Zeit Ganzkörperangiogramme zu liefern [1]. Mittlerweile ist die Qualität der ceMRA flächendeckend gut. In einzelnen Zentren ist es bereits möglich, eine zeitliche Auflösung des KM-Flusses zu beschreiben, was zur Beurteilung der Unterschenkelarterien hilfreich ist. Die Methode muss Patienten mit Herzschrittmachern, Defibrillatoren und Rückenmarkstimulatoren ausschließen. Galt die ceMRA früher als Alternative zur DSA bei Niereninsuffizienz, so hat sich dieser Wunsch nicht erfüllt. Leider hat sich herausgestellt, dass Niereninsuffizienz (Kreatinin > 1,6 mg/dl), insbesondere Dialysepflicht, eine Kontraindikation für die ceMRA ist (nephrogene systemische Fibrose) [10]. Stents und Stentprothesen führen in Abhängigkeit vom gewählten metallischen Material häufig zu einer Beeinträchtigung der Bildqualität bzw. zu Metallartefakten (bei modernen Geräten selten). Hierdurch können gelegentlich Gefäßverschlüsse vorgetäuscht werden. Stenosen werden häufig überschätzt. Die Sensitivität und Spezifität der ceMRA bei der Darstellung von Verschlussprozessen der Oberschenkelarterien ist mittlerweile der der DSA ebenbürtig [11].
- Die **CT-Angiographie** ist eine weitere diagnostische Untersuchungsmethode für die Planung der Behandlung einer PAVK. Sie ist weniger invasiv als die DSA, und die rasche Entwicklung der Technologie erlaubt heute die Darstellung sämtlicher Arterien in kurzer Zeit. Ihr Wert wird allerdings limitiert durch die große Menge von jodhaltigem Kontrastmittel, und die Strahlenbelastung ist sehr hoch. Auch kompromittieren kalkhaltige Plaques die präzise Darstellung der mittleren und kleinen Arterien [11, 12].

Indikationsstellung

Wegen der guten Kollateralisierung über Äste der Arteria profunda femoris ist die Indikation zum interventionellen oder chirurgischen Vorgehen bei Stenosen oder Verschlüssen der Oberschenkelgefäße nur bei erheblicher Einschränkung der Gehstrecke und hohem Leidensdruck gegeben (relative Indikation im Stadium II), eine absolute Indikation zur Revaskularisation besteht aber in den Stadien III und IV nach Fontaine. Isolierte Verschlussprozesse bieten sich wegen des geringen Risikos und der guten Langzeitergebnisse für eine frühzeitige Indikationsstellung zur Verbesserung der Lebensqualität vor allem bei entsprechender beruflicher Exposition oder erhöhter sportlicher Aktivität (z.B. Briefträger oder Tennisspieler) an.

Im asymptomatischen Stadium I ist eine invasive Behandlung abzulehnen.

Im Stadium II ist die Indikation für einen invasiven Eingriff gegeben. Bei Verschlüssen der Oberschenkeletage sollte zunächst ein konservativer Behandlungsversuch durchgeführt werden, da bei Stenosen oder kurzstreckigen Verschlüssen der Arteria femoralis und gut entwickelter Arteria profunda femoris nahezu immer eine Verbesserung des Beschwerdebildes erzielt werden kann. Insbesondere durch kontrolliertes Gehtraining können langfristig ähnlich gute Ergebnisse erzielt werden wie durch gefäßchirurgische oder interventionelle Maßnahmen [13].

Im Stadium III (Ruheschmerz) und im Stadium IV (trophische Schädigung) ist die Indikation zur Anwendung interventioneller oder operativer Verfahren absolut. Die Stadien III und IV sind jedoch beim isolierten Oberschenkelarterienverschluss eher selten (Ausnahmen: Verschluss der A. femoralis superficialis bei gleichzeitigem Verschluss der Profunda; Diabetiker).

> ℹ️ **Sowohl gefäßchirurgische als auch endovaskuläre arterielle Rekonstruktionen bei PAVK sollten ein vernünftiger, stadiengerechter Kompromiss zwischen Aufwand, Risiko und Ergebnis sein (Empfehlungsgrad B).**

Bezüglich der akuten Ischämie bei vorbestehender Stenose oder bei Embolie wird auf das Kapitel „Der akute periphere Arterienverschluss" verwiesen. Nach der TASC II werden die Indikationen wie folgt beschrieben:
- **TASC-Typ A und B:** primär endovaskuläre Therapie
- **TASC-Typ D:** Operation primär
- **TASC-Typ C:** bei Patienten ohne hohes Risiko eher Operation

Therapie

Folgende interventionelle oder operative Techniken stehen zur Verfügung.

Perkutane transluminale Angioplastie (PTA/Stent)

Diese Technik ist bei hämodynamisch relevanten Gefäßstenosen und kurzstreckigen Verschlüssen der Oberschenkelarterien heute die Methode der ersten Wahl [1]. Eine Ausweitung dieser Technik auf längerstreckige Veschlüsse sowie überhaupt der Versuch einer primären Intervention für alle anatomischen Veränderungen mit Ausnahme des langstreckigen Gefäßverschlusses werden heute allgemein akzeptiert. Der Einsatz von Nitinolstents führt hierbei zu besseren Resultaten [14], sodass die früheren Indikationen zum Stenten von Oberschenkelläsionen (Recoiling, Dissektion, Rezidivstenose) in vielen Zentren nicht mehr gelten und alle Läsionen primär gestentet werden. Edelstahlstents haben sich in der Oberschekeletage nicht bewährt [15]. Der Einsatz von beschichteten Stents war nach anfänglich guten Erfolgen enttäuschend [16]. Bei der Implantation von Stentgrafts werden durchaus zufriedenstellende Resultate berichtet [17].

Ob der Einsatz von Hitze, Laser oder das Ausschneiden des Stenosezylinders zu verbesserten Ergebnissen führen kann, ist umstritten und bis heute nicht eindeutig bewiesen.

Günstige Resultate werden bei thrombotischem Verschluss einer stenosierenden Veränderung durch die adjuvante lokale Lyse erzielt.

> **ⓘ** Endovaskulären Techniken soll der Vorzug gegeben werden, wenn kurz- und langfristig die gleiche symptomatische Verbesserung erzielt werden kann wie mit einer gefäßchirurgischen Operation (Empfehlungsgrad B).

Bezüglich der Behandlungsverfahren beim akuten Verschluss der Oberschenkelarterien wird auf die Leitlinie „Der akute periphere Arterienverschluss" verwiesen.

Thrombendarteriektomie (TEA)/Patchplastik der Leistengabel

A. profunda femoris: Bei gleichzeitigem Veschluss der A. femoralis superficialis und relevanter Einengung der Arteria profunda femoris kann eine Profundaplastik angestrebt werden, um über die Kollateralen das erste Popliteasegment besser einzuspeisen. Diese Technik hat hinsichtlich der Beschwerdefreiheit keine so günstigen Resultate wie die Wiederherstellung der physiologischen Durchblutung z.B. durch einen Bypass. Vor allem bei kritischer Ischämie bleibt dieses Rekontruktionsverfahren häufig erfolglos [18]. Die Erweiterung der Arteria profunda kann durch körpereigene Vene, durch Kunststoff oder durch Teile einer endarteriektomierten Arteria femoralis superficialis im Sinne einer Patchplastik erfolgen. Stets muss bis zu einem durchgängigen Gefäßsegment präpariert und rekonstruiert werden. Die Intervention der Arteria profunda femoris ist bei gleichzeitigem Befall der Arteria femoralis communis in aller Regel kontraindiziert. Eine isolierte Profundaabgangsstenose kann in Cross-over-Technik oder durch direkte Punktion bei geeigneter Morphologie interventionell rekonstruiert werden.

Isolierte Profundastenosen bei erhaltener A. femoralis superficialis sollten bei asymptomatischen Patienten (meist Diabetiker) nicht therapiert werden.

> **ⓘ** Verschlussprozesse der Femoralisgabel sollten gefäßchirurgisch behandelt werden. Die alleinige Profundarevaskularisation von Patienten mit CLI und Mehretagenverschlüssen ist unzuverlässig (Empfehlungsgrad B).

A. femoralis communis: Die A. femoralis communis ist oft isoliert oder in Kombination mit Beckenarterienveränderungen oder peripheren Läsionen betroffen und weist oft eine stark verkalkende, für Interventionen ungeeignete, gelegentlich korallenriffähnliche Arteriosklerose auf, die sich für ein isoliertes operatives Vorgehen anbietet. Stents sind in dieser Lokalisation nicht sinnvoll, da sie im Bewegungssegment brechen oder wandern können.

Bypassverfahren

Hierfür stehen autologes Material (körpereigene Venen), homologes Material (Transplantatvene, Nabelschnurvene), heterologes Material (bovine und ovine Prothesen) sowie alloplastisches Material (PTFE, gestricktes und gewebtes Polyester mit oder ohne Kollagen bzw. Gelatinebeschichtung) zur Verfügung. Da bei den Spätergebnissen der autogene Venenbypass deutliche Vorteile aufweist,

ist ihm der Vorzug vor Fremdmaterialien zu geben [19, 22]. Die Frühergebnisse mit alloplastischem Material sind ähnlich gut wie die mit Vene [19–23]. Bypassverschlüsse führen bei alloplastischem Material häufiger zur akuten Ischämie als bei Verwendung von Vene, mit einer wesentlich höheren Gefahr der Ausbildung eines Kompartmentsyndroms und der Majoramputation.

> **ⓘ** Bei der Anlage von femoro-poplitealen Bypässen sollte bei geeignetem Venenmaterial primär immer körpereigene Vene als Bypassmaterial verwendet werden, sowohl bei kritischer Ischämie als auch bei Claudicatio intermittens. Der wichtigste Risikofaktor für den Bypassverschluss ist die Nichtverwendung von Vene (Empfehlungsgrad A).

Thrombendarteriektomie

Diese Technik kann für segmentale oder längerstreckige Gefäßverschlüsse in der A. femoralis superficialis zum Einsatz kommen. Die Ausschälbarkeit des Intimazylinders und die Länge der krankhaften Veränderung sind für die Prognose von entscheidender Bedeutung. Insgesamt sind die Ergebnisse nach der Thrombendarteriektomie jedoch deutlich schlechter als die Ergebnisse nach Bypassverfahren. Dennoch darf diese Methode bei entsprechender Indikation weiterhin als operatives Verfahren der ersten Wahl bei isoliertem Befall der A. femoralis communis zum Einsatz kommen, vor allem unter Berücksichtigung der Progression der Grundkrankheit und der Notwendigkeit neuerlicher gefäßchirurgischer Maßnahmen, wenn man den Eingriff auf diesen Abschnitt begrenzen kann. Die orthograde Entfernung des Stenosezylinders in Richtung des Blutstromes mit Ringstrippern („remote endarterectomy") [24] ist allerdings Einzelfällen vorbehalten und bedarf besonderer Techniken und Erfahrung mit dieser Methode unter Einbeziehung einer intraoperativen DSA. Gegebenenfalls kann eine entstehende periphere Stufe durch einen Stent fixiert werden.

Hybrideingriffe

Die Möglichkeiten einer interventionellen Therapie in Verbindung mit einem operativen Vorgehen haben sich in den letzten Jahren außerordentlich entwickelt. Im Einzelfall ist zu erwägen, ob nicht durch eine intraoperative Angioplastie (ITA) eine Verbesserung von Zustrom oder Abstrom in Verbindung mit einem konventionellen operativen Vorgehen in Betracht kommt. Solche Hybrideingriffe stellen die ökonomischste und für den Patienten risikoärmste einzeitige Rekonstruktion von Mehretagenverschlüssen dar. Sie können mit Minoramputationen bzw. Wunddébridements kombiniert werden. Mit Hybrideingriffen kann der Gefäßchirurg das weiteste Behandlungsspektrum anbieten, und es gibt keine unlösbaren Situationen, da jederzeit ein Verfahrenswechsel möglich ist. Die Ergebnisse von Hybrideingriffen sind denen von rein gefäßchirurgischen Mehretagenrekonstruktionen ebenbürtig [25, 26].

Begleitmedikation

(Siehe auch Leitlinie Medikamentöse Therapie nach gefäßchirurgischen Operationen und endovaskulären Interventionen.)
   Die Notwendigkeit einer adjuvanten Heparinisierung ist für die Katheterintervention und Operation obligat, auch wenn es hierfür keine eindeutige Evidenz aufgrund der Studienlage gibt.

Erkrankungen der Oberschenkelarterien

Adjuvante Sympathektomie

Die operative lumbale Sympathektomie ist heute nur selten indiziert und oft nur bei gleichzeitiger Freilegung von Arterien im Beckenbereich denkbar. Die CT-gesteuerte Sympathektomie kann in Einzelfällen bei ansonsten nicht rekonstruierbaren Gefäßsituationen sinnvoll sein.
Intraoperative Kontrollen
Hierzu werden folgende Verfahren verwendet:
- **DSA:** Die intraoperative DSA soll überall da zum Einsatz kommen, wo die periphere Gefäßsituation aufgrund des präoperativen Angiogramms nicht eindeutig zu klären ist. Ferner sollte das Rekonstruktionsergebnis durch intraoperative Angiographie – wo möglich – auf technische Fehler hin kontrolliert und dokumentiert werden [7].
- **Ultraschalluntersuchungen** (Doppler-Flowmetrie, Duplexsonographie): Es besteht die Möglichkeit, den Bypassfluss zu messen und die Morphologie der Anastomosen darzustellen. Diese Methoden können insbesondere bei Patientenn angewandt werden, bei denen eine Kontraindikation für eine DSA besteht.
- **Angioskopie:** Sie ist früher bei der antegraden Thrombendarteriektomie zur Prüfung der Gefäßperipherie empfohlen worden. Heute wird sie zur Inspektion von Gefäßanastomosen gelegentlich eingesetzt, hat sich aber nicht als Routinemethode etablieren können.

Nachsorge

(Siehe auch Leitlinie Medikamentöse Therapie nach gefäßchirurgischen Operationen und endovaskulären Interventionen.)

Eine bereits intraoperativ eingeleitete Heparinisierung sollte postoperativ für einige Tage fortgesetzt werden. Bis zur Entlassung aus der stationären Behandlung ist eine Low-dose-Heparinisierung zur Thromboseprophylaxe sinnvoll. Die Gabe von Acetylsalicylsäure scheint die Verschlussrate von Kunststoffbypässen zu senken, während für Venenbypässe eine Antikoagulation mit Vitamin-K-Antagonisten in mittlerer Dosierung vorteilhaft zu sein scheint, allerdings um den Preis vermehrter Blutungskomplikationen [27].

> **ⓘ Alle Bypasspatienten sollten postoperativ regelmäßig nachuntersucht werden, einschließlich einer genauen Befragung nach neuen Symptomen einer Minderdurchblutung, einer Pulstastung und der Messung des ABI (A).**

Eine Kontrolluntersuchung mit Ermittlung der Doppler-Indizes und des Pulsstatus sowie mit Erkennung von Komplikationen (Wundheilungsstörungen, postrekonstruktives Ödem, Lymphfistel) schließt die Behandlung ab.

Ambulante Kontrollen sind regelmäßig nach 4–6 Wochen, nach 6 Monaten und dann jährlich anzuraten. Hierbei ist nicht nur das Rekonstruktionsergebnis zu beurteilen, sondern auch dem Spontanverlauf der Gegenseite Rechnung zu tragen. Neben klinischer Untersuchung hat die Doppler-Druckmessung zu erfolgen. Für die Beurteilung der Anastomosen und der Fließgeschwindigkeit des Blutes hat sich die Duplexsonographie als beste Untersuchungsmethode etabliert. Bei progredienten Stenosen im Anastomosenbereich oder im Bypassverlauf ist eine Revisionsoperation angezeigt, bevor es zum Totalverschluss der Gefäßrekonstruktion kommt [7]. Die Angiographie ist als postoperatives Kontrollverfahren dann indiziert, wenn die Indikation für ein neuerliches gefäßchirurgisches Vorgehen geprüft werden soll.

Literatur

[1] Norgren L et al., Inter-Society Consensus for the Management of Peripheral Arterial Disease (TASC II). Eur J Vasc Endovasc Surg (2007), 33, S 1–75
[2] TASC, Management of peripheral arterial disease (PAD). Trans-Atlantic Inter-Society Consensus (TASC). Int Angiol (2000), 19 (Suppl 1), 1–304
[3] Schillinger M et al., TASC II section F on revascularization: commentary from an interventionalist´s point of view. J Endovasc Ther (2007), 734–742
[4] Rümenapf G et al., Gefäßchirurgie bei Diabetikern mit Fußproblemen. Dtsch Ärztebl (2004), 101, A 3348–3354
[5] Lundin M et al., Distal pulse palpation: is it reliable? World J Surg (1999), 23, 252–255
[6] Diehm C et al., High prevalence of peripheral arterial disease and comorbidity in 6880 primary care patients: cross-sectional study. Atherosclerosis (2004), 172, 95–105
[7] Balzer K, Intraoperatives Monitoring in der Gefäßchirurgie. Chirurg (2005), 76, 183–195
[8] Khaw K, Lehmann ED (2005) Imaging of the femoropopliteal segment and profunda femoris artery. In: Grennhalgh R (Ed), Towards vascular and endovascular consensus, 408–430. BIBA Medical, London
[9] Pannu N, Wiebe N, Tonelli M, Prophylaxis strategies for contrast-induced nephropathy. JAMA (2006), 295, 2765–2779
[10] Thomsen HS, Nephrogenic systemic fibrosis: a serious late reaction to gadodiamide. Eur Radiol (2006), 16, 2619–2621
[11] Jakobs TE, Wintersperger BJ, Becker CR, MDCT-imaging of peripheral arterial disease. Semin Ultrasound CT MR (2004), 25 (2), 145–155
[12] Ota H et al., MDCT compared with digital subtraction angiography for assessment of lower extremity arterial occlusive disease: importaance of reviewing cross-sectional images. AJR Am J Roentgenol (2004), 182 (1), 201–209
[13] Leng GC, Fowler B, Ernst E, Exercise for intermittent claudication (Cochrane Review). Cochrane Database Syst Rev (2004), CD000990
[14] Schillinger M et al., Balloon angioplasty versus implantation of nitinol stents in the superficial femoral artery. N Engl J Med (2006), 354, 1879–1888
[15] Cejna M et al, PTA versus Palmaz stent placement in femoropopliteal artery obstructions: a multicenter prospective randomized study. J Vasc Interv Radiol (2001), 12(1), 23–31
[16] Duda SH et al., Drug eluting and bare nitinol stents for the treatment of atherosclerotic lesions in the superficial femoral atery: long-term results from the SIROCCO trial. J Endovasc Ther (2006), 13, 701–710
[17] Saxon R et al., Longterm results of ePTFE stent-graft versus angioplasty in the femoropopliteal artery: single center experience from a prospective, randomized trial. J Vasc Interv Radiol (2003), 14 (3), 303–311
[18] Hill DA, Jamieson CW, The results of arterial reconstruction utilizing the profunda femoris artery in the treatment of rest pain and pre-gangrene. Br J Surg (1977), 64, 359–361
[19] Aburahma AF, Robinson PA, Holt SM, Prospective controlled study of polytetrafluoroethylene versus saphenous vein in claudicant patients with bilateral above knee femoropoplieal bypasses. Surgery (1999), 126 (4), 594–601
[20] Green R et al., Prosthetic above-knee femoropopliteal bypass grafting: five-year results of a randomized trial. J Vasc Surg 2000, 31, 417–425
[21] Jackson MR et al., The consequences of a failed femoropopliteal bypass grafting: comparison of saphenous vein and PTFE grafts. J Vasc Surg (2003), 32 (3), 498–504, 504–505
[22] Johnson WC, Lee KK, A comparative evaluation of polytetrafluoroethylene, umbilical vein and saphenous vein bypass grafts for femoral-popliteal above-knee revascularization: a prospective randomized Department of Veterans Affairs cooperative study. J Vasc Surg (2000), 32, 268–277
[23] Lam E et al., Risk factors for autogenous infrainguinal bypass occlusion in patients with prosthetic inflow grafts. J Vasc Surg (2004), 39 , 336–342
[24] Heijmen RH et al., Use of a balloon-expandable, radially reinforced ePTFE endograft after remote SFA endarterectomy : a single-center experience. J Endovasc Ther (2001), 8, 408–416
[25] Cotroneo AR et al., Hybrid therapy in patients with complex peripheral multifocal steno-obstructive vascular disease: two-year results. Cardiovasc Intervent Radiol (2007), 30, 355–361
[26] Miyahara T et al., Long-term results of combined iliac endovascular intervention and infrageniunal surgical revascularization for treatment of multilevel arterial occlusive disease. Int Angiol (2005), 24, 340–348
[27] Efficacy of oral anticoagulants compared with aspirin after infrainguinal bypass surgery (The Dutch Bypass Oral Anticoagulants or Aspirin study): a randomized trial. Lancet (2000), 355, 346–351

Verantwortlich für die Erstellung: K. Balzer (Mülheim), G. Rümenapf (Speyer)
Teilnehmer: Prof. K. Balzer (Mülheim), Prof. D. Böckler (Heidelberg), Dr. H. Böhner (Neuss), Univ.-Prof. J. Brunkwall (Köln), Prof. Th. Bürger (Kassel), Prof. S. Debus (Hamburg), Univ.-Prof. H. H. Eckstein (München), Dr. I. Flessenkämper (Berlin), Dr. A. Florek (Dresden), Dr. G. Hennig (Leipzig), Prof. Dr. Th. Hupp (Stuttgart), Prof. H. Imig (Berlin), Prof. W. Lang (Erlangen), Dr. G. H. Langkau (Bocholt), Prof. B. Luther (Krefeld), Dr. V. Mickley (Rastatt), Th. Noppeney (Nürnberg), Prof. G. Rümenapf (Speyer), Dr. S. Schulte (Köln), Prof. M. Zegelman (Frankfurt)
Erstellungsdatum: April 2008
Letzte Überarbeitung: 25. August 2008
Verabschiedung durch den Vorstand der Deutschen Gesellschaft für Gefäßchirurgie: 31. August 2008

Erkrankungen der Arteria poplitea (S2)

Leitlinie zu Diagnostik und Therapie von Stenosen, Verschlüssen und Aneurysmata der A. poplitea

Vorbemerkungen

Die Arteria femoralis und die Arteria poplitea sind die weitaus häufigsten Lokalisationen von Stenosen und Verschlüssen an den unteren Extremitäten (nahezu 50%). Die Arterienverschlüsse der unteren Gliedmassen sind in der Regel arteriosklerotisch bedingt. Folgerichtig liegt auch in dieser Entität das durchschnittliche Patientenalter in der 6. und 7. Lebensdekade. Treten Claudicatio-Beschwerden bei jüngeren Patienten auf, so müssen anatomische, nicht selten kongenitale Anomalien als Ursache in Erwägung gezogen werden. Ätiologisch werden unterschieden:
- Arteriosklerose der Arteria poplitea (ca. 85%)
- Entrapment der Arteria poplitea (ca. 1–3%)
- Zystische Adventitiadegeneration der Arteria poplitea (ca. 1–2%)
- Aneurysma der Arteria poplitea (ca. 3–7%)
- Traumata (20–30% der Gefäßverletzungen betreffen die A. poplitea) [1, 2]
- Andere

Seltenere Ursachen stellen die fibromuskuläre Dysplasie, das Kompressionssyndrom des Adduktorenkanals und eine kongenitale Aplasie oder Hypoplasie dar.

Symptome und Befunde

Die klinischen Beschwerden gleichen sich im Wesentlichen unabhängig von der morphologischen Ursache und sind geprägt von:
- belastungsabhängigem Wadenschmerz bis Ruheschmerzen,
- gegebenenfalls Akrennekrose,
- Kältegefühl,
- Dysästhesie,
- Parästhesie der Akren.

Diagnostik

Obligat sind eine genaue Anamnese und eine sorgfältige klinische Untersuchung. Dazu gehören:
- Allgemeine körperliche Untersuchung
- Seitenvergleichender Pulsstatus
- Palpation (Aneurysma)
- Strömungsgeräusche
- Kapillardurchblutung
- Fokalneurologie (Sensibilität, Motorik)

- Beurteilung der hautmorphologischen Kriterien:
  - Farbe
  - Temperatur
  - Trophische Hautveränderungen, Ödeme

Die folgenden speziellen Untersuchungsverfahren sind zur Diagnosestellung und Wahl der geeigneten therapeutischen Option indiziert.

Arteriosklerose der Arteria poplitea

- **Direktionale CW-Dopplersonographie** der Fußarterien mit Erfassung des Knöchel-Arm-Index:
  - Diese Untersuchung wird für die präoperative Diagnostik als Standard erachtet. Als einschränkend einschränkend ist für dieses Verfahren die nur indirekte Einschätzung vorgeschalteter Stenosen zu nennen.
  - Cave: inkompressible Arterien (ABI nicht verwertbar), z.B. bei Mediasklerose (Diabetes mellitus oder Niereninsuffizienz)
  - Nachteil: untersucherabhängig
  - Alternative: Großzehendruck
- **Duplex- oder Farbduplexsonographie:** geeignet zur Erfassung morphologischer und hämodynamischer Parameter
- **Intraarterielle Subtraktionsangiographie:** Nicht nur die Läsion, sondern die gesamte arterielle Strombahn von der Bauchaorta bis zur Fußarkade soll dargestellt werden.
- **MR-Angiographie:** Vorteile gegenüber der intraarteriellen Subtraktionsangiographie:
  - Bei Rö-Kontrastmittelallergie anwendbar
  - Geringere Invasivität
  - Nachteile gegenüber der intraarteriellen Subtraktionsangiographie: Fehleinschätzung des arteriellen Stenosegrades
- **Angio-CT:**
  - Vorteil: geringe Invasivität, Darstellung der umgebenden Strukturen, schnelle Darstellung großer Gefäßabschnitte
  - Nachteil: hohe Strahlenbelastung

Entrapment der Arteria poplitea

Dieses seltene Krankheitsbild wird durch eine anatomische Anomalie verursacht. In unterschiedlichen morphologischen Varianten komprimieren dabei muskuläre Strukturen die Arteria poplitea, wobei
- entweder das Gefäß einen regelrechten Verlauf aufweist und durch kongenitale muskuläre Varianten komprimiert wird,
- das Gefäß einen nicht regelhaften Verlauf durch die Weichteilstrukturen nimmt oder
- eine Kombination beider Varianten besteht.

Unabhängig von den morphologischen Varianten des Entrapmentsyndroms der Arteria poplitea stützt sich die klinische Diagnose auf zwei wesentliche Charakteristika:
1. Jugendliches Durchschnittsalter von unter 40 Jahren
2. Klinische Leitsymptome der Claudicatio, häufig in der intermittierenden Variante bei sportlicher Belastung. Obwohl Sektionsstatistiken die Inzidenz dieser Entität bei etwa 3–3,5% [5]

der Bevölkerung angeben, wird diese anatomische Besonderheit vorwiegend bei jungen männlichen Athleten symptomatisch.

Als standardisierte spezifische Untersuchungsverfahren gelten:
- Positiver **klinischer Befund** eines Pulsverlustes der Fußarterien bei Provokationstests
    - durch Dorsalflexion des Fußes (passive Streckung der Gastrocnemiusmuskulatur)
    - durch Plantarflexion des Fußes (aktive Kontraktion der Wadenmuskulatur)
    - Knieextension
- **Sonographie** zur differenzialdiagnostischen Abklärung und morpholgischen Darstellung. Andere Ursachen – in erster Linie ein Aneurysma oder eine zystische Adventitiadegeneration – müssen ausgeschlossen werden.
- **Intraarterielle Angiographie** mit Provokationstests
- **MRT:** in den verschiedenen Gewichtungen zur Darstellung des arteriellen Verlaufs und der Relation zu den muskulären und ligamentären Strukturen
    - Vorteil im Vergleich zu CT: bessere Darstellung der Weichteile
- **Angio-CT:** zur Darstellung des arteriellen Verlaufs und der muskulären Strukturen geeignet. In den Rekonstruktionen auch zur plastischen präoperativen Planung sinnvoll.

Zystische Adventitiadegeneration der Arteria poplitea

Pathomorphologisch handelt es sich bei der zystischen Adventitiadegeneration um eine subadventitielle Zystenbildung mit mukoider Degeneration des adventitiellen Bindegewebes, die sekundär zur Kompression des Gefäßlumens führt. Auch dieses eher seltene Krankheitsbild tritt in der Mehrzahl der Fälle in der 3. und 4. Lebensdekade auf. Neben den konventionellen Untersuchungstechniken wie
- der körperlichen Untersuchung,
- der Dopplersonographie/Duplexsonographie und
- der Angiographie

werden folgende spezifischen Techniken empfohlen:
- spezifischer klinischer Test mit Verschwinden der Fußpulse in Beugestellung des Kniegelenkes,
- CT- und/oder MRT-Angiographie der Kniekehle [2].

Aneurysma der Arteria poplitea

Bei den Aneurysmata stellen die Erkrankungen der Arteria poplitea nach der Aorta abdominalis die zweithäufigste Entität dar. In bis zu 50–60% der Fälle treten diese Aneurysmata bilateral auf. Bei 40–50% der Patienten liegt ein BAA vor [6, 7]. 97% der Patienten sind männlichen Geschlechts [7]. Die Inzidenz der Poplitealaneurysmata ist in der Gesamtbevölkerung jedoch so gering, dass ein generelles Screening nicht sinnvoll erscheint [8].

Das unbehandelte symptomatische Aneurysma der Arteria poplitea bedeutet eine akute Bedrohung der Extremität und geht mit Amputationsraten von 25–30% einher. Zudem sind Morbidität und Mortalität der Patienten signifikant erhöht. Auch für asymptomatische Aneurysmata sind Komplikationsraten von 24% im ersten Jahr und 68% in 5 Jahren nach der Diagnosestellung beschrieben worden [9].

Der ungünstige Krankheitsverlauf beim akut symptomatischen Popliteaaneurysma wird wesentlich verursacht durch die Beeinträchtigung des peripheren Abstroms. Die Ursache ist in einer progredienten Ischämie durch das thrombosierte Aneurysma begründet, das durch rezidivierende okkulte Embolisationen bis zu diesem Zeitpunkt den peripheren Abstrom bereits nachhaltig beeinträchtigt hat. Circa 10% der akuten Komplikationen beruhen auf Rupturen der Aneurysmata [10]. Zu den Standarduntersuchungen zählen neben dem klinischen Befund:
- Sonographie
- Computertomographie
- Angiographie

Die Untersuchungen sind aufgrund der hohen bilateralen Inzidenz beidseitig auszuführen. Aufgrund der o.g. Koinzidenzen sollten Femoralarterienaneurysmata ausgeschlossen und ein Aortenscreening durchgeführt werden.

Indikationsstellung und Therapie

Verschluss bei Arteriosklerose

Die Indikationsstellung orientiert sich in erster Linie an der Einteilung nach Fontaine, die in Deutschland derzeit noch gebräuchlicher ist als die Rutherford-Klassifikation, die ähnlich ist, aber sechs statt vier Stadien beinhaltet. Einteilung nach Fontaine:
- **Stadium I:** Stenosen oder Verschlüsse ohne Beschwerden
- **Stadium IIa:** schmerzfreie Gehstrecke bei standardisiertem Gehtest > 200 m
- **Stadium IIb:** schmerzfreie Gehstrecke bei standardisiertem Gehtest < 200 m
- **Stadium III:** Ruheschmerz
- **Stadium IV:** spontane Gewebsläsion

Im asymptomatischen Stadium I sind eine invasive Diagnostik und Therapie nicht indiziert. Im Stadium II a nach Fontaine ist eine invasive Behandlung in der Regel nicht indiziert. Auch im Stadium II b sollte zunächst ein konservativer Behandlungversuch durchgeführt werden, während in den Stadien III und IV eine absolute Indikation zu lumeneröffnenden Maßnahmen besteht.

> ⓘ Die individuelle Indikationsstellung muss vor allem in den Grenzbereichen der einzelnen Stadien die Lebensumstände der Patienten berücksichtigen.

Die Therapiekonzepte in der Behandlung des arteriosklerotisch bedingten Verschlusses der Arteria poplitea haben in den vergangenen 15 Jahren zahlreiche Modifikationen erfahren. Die Wahl des adäquaten therapeutischen Verfahrens wird wesentlich beeinflusst durch
1. die anatomische Lokalisation des befallenen Segments (Pl, P2 oder PIII),
2. die Länge des Verschlusses,
3. das Beschwerdebild und
4. das Alter des Patienten.

Bei kurzstreckigen Verschlüssen des PI-Segmentes ist ein interventioneller Behandlungsversuch durch Ballonkatheterdilatation (PTA) indiziert. Dieser Therapiemodus ist allerdings in dieser anatomischen Position mit Restenoseraten von bis zu 40% in 2 Jahren behaftet. Neuere Studien zeigen verbesserte Offenheitsraten bei stentgestützer Therapie. Die Indikation sollte dennoch streng gestellt werden, da bei einem Verschluss nach Stentimplantation die Möglichkeit eines Bypassverfahrens eingeschränkt ist. Dementsprechend sollten potenzielle Anschlusssegmente für Bypassverfahren freigehalten werden.

Für die operative Rekonstruktion sind früher favorisierte Verfahren wie die Thrombendarterektomie (TEA) weitgehend verlassen . Als Therapie der Wahl gelten der popliteo-popliteale und insbesondere bei langstreckigen Verschlüssen mit Einbeziehung der A. femoralis superficialis der femoro-popliteale Bypass. In die Indikation zur Materialwahl gehen in den meisten Zentren Alter und Risikoprofil des Patienten ein.

Bei kniegelenksüberschreitenden Rekonstruktionen ist – wenn immer möglich – ein autologes Venentransplantat zu bevorzugen (ipsi- oder kontralaterale V. saphena magna oder alternative Venen wie Armvenen oder V. saphena parva). Technisch werden drei Varianten unterschieden:
- Reversed-Venenbypass
- Non-reversed-Venenbypass
- In-situ-Venenbypass

Das gebräuchlichste Verfahren zur femoro-poplitealen Rekonstruktion ist der Reversed-Venenbypass. Ein Unterschied bzgl. der Offenheitsraten besteht hier nicht.

Entrapment

Wie vorher schon erwähnt handelt es sich bei den Patienten überwiegend um junge, sportlich aktive Menschen. Wegen des jugendlichen Alters, des Leidensdrucks der Patienten sowie der fehlenden arteriosklerotischen Systemerkrankung ist die Indikation zur operativen Rekonstruktion weit zu stellen.

Die Behandlung des Entrapmentsyndroms beinhaltet zwei wesentliche Elemente. Zum einen ist die chirurgische Dekompression der anatomischen Variante in Form einer Durchtrennung der pathologischen Band- oder Muskelführung wesentlich. Zum anderen hat ein länger bestehendes Entrapment durch die chronische Traumatisierung häufig zu einer pathologischen Veränderung der Gefäßwand mit Ausbildung von segmentalen Stenosen, Verschlüssen oder Aneurysmata geführt, sodass eine arterielle Rekonstruktion dringend erforderlich wird. Operationstechnisch ist der besseren Übersicht wegen der dorsale Zugang und die Anlage eines autologen Veneninterponates zu bevorzugen.

Zystische Adventitiadegeneration

Die Indikation zur Operation bei zystischer Adventitiadegeneration ist ähnlich wie beim Entrapmentsyndrom zu stellen. Auch hier wird die Kontinuitätsresektion mit End-zu-End-Interposition eines autologen Venentransplantates angestrebt. Operationstechnisch ist die sichere Abtragung der Zyste zu beachten, die nicht selten eine Stielverbindung zur Gelenkkapsel aufweisen kann. Ein weiteres operatives Verfahren besteht in der vollständigen Entdeckelung der Zyste unter Belassung des von seiner Adventitia verbefreitenankerten Gefäßes.

Ansätze, die Zysten perkutan zu punktieren, haben sich wegen extrem hoher Rezidivraten nicht bewährt und sind als obsolet zu betrachten.

Aneurysma der Arteria poplitea

Die Indikation zur gefäßchirurgischen Rekonstruktion des asymptomatischen Popliteaaneurysmas besteht in der Verhinderung drohender Komplikationen. Die Amputationsrate bei akuter kritischer Ischämie des Popliteaaneurysmas beträgt 25–50%. Ursache für diese schlechte Prognose sind okkulte Mikroembolien aus dem Aneurysma mit sukzessiver Obliteration der Unterschenkelarterien. Durch alleinige operative Behandlung mit Bypassanlage (vorzugsweise autologer Venenbypass in Reversed-Technik) konnten die Majoramputationen um mehr als die Hälfte reduziert werden. Die Beinerhaltungsrate nach 1 Jahr differiert deutlich zwischen akut (83%) und selektiv (96%) operierten Patienten [11]. 5-Jahres-Offenheitsraten von 85% nach einem elektiven Venenbypass sind realistisch [12, 13].

Nach kombinierter präoperativer oder intraoperativer Lyse und Bypassanlage wird der periphere Abstrom auch bei der akuten Ischämie signifikant verbessert. In Einzelserien gelang es, durch aggressive tibiale Rekonstruktionen auch im Notfall der elektiven Versorgung entsprechende Resultate zu erreichen [14].

International gebräuchliche Kriterien zur Indikationsstellung zu einem invasiven Prozedere bei asymptomatischem Popliteaaneurysma sind:
- Größe ≥ 2 cm (Evidenzniveau: B) [2]
- Patienten mit Anastomosen- und Pseudoaneurysmata sollten therapiert werden (Evidenzniveau: A) [2].

Die Größe allein scheint kein signifikanter Prädiktor für Komplikationen zu sein. Größe und Elongation zusammen betrachtet ergeben aber einen deutlichen Hinweis auf drohende Komplikationen [15].

Symptomatische Aneurysmata sollten generell versorgt werden. Sie können sich durch folgende Situationen manifestieren:
- Embolische Komplikation
- Lokale Druckfolgen
- Septisches Aneurysma

Durch Ligatur und Bypassverfahren ausgeschlossene Poplitealaneurysmata sollten unter Beobachtung durch FKDS-Kontrollen bleiben, da ca. 30% dieser Aneurysmata zum Wachstum neigen. Dies scheint eher für kleinere Aneurysmata zu gelten und nicht in Beziehung zu nachweisbaren arteriellen Zuflüssen zu stehen [16–20].

Operationstechnisch wird bei der Bypassimplantation über einen medialen oder posterioren Zugang vorgegangen. Es gibt Hinweise, dass bei entsprechenden anatomischen Verhältnissen die besten Ergebnisse mit einem kurzen Bypass über einen posterioren Zugang zu erzielen sind [11, 21].

Auch wenn eine generelle Versorgung mit gecoverten Stentgrafts nach der Datenlage nicht empfohlen werden kann, so mehren sich Hinweise, dass bei einem hochselektionierten Patientenkollektiv der offenen Operation vergleichbare sekundäre Offenheitsraten von ca. 75% über 5 Jahre erreichbar sind. Dies lässt dieses Verfahren für Risikopatienten als potenzielle Alternative erscheinen [22–26].

Befürworter eines konservativen Vorgehens bei asymptomatischen Aneurysmata verweisen auf die Option einer Lysebehandlung bei Ischämie.

Theoretische Grundlagen für eine **präoperative** intraarterielle Lyse im Behandlungsregime der akuten Ischämie des Popliteaaneurysmas beinhalten folgende Überlegungen:

- Verglichen mit früher deutlich höheren, verfahrensbedingten Komplikationsraten ist diese Methode in ihrer lokoregionären Anwendung heute sicherer und nahezu ubiquitär verfügbar.
- Durch die Lysebehandlung gelingt häufig die präoperative Rekanalisation der Verschlüsse kleinster arterieller Gefäße, die sich der mechanischen Thrombembolektomie entziehen.

Anmerkung: Die alleinige Lysetherapie verschlossener Poplitealarterien und -aneurysmata ist theoretisch denkbar, aber mit Problemen behaftet:

- Es besteht die Möglichkeit der Embolisierung durch die Lyse, was nicht immer durch Fortführen der Lyse behoben werden kann und prognostisch den Beinverlust bedeuten kann.
- Systemische Blutungskomplikationen sind auch bei regionaler Therapie möglich.
- Bei Aneurysmathromben handelt es sich um ein Gemisch aus Thrombenmaterial verschiedensten Alters. Daher sind weder die Lysierfähigkeit noch die Zusammensetzung etwaiger Emboli noch die Lysierfähigkeit und damit deren Lysierfähigkeit voraussagbar, was zu fatalen Therapiefehlschlägen führen kann.
- Gerade bei kleinsten Gefäßen ist die Angriffsfläche für das Thrombolytikum extrem gering, weshalb die Erfolgsquote oft nicht den Erwartungen entspricht.

Eine intraoperative begleitende Lysetherapie erscheint gerade bei frischen Prozessen sinnvoll und wird praktiziert. Sie dient der Verbesserung der Ausstrombahn, wobei neben den üblichen Indikationskriterien zur Lyse zu berücksichtigen ist, dass die Stärke der Lyse nicht in der Rekanalisierung kleinster Gefäße liegt, sondern die Lysierfähigkeit mit kleiner werdendem Gefäßdurchmesser deutlich abnimmt, was die Embolisierung von kleinsten im Vergleich zu größeren Partikeln problematisch werden lässt.

Die alleinige Lysetherapie verschlossener oder embolisierender symptomatischer und asymptomatischer Popliteaaneurysmata ist als nicht kausale Therapie bei erheblichem Risikopotenzial nicht sinnvoll. Zur präoperativen Lyse okkludierter PA liegen widersprüchliche Ergebnisse vor. Überwiegend positiven Einschätzungen steht auch der Berichte erhöhter Komplikationsraten gegenüber [7, 27, 28].

Die Behandlung der Läsionen der Arteria poplitea ist im Wesentlichen gefäßchirurgisch. Die interventionellen Therapieformen haben ihren Platz bei kurzstreckigen Stenosen und Verschlüssen durch Arteriosklerose. Bei der Adventitiadegeneration und dem Entrapment sind zum gegenwärtigen Zeitpunkt interventionelle Techniken abzulehnen. Dies gilt auch mit o.g. Einschränkung für das Popliteaaneurysma.

> **ⓘ** Bei den therapeutischen Eingriffen im Poplitealgebiet handelt es sich in der Regel um stationäre Behandlungen.

Nachsorge

- Bei Patienten mit einer asymptomatischen Erweiterung der Poplitealarterie, die den normalen Durchmesser, berechnet auf Alter und Geschlecht, um das Zweifache übersteigt, sollte eine jährliche Ultraschalluntersuchung durchgeführt werden (Evidenzniveau: C) [1].
- Bei Patienten mit Femoral- oder Poplitealarterienaneurysmata kann die Verschreibung von Thrombozytenaggregationshemmern sinnvoll sein (Evidenzniveau: C) [1].
- Ausgeschlossene Popliteaaneurysmata sollten durch FKDS kontrolliert werden, da ein weiteres Wachstum möglich ist und die sekundäre Offenheitsrate durch frühzeitige Detektion von Läsionen erheblich verbessert werden kann (Evidenzniveau: C) [2, 16–20].

Bezüglich der Nachbehandlung bei arterieller Verschlusskrankheit wird auf die Leitlinie „Erkrankungen der Oberschenkelarterien" verwiesen.

Anhang

- **Evidenzniveau A:** Daten, die von einer Reihe randomisierter klinischer Versuche oder mit Analysen abgeleitet wurden.
- **Evidenzniveau B:** Daten, die von einer einzelnen randomisierten Untersuchung bzw. von nicht randomisierten Studien abgeleitet wurden.
- **Evidenzniveau C:** Es handelt sich lediglich um eine Expertenmeinung, Fallstudien oder einen Versorgungsstandard.

Literatur

[1] Hirsch AT et al., ACC/AHA 2005 Practice Guidelines for the management of patients with peripheral arterial disease (lower extremity, renal, mesenteric, and abdominal aortic): a collaborative report from the American Association for Vascular Surgery/Society for Vascular Surgery, Society for Cardiovascular Angiography and Interventions, Society for Vascular Medicine and Biology, Society of Interventional Radiology, and the ACC/AHA Task Force on Practice Guidelines (Writing Committee to Develop Guidelines for the Management of Patients With Peripheral Arterial Disease): endorsed by the American Association of Cardiovascular and Pulmonary Rehabilitation; National Heart, Lung, and Blood Institute; Society for Vascular Nursing; TransAtlantic Inter-Society Consensus; and Vascular Disease Foundation . Circulation (2006),113 (11), e 463–654.
[2] Stone PA et al., The value of duplex surveillance after open and endovascular popliteal aneurysm repair. J Vasc Surg (2005), 41 (6), 936–941
[3] Deo A, Fogel M, Cowper SE, Nephrogenic systemic fibrosis, a population study examining the relationship of disease development to gadolinium exposure. Clin J Am Soc Nephrol (2007), 2 (2), 264–267
[4] Sadowski EA et al., Nephrogenic systemic fibrosis, risk factors and incidence estimation. Radiology (2007), 243 (1), 148-157
[5] Gibson MH et al., Popliteal entrapment syndrome. Ann Surg (1977), 185 (3), 341–348
[6] Hamish M et al., Management of popliteal artery aneurysms. ANZ J Surg (2006), 76 (10), 912–915
[7] Huang Y et al., Early complications and long-term outcome after open surgical treatment of popliteal artery aneurysms: is exclusion with saphenous vein bypass still the gold standard? J Vasc Surg (2007), 45 (4), 706–713
[8] Claridge M et al., Screening for popliteal aneurysms should not be a routine part of a community-based aneurysm screening program. Vasc Health Risk Manag (2006), 2 (2), 189–191
[9] Dawson I et al., Asymptomatic popliteal aneurysm: elective operation versus conservative follow-up. Br J Surg (1994), 81 (10), 1504–1507
[10] Ravn H, Bergqvist D, Bjorck M, Nationwide study of the outcome of popliteal artery aneurysms treated surgically. Br J Surg 2007 Aug, 94(8), 970–7.
[11] Ravn H, Wanhainen A, Bjorck M, Surgical technique and long-term results after popliteal artery aneurysm repair: results from 717 legs. J Vasc Surg (2007), 46 (2), 236–243
[12] Kropman RH, de Vries JP, Moll FL, Surgical and endovascular treatment of atherosclerotic popliteal artery aneurysms. J Cardiovasc Surg (Torino) (2007), 48 (3), 281–288
[13] Mahmood A et al., Surgery of popliteal artery aneurysms: a 12-year experience. J Vasc Surg (2003), 37 (3), 586–593
[14] Aulivola B et al., Popliteal artery aneurysms: a comparison of outcomes in elective versus emergent repair. J Vasc Surg (2004), 39 (6), 1171–1177
[15] Galland RB, Magee TR, Popliteal aneurysms: distortion and size related to symptoms. Eur J Vasc Endovasc Surg (2005), 30 (5), 534–538
[16] Ebaugh JL et al., Fate of excluded popliteal artery aneurysms. J Vasc Surg (2003), 37 (5), 954–959
[17] Mehta M et al., Outcome of popliteal artery aneurysms after exclusion and bypass: significance of residual patent branches mimicking type II endoleaks. J Vasc Surg (2004), 40 (5), 886–890
[18] Davies RS et al., Long-term results of surgical repair of popliteal artery aneurysm. Eur J Vasc Endovasc Surg (2007), 34 (6), 714–718
[19] Deglise S et al., Long-term follow-up of surgically excluded popliteal artery aneurysms with multi-slice CT angiography and Doppler ultrasound. Eur Radiol (2006), 16 (6), 1323–1330

[20] Jones WT et al., Graft patency is not the only clinical predictor of success after exclusion and bypass of popliteal artery aneurysms. J Vasc Surg (2003), 37 (2), 392–398
[21] Pulli R et al., Surgical management of popliteal artery aneurysms: which factors affect outcomes? J Vasc Surg (2006), 43 (3), 481–487
[22] Antonello M et al., Open repair versus endovascular treatment for asymptomatic popliteal artery aneurysm: results of a prospective randomized study 3. J Vasc Surg (2005), 42 (2), 185–193
[23] Antonello M et al., Endovascular treatment of asymptomatic popliteal aneurysms: 8-year concurrent comparison with open repair. J Cardiovasc Surg (Torino) (2007), 48 (3), 267–274
[24] Tielliu IF et al., Endovascular treatment of popliteal artery aneurysms: is the technique a valid alternative to open surgery? J Cardiovasc Surg (Torino) (2007), 48 (3), 275–279
[25] Mohan IV et al., Endovascular popliteal aneurysm repair: are the results comparable to open surgery? Eur J Vasc Endovasc Surg (2006), 32 (2), 149–154
[26] Rajasinghe HA et al., Endovascular exclusion of popliteal artery aneurysms with expanded polytetrafluoroethylene stent-grafts: early results. Vasc Endovascular Surg (2006), 40 (6), 460–466
[27] Galland RB, Magee TR, Management of popliteal aneurysm. Br J Surg (2002), 89 (11), 1382–1385
[28] Ravn H, Bjorck M, Popliteal artery aneurysm with acute ischemia in 229 patients. Outcome after thrombolytic and surgical therapy. Eur J Vasc Endovasc Surg (2007), 33 (6), 690–695

Verantwortlich für die Erstellung: I. Flessenkämper (Berlin) unter Mitarbeit von F. Hinterreiter (Linz) für die ÖGG und R. von Allmen (Bern) für die SGG
Teilnehmer: Dr. R. von Allmen (Bern), Prof. K. Balzer (Mülheim), Prof. D. Böckler (Heidelberg), Dr. H. Böhner (Neuss), Univ.-Prof. J. Brunkwall (Köln), Prof. Th. Bürger (Kassel), Prof. S. Debus (Hamburg), Univ.-Prof. H. H. Eckstein (München), Dr. I. Flessenkämper (Berlin), Dr. A. Florek (Dresden), Dr. G. Hennig (Leipzig), Dr. F. Hinterreiter (Linz), Prof. Dr. Th. Hupp (Stuttgart), Prof. H. Imig (Berlin), Prof. W. Lang (Erlangen), Dr. G. H. Langkau (Bocholt), Dr. V. Mickley (Rastatt), Th. Noppeney (Nürnberg), Dr. S. Schulte (Köln), Prof. M. Zegelman (Frankfurt)
Erstellungsdatum: März 2008
Letzte Überarbeitung: August 2008
Verabschiedung durch den Vorstand der Deutschen Gesellschaft für Gefäßchirurgie:
10. September 2008

Unterschenkelarterienverschlüsse (S2)

Leitlinie zur Diagnostik und Therapie von chronischen Stenosen und Verschlüssen der A. tibialis anterior, posterior und der A. peronea

Der Inhalt dieser Leitlinie berücksichtigt die bisher vorliegenden Daten der noch unveröffentlichten S3-Leitlinie PAVK.

Vorbemerkungen

Das fortgeschrittene arterielle Verschlussleiden in den Stadien III und IV ist in der Regel verursacht oder begleitet von Stenosen und Verschlüssen der Unterschenkelarterien. Diese sind ätiologisch in Mitteleuropa ganz überwiegend arteriosklerotisch bedingt. Nur etwa 2% entfallen auf die Thrombangiitis obliterans (M. Winiwater-Buerger, TAO). Bei etwa 50% der Patienten mit Verschlüssen der Unterschenkelarterien liegt zusätzlich ein Diabetes mellitus vor [2, 17, 28]. Am häufigsten von arteriosklerotischen Veränderungen betroffen ist die A. tibialis anterior, gefolgt von der A. tibialis posterior und A. peronea.

Eine chronische periphere Ischämie bedeutet nicht nur eine Gefährdung der betroffenen Extremität, sondern diese Patienten weisen ein hohes allgemeines Risiko mit einer Mortalität von über 20% im ersten Jahr nach Diagnosestellung auf [17], wobei es eine Korrelation zwischen dem Doppler-Index (ABI), der Mortalität und dem Auftreten kardiovaskulärer Zwischenfälle gibt. Jede Senkung des ABI um 0,10 erhöht nach der ARIC-Studie [32] das Risiko kardiovaskulärer Zwischenfälle um 25% (95% CI; 7–34%). Die Lebenserwartung beträgt nach 5, 10 und 15 Jahren 70%, 50% und 30% im Stadium II und bei Patienten mit kritischer Extremitätenischämie, die die Mehrzahl der Patienten mit multiplen Unterschenkelarterienverschlüssen betrifft, nach 5 und 10 Jahren nur 45% und 8% [17].

Symptome und Befunde

Der Verschluss einer einzelnen Unterschenkelarterie verursacht keine nennenswerte Symptomatik, sofern die übrigen Unterschenkelarterien durchgängig sind und der Zustrom frei ist. Die Kombination von hämodynamisch wirksamen Stenosen und Verschlüssen aller drei Unterschenkelarterien, eventuell in Verbindung mit einem Verschluss der A. femoralis superficialis und/oder der A. poplitea führt in der Regel nicht nur zu einer Claudicatio intermittens (Stadium II), sondern zu Ruheschmerzen (Stadium III) oder Nekrosen (Stadium IV n. Fontaine).

Diagnostik

Der speziellen Diagnostik muss eine sorgfältige Abklärung kardiovaskulärer, zerebraler und renaler Komorbidität [17, 24] vorangestellt werden, die in dieser Gruppe von Patienten besonders hoch ist.

Zur Einschätzung des Gefäßstatus sind die gezielte Erhebung der Vorgeschichte, die Einschätzung trophischer Störungen und der Pulsstatus zunächst unerlässlich.

Mit weiteren nicht invasiven Verfahren werden Hinweise zur Verschlusslokalisation, zum Schweregrad und zur Gefäßmorphologie von Ober- und Unterschenkelstrombahn gewonnen.

CW-Doppler

Das Verfahren erlaubt rasch und kostengünstig die Messung des peripheren arteriellen Verschlussdruckes in Knöchelhöhe und die Bestimmung des Doppler-Index (Quotient von diesem und dem Perfusionsdruck der A. brachialis – DI, ABI) als wesentlichem Prädiktor auch von der Prognose des Leidens. Verglichen mit der Angiographie besitzt er bei einem Grenzwert von 0,9 eine Sensitivität von 90% und eine Spezifität nahezu 100% zur Feststellung vorgeschalteter Stenosen und Verschlüsse der Extremitätenarterien. Werte von 1,00–1,29 gelten als normal, Werte über 0,5 sprechen für eine mäßig ausgeprägte AVK, Werte unter 0,4 für ein hohes Risiko der Entwicklung von Ruheschmerzen und ischämischer Nekrosen [17].

Segmentale Druckbestimmung kann zur Höhenlokalisation von Verschlüssen führen [24] und die Entwicklung eines Therapieplanes unterstützen (Evidenzlevel B) [17].

Das Ergebnis der Doppler-Untersuchung kann durch eine Mediasklerose (Diabetes mellitus) oder eine Arterienverkalkung (hohes Lebensalter) mit Inkompressibilität der Arterien verfälscht werden. In diesen Fällen kann der Zehen-/Brachial-Index bestimmt werden (Evidenzlevel B) [17].

Duplexsonographie

Verschlusslokalisation und Stenosegrad lassen sich mit der Duplexsonographie der Extremitäten feststellen [9, 17, 24]. Hierbei ist die Analyse der systolischen Pulswellengeschwindigkeit wichtiger als die farbkodierte Visualisierung des betreffenden Gefäßabschnittes. Die Duplexsonographie kann zur Festlegung endovaskulärer oder operativer Therapie und der Anastomosenhöhe dienen (Empfehlung Class II, Evidenzlevel B) [17]. Die Ergebnisse von allein auf dieser diagnostischen Basis für eine operative Behandlung rekrutierten Patienten wiesen keine schlechteren postoperativen Ergebnisse auf als diejenigen nach vorheriger angiographischer Diagnostik [26].

Unbestritten ist der Wert der Duplexsonographie auch in der Kontrolle nach endovaskulären oder operativen Interventionen (Evidenzlevel B).

MR-Angiographie

Mit diesem nicht invasiven Verfahren kann anatomische Lokalisation und Stenosegrad arteriosklerotischer Gefäßveränderungen mit einer der Katheterangiographie ebenbürtigen Sensitivität und Spezifität beurteilt werden, wobei sich die größte Genauigkeit bei zusätzlicher Verwendung von Gadolinum erzielen lässt (Evidenzlevel A) [9, 17].

Für die Auswahl des distalen Anschlussgefäßes eines peripheren Bypasses ist die MRA der Katheterangiographie ebenbürtig und beginnt deshalb bereits, die Katheterangiographie in der präoperativen Planung zu ersetzen.

Belassene Metallclips oder implantierte Stents führen zu Störungen, Pacemaker und Defibrillatoren stellen Kontraindikationen der MR-Angiographie und Klaustrophobie ein Hindernis der Durchführung dar.

In der Kontrolle postinterventioneller und postoperativer Ergebnisse erreicht die MRA eine hohe Genauigkeit, wird aber durch venöse Überlagerung häufig gestört. Sie ist der Katheterangiographie mit einer Übereinstimmung in 91–97% ebenbürtig, obwohl nach einzelnen Mitteilungen die Darstellung tibialer und pedaler Gefäße eine geringere Sensitivität und Spezifität aufweist [17].

CTA

Die computertomographische Angiographie (CTA) in Mehrschichttechnik mit der simultanen Abbildung von bis zu 64 digitalisierten Zeilen gewinnt neuerdings auch in der Diagnostik peripherer Verschlüsse an Bedeutung [20]. Diese nicht invasive Untersuchung benötigt zwar Kontrastmittel, aber nur in geringeren Mengen, sodass die Gefahr einer Nierenschädigung gering ist. Die Strahlenbelastung ist allerdings relativ hoch.

Die Sensitivität für die Erkennung einer über 50%igen Stenose lag in verschiedenen Studien bei 89–92% mit einer Spezifität von 93% [20], sodass die CTA zur prä- und postoperativen Untersuchung der peripheren arteriellen Strombahn herangezogen werden kann. Sie kann als Ersatz für die MRA bei entsprechenden Kontraindikationen gelten (Class-IIb-Empfehlung, Evidenzlevel B) [17].

Katheterangiographie (DSA)

Ihre weite Verbreitung und relativ einfache Durchführung, aber auch ihre brilliante Bildgebung und hohe Übereinstimmung mit intraoperativen Befunden haben die Katheterangiographie (oder auch Feinnadelangiographie) als Standard für die präoperative oder präinterventionelle Untersuchung bis heute erhalten (Empfehlung Class I, Evidenzlevel A) [17].

Der Erhöhung der Brillianz peripherer Darstellung dient das orthograde Vorschieben des Katheters bis kurz oberhalb des infrainguinalen Verschlusses, ein Verfahren, an das eine PTA unmittelbar angeschlossen werden kann und das mit niedrigen Kontrastmittelmengen auskommt. Hierbei darf die Forderung nach einer lückenlosen Untersuchung der gesamten arteriellen Strombahn von der Aorta bis in die Peripherie vor einer Revaskularisation nicht unberücksichtigt bleiben, wobei dazu auch unterschiedliche Verfahren in Kombination (Duplex, MRA, CTA) herangezogen werden können.

Bei einem invasiven Verfahren besteht ein geringes Risiko lokaler Schädigung (Hämatom, Dissektion, Infektion) und das Risiko der allergischen Reaktion auf das Kontrastmittel.

Bei Einschränkung der Nierenfunktion, sind entsprechende flankierende Maßnahmen (Flüssigkeitszufuhr, Diuretika, n-Acetylcystein; Evidenzlevel B) [17] zu treffen. Alternativ kommt als diagnostisches Verfahren auch eine **CO_2-Angiographie** infrage.

Eine venöse Subtraktionsangiographie ist wegen hohen Bedarfs an Kontrastmittel und nur eingeschränkter peripherer Darstellung obsolet.

Die periphere Mikrozirkulation bzw. die Hautdurchblutung lässt sich mithilfe der Bestimmung des **Sauerstoffpartialdruckes des Gewebes (tcpO2)** abschätzen. Insbesondere beim diabetischen Fuß gibt diese Messung Hinweise zur Abheilungschance eines Ulcus ohne Rekonstruktion (Werte über 40 mmHg) und zur Notwendigkeit einer Revaskularisierung (Werte unter 30 mmHg) [27].

Mit der prä- und postinterventionell vorgenommenen **Laser-Flowmetrie,** die ebenfalls Aufschlüsse über die Mikrozirkulation gibt, lässt sich z.B. der Erfolg einer medikamentösen Sympatikusblockade abschätzen.

Indikationsstellung

Chronische popliteo-tibiale Verschlüsse in den Stadien III und IV (n. Fontaine) stellen eine klare Indikation zur operativen oder interventionellen Revaskularisierung dar. Auch eine hochgradige Verkalkung des Empfängergefäßes („unclampable") stellt hier keine grundsätzliche Kontraindikation dar, wenngleich die Ergebnisse operativer Behandlung schlechter sind [6].

Ausnahmsweise kann bei hohem allgemeinen Risiko, einer vom Zehenbereich bis in den Mittelfuß reichenden Nekrotisierung oder bei einer ausgedehnten Infektion zur Erhaltung des Lebens allerdings auch eine primäre Amputation geboten sein.

Lediglich bei fehlenden Rekonstruktionsmöglichkeiten kommt eine alleinige konservative Behandlung infrage.

Im Stadium II (n. Fontaine) sind rekonstruktive Maßnahmen nur selten erforderlich. Zunächst sollen die Behandlung von Risikofaktoren und eine intensive physikalische und medikamentöse Therapie erfolgen. Wird bei erfolgloser konservativer Therapie und schwerer subjektiver Beeinträchtigung im Stadium IIb (n. Fontaine) eine Rekonstruktion erwogen, kann der PTA bei geeigneter Verschlussmorphologie der Vorzug gegeben werden.

Die kleine Gruppe von Patienten, die im Stadium II operativ behandelt wurde, zeigt nach 5 Jahren eine primäre bzw. sekundäre Offenheitsrate von 81% bzw. 86% bei einer Mortalität von 46% während dieser Zeit [10], Rekonstruktionsergebnisse, die deutlich über den bei den Ausgangsstadien III und IV erzielbaren Resultaten liegen. Vergleichende Studien zwischen PTA und Operation im Stadium II gibt es nicht.

Nicht empfohlen werden kann für das Stadium II ein prothetischer Gefäßersatz, falls keine autologe Vene zur Verfügung steht. Die erheblich schlechteren Langzeitergebnisse beinhalten die Gefahr eines Bypassverschlusses und damit eine hohe Gefährdung der Extremität, die sich im Spontanverlauf wahrscheinlich so nicht verwirklicht hätte.

Therapie

Grundsätzlich stehen für Patienten mit multiplen Unterschenkelarterienverschlüssen konservative, interventionelle und operative Therapieoptionen offen. Die **Differenzialentscheidung**, welches therapeutische Verfahren gewählt werden soll, sollte anhand der vorliegenden klinischen Parameter interdisziplinär getroffen werden („Gefäßzentrum").

Voraussetzung für eine invasive Therapie von Unterschenkelarterienverschlüssen ist die vorherige oder simultane Beseitigung hämodynamisch wirksamer Stenosen (> 20%) und von Verschlüssen der vorgeschalteten Strombahn.

Konservative Therapie

Lediglich im Stadium II kommt eine medikamentöse und physikalische konservative Behandlung als Therapie der ersten Wahl in Verbindung mit der Behandlung der Komorbidität und bei Nikotinabstinenz [33] infrage. In den bei Unterschenkelarterienverschlüssen dominierenden Stadien III und IV (n. Fontaine) ist nur bei fehlenden invasiven Möglichkeiten die konservative Therapie zur evtl. Vermeidung einer Amputation gerechtfertigt.

Nach den TASC-II-Empfehlungen [24] ist neben der Gabe von Prostaglandinen keine sonstige Pharmakotherapie zu empfehlen (Evidenzlevel B). Aber auch die Ergebnisse einer mehrwöchigen parenteralen Behandlung mit Prostaglandinen sind nicht eindeutig positiv.

Während ein Teil der vorliegenden Studien eine raschere Verkleinerung von Ulzera, eine Senkung der Amputationsrate und eine größere Überlebenschance zeigt [24], wird dies durch eine neuere Studie mit lipo-ecraprost [8] nicht bestätigt (Evidenzlevel A).

Auf eine parenterale Prostaglandintherapie sollen trophische Veränderungen beim M. Winiwater-Bürger (TAO) gut ansprechen.

Angioplastie (PTA)

Die Angioplastie unterhalb des Kniegelenkes hat durch technische Weiterentwicklungen und Miniaturisierung des Kathetermaterials in den vergangenen Jahren erheblich an Bedeutung gewonnen [24].

Entsprechend den Leitlinien der Society of Interventional Radiology sollte eine Angioplastie von Unterschenkelarterien nur in den Stadien III und IV (n. Fontaine) vorgenommen werden, doch wird diese Therapie neuerdings in „geeigneten Einzelfällen" auch im Stadium IIb (n. Fontaine) empfohlen [22]. Während früher lediglich kurzstreckige abgangsnahe Stenosen der Unterschenkelarterien für eine PTA geeignet erschienen, können heute auch komplexere Stenosen und Verschlüsse behandelt werden, insbesondere bei Patienten, die wegen Komorbidität oder sehr hohen Lebensalters (über 80 Jahre) für ein operatives Verfahren schlechter geeignet sind.

Im Zuge dieser Entwicklung hat auch der Einsatz von Stents bei der Angioplastie der Unterschenkelarterien deutlich zugenommen. Ob hierdurch die Langzeitergebnisse verbessert werden, muss noch evaluiert werden.

1 Jahr nach Angioplastie von Unterschenkelarterien wird eine primäre Durchgängigkeit von 63%, eine sekundäre von 76% und eine Beinerhaltungsrate von 88% mitgeteilt. 2 Jahre nach subintimaler Angioplastie resultieren eine primäre Durchgängigkeit von 42%, eine sekundäre von 52% und eine Beinerhaltungsrate von 87%, wobei nur 64% der Patienten zu diesem Zeitpunkt noch leben [11, 31].

Bezüglich der Priorität therapeutischen Vorgehens wird unter Berufung auf die niedrige Mortalität und Morbidität nach PTA bei „vergleichbaren" Ergebnissen zur operativen Therapie heute gefordert, die PTA stets als Therapie der ersten Wahl einzusetzen [21]. Hierbei sollten dann allerdings Spender- und Empfängersegmente im Hinblick auf ein mögliches Versagen dieser Therapie für ein folgendes operatives Verfahren geschont werden.

Zwar kommt die randomisierte und kontrollierte BASIL (Bypass versus angioplasty in severe ischemia of the leg) -Studie zu der Feststellung, dass sich nach 6 Monaten die Ergebnisse von operativer Therapie bzw. Angioplastie bei Patienten mit kritischer Ischämie der Extremitäten nicht unterscheiden. Doch ist dies durch weitere Studien zu belegen, da sich diese Ergebnisse wegen der vorgenommenen Patientenselektion nicht verallgemeinern lassen [12].

Operative Behandlung

Wesentlicher Grundsatz operativer Rekonstruktion von Unterschenkelarterien ist die Verwendung autologen Gefäßersatzes. Die arterielle Rekonstruktion ist so kurz wie möglich zu halten.

Femoro-cruraler Bypass

Bei langstreckigen femoro-popliteo-cruralen Verschlüssen mit kritischer Extremitätenischämie stellt der femoro-crurale oder -pedale Bypass die Therapie der Wahl dar.

Bei kritischer Extremitätenischamie können mit der autologen V. saphena magna als Bypassmaterial 1-Jahres-Offenheitsraten von über 80% und nach 5 Jahren von 65–80% erzielt werden mit einer entsprechenden Beinerhaltungrate von 80–90% [4, 5]. In einer auf die Population bezogenen finnischen Studie wurde durch aktiven Einsatz distaler Rekonstruktionen auch bei über 80-Jährigen eine Senkung der Amputationsrate nachgewiesen [13].

Die Vene kann vom distalen Unterschenkel bis zur Leiste herauspräpariert und vor der Implantation in anatomischer Führung gedreht werden (Reversed-Venenbypass). Alternativ kann sie im

Wesentlichen in ihrem Bett belassen, proximal und distal mobilisiert und die Venenklappen mit einer Klappenschere oder einem Valvulotom zerstört und die Seitenäste ligiert wenden (In-situ-Venenbypass). Der In-situ-Bypass eignet sich vor allem für einen peripheren Anschluss an die A. tibialis posterior und A. peronea. Ein Vorteil des In-situ-Bypasses ist die Erhaltung der von proximal nach distal erfolgenden Verjüngung mit „physiologischerer" Anastomosierung, ein Nachteil ist die Gefahr einer Intimaschädigung bei der Klappenzerstörung.

Trotz einzelner Hinweise auf bessere Ergebnisse des In-situ-Bypasses besteht in den Offenheitsraten beider Bypassgruppen kein statistischer Unterschied [24]. Ebenfalls kein statistischer Unterschied besteht zwischen Diabetikern und Nichtdiabetikern in Bezug auf die Offenheitsraten von cruralen Venenbypässen [34].

Hinzuweisen ist noch auf die Möglichkeit, an der entnommenen V. saphena magna eine Venenklappenzerstörung vorzunehmen um diesen „orthograden Venenbypass" dann auch extraanatomisch, z.B. als lateralen Tibialis-anterior-Bypass, führen zu können.

Popliteo-cruraler Bypass

Nicht nur die A. femoralis communis, sondern jedes geeignete distale Gefäß kann als Spendergefäß für einen cruralen Bypass dienen. Bevorzugt kommt die A. poplitea infrage. In einer Metaanalyse wurde der Vorteil kürzerer popliteo-cruraler Venenbypässe bestätigt [1].

Die Offenheitsraten waren nach 5 Jahren 63% („primary patency"), 71% („secondary patency") und 78% für die Beinerhaltung.

Als distales Empfängergefäß soll die am wenigsten veränderte Unterschenkelarterie mit Durchgängigkeit bis zum Fuß gewählt werden. In der Wertigkeit der Unterschenkelarterien gibt es keine statistisch eindeutigen Präferenzen [4, 5].

Cruro-cruraler Bypass

Auch kurze Gefäßbrücken zwischen einzelnen Unterschenkelartrien, z.B. der A. tibialis anterior und der A. tibialis posterior, sind anzuraten, wenn hierdurch der Perfusionsdruck im Bereich des Fußes ansteigt und Ulzera so abheilen können [27].

Popliteo-/cruro-pedaler Bypass

Distale Nekrosen und eine anstomosierbare A. tibialis posterior unterhalb des Innenknöchels oder A. dorsalis pedis können bei vorgeschalteten Verschlüssen von Unterschenkelarterien auch die Führung des Bypasess bis an den Fuß erfordern. Die Ergebnisse sind mit distalen Anschlüssen an Unterschenkelarterien vergleichbar. Nach 2 Jahren wird eine Offenheitsrate von 70% (primär) und von 77% (sekundär) bei einer Beinerhaltung von 74% und nach 3 Jahren von 58% bzw. 82% bei einer Beinerhaltung von 92% erreicht [28], Ergebnisse die dem distalen tibialen oder peronealen Anschluss vergleichbar sind [1].

Bei fehlender oder ungeeigneter V. Saphena magna darf nicht auf alloplastische Alternativen übergegangen werden, ehe nicht geprüft wurde, ob **alternative Venen** (V. cephalica, V. saphena parva, Armvenen) zur Verfügung stehen. In einer Metaanalyse wurden 32 Mitteilungen über 2600 alternative autologe Venenbypässe ausgewertet. Es zeigte sich eine Offenheitsrate von 47% (primär), 67% (sekundär) und eine Beinerhaltung in 76% nach 5 Jahren [2]. Armvenen werden gegenüber der V. Saphena parva bevorzugt.

Nachteilig sind lange Operationszeiten von durchschnittlich über 6 Stunden.

Um sämtliche Möglichkeiten der Vermeidung von Kunststoff als Gefäßersatz zu nutzen, kommen auch kurze Venenbypässe peripheren Ursprungs und alternativ eine PTA infrage [35], oder die Kombination beider Verfahren [25].

Als alloplastisches Material wird bei fehlendem autologem Venenmaterial **Expanded PTFE** am häufigsten als Gefäßersatz verwendet. Die Langzeitergebnisse sind bei tibialem Anschluss unbefriedigend. In einer Metaanalyse [3] wurde eine Offenheitsrate von 31% (primär), 40% (sekundär) und eine Beinerhaltung von 55% nach 5 Jahren ermittelt. Zur Verbesserung dieser Ergebnisse wurden die Wandstärke der ePTFE-Prothese reduziert und Beschichtungen der Innenfläche vorgenommen. In einer randomisierten Multicenterstudie [19] wurden mit einer Carbonbeschichtung gegenüber der unbeschichteten Prothese nach 3 Jahren eine primäre Offenheitsrate von 42% vs. 34%, eine sekundäre Permeabilität von 51% vs. 44% und eine Beinerhaltung von 71% vs. 65% erreicht.

Auch eine bioaktive Heparinbeschichtung scheint zu einer Verbesserung der Offenheitsraten ohne Steigerung der Morbidität zu führen [15].

Composite Graft

Zur Vermeidung einer distalen Anastomose zwischen Gefäßprothese und aufnehmender Arterie und zur Überbrückung des mechanisch beanspruchten Kniebereiches durch Vene wurden auch zusammengesezte Bypässe, deren proximaler Anteil aus PTFE-Prothese und der distale Anteil aus Vene bestand, eingesetzt. Bei diesen Verfahren wird femoro-supragenual eine Kunststoffprothese (PTFE) geführt. Der distale Venenbypass kann dann an diese Prothese End-zu-Seit anastomosiert (Y-Bypass), distal der unteren Bypassanastomose an ein ggf. thrombendarteriektomiertes kurzes Arteriensegment anastomosiert (Hitch-hike-Bypass) oder auch direkt mit dem Kunststoffbypass End-zu-End verbunden werden (Composite Graft). Die Ergebnisse in Bezug auf Permeabilität und Beinerhaltung sind jedoch nur wenig besser als bei einem reinen Kunststoffbypass [14], sodass diese Bypassvarianten nur bedingt empfohlen werden können.

Adjuvante Maßnahmen

Als eine Ursache von Bypassthrombosen wurde eine Neointimahyperplasie aufgrund unterschiedlichen Elastizitätsverhaltens von Prothese und Empfängergefäß angesehen. Zur Besserung dieses „Compliance mismatch" wurden **technische Modifikationen der distalen Anastomose** unter Verwendung von Venenmaterial eingesetzt (Miller-Cuff, Linton-Patch, Taylor-Patch). In einer Metaanalyse wird ein geringer Vorteil (ca. 5%) bei der Anwendung dieser Modifikationen gesehen, unter denen nicht differenziert wird [3]. Vielfach wird die Anwendung dieser Verfahren jedoch abgelehnt. Noch wandstärkere Materialien, wie die **humane Umbilikalvene,** z.B. als lateraler extraanatomischer Tibialis-anterior-Bypass, sind auf diese Anastomosenmodifikationen jedoch angewiesen.

Die Anlegung einer in die distale Anastomose intergrierten **AV-Fistel,** von der ein positiver Effekt auf die Durchfluss- und damit auf die Offenheitsrate femoro-cruraler Bypässe angenommen worden war, ist heute weitgehend aufgegeben worden, da sich keine gesicherte Verbesserung der Langzeitergebnisse ergab [24].

Die zusätzliche **lumbale Sympathektomie,** heute in Form der CT-gesteuerten Sympathikusblockade vorgenommen, kann durch Senkung des peripheren Widerstandes die Durchflussrate eines femoro-cruralen Bypasses erhöhen [18]. Eine Einschränkung besteht bei Diabetikern, da es durch diese Begleiterkrankung zur neuropathischen Sympatikolyse gekommen sein kann und eine

Mediasklerose ohnehin einer peripheren Gefäßerweiterung entgegensteht. Mit der Laser-Flowmetrie lässt sich der Erfolg einer Sympathektomie durch vorherige temporäre Sympathikusblockade abschätzen.

Rückenmarksstimulation (Spinal cord stimulation)

Erscheinen eine operative oder interventionelle Therapie als wenig aussichtsreich, wie z.B. beim M. Winiwater-Bürger, kann als Alternative zur primären Amputation oder alleinigen konservativen Therapie die epidurale Rückenmarksstimulation (SCS) angewandt werden. Durch Verbesserung der Mikrozirkulation und Schmerzreduktion soll es zu besserer Abheilung von Ulzerationen und zur Reduktion der Amputationsrate kommen. In einer Cochrane-Analyse mit Auswertung von 6 Arbeiten wurde ein eindeutiger Vorteil gegenüber einer alleinigen konservativen Behandlung konstatiert [29]. Die Kosten liegen allerdings in einem 2-Jahreszeitraum rund 30% höher als bei konservativer Behandlung.

Intraoperative Kontrollverfahren

Zur Überprüfung des Rekonstruktionsergebnisses ist mindestens ein intraoperatives Kontrollverfahren notwendig [7], um technische Fehler erkennen und unmittelbar beheben zu können. Ihm voran geht die Inspektion von Bypass, Anastomosen und Peripherie mit Feststellung der Pulsqualität in den einzelnen Abschnitten, die bereits wichtige Information liefert.

Leicht durchführbar und effektiv ist die **intraoperative Angiographie**, die einen guten Überblick über den Bypass, die distale Anastomose und die nachgeschaltete Strombahn gibt.

Lange femoro-distale Bypässe können auch mit entsprechend dünnwandigen **Angioskopen** einschließlich der distalen Anastomose überprüft werden.

Mit dem **Duplex-Ultraschall** lässt sich bei vertretbarem Aufwand mit steril überzogenem Messkopf eine Information über den Durchfluss des Bypasses erhalten.

Nach einem In-situ-Venenbypass können mit einer sterilen **CW-Sonde** offen gebliebene arterio-venöse Shunts identifiziert und anschließend operativ verschlossen werden.

Zahlreiche weitere Messmethoden besitzen wohl wissenschaftliche Bedeutung, haben sich jedoch in der klinischen Routine nicht durchsetzen können [7].

Nachsorge

Vor der Entlassung aus der stationären Behandlung ist eine erneute vaskuläre Kontrolluntersuchung, klinisch, auch mit Bestimmung des ABI, und zusätzlich gegebenenfalls mit einem bildgebenden Verfahren erforderlich. Am ehesten kommt hier die Duplexsonographie, aber auch eine MRA infrage, wenn Kostengründe nicht entgegenstehen.

Weitere Hinweise, insbesondere auf die postoperative medikamentöse Nachbehandlung, sind der entsprechenden Leitlinie der DGG zu entnehmen.

Nikotinabstinenz muss wesentlicher Bestandteil des weiteren Verlaufes sein, denn das Risiko eines Bypassverschlusses steigt bei weiterem Nikotinabusus auf das Deifache (Evidenzlevel B) [33].

Sämtliche periphere Rekonstruktionen (Bypässe und Angioplastien) sollten auf Dauer **Aggregationshemmer** erhalten (TASC-Empfehlung) [24]. Venenbypässe können mit Antikoagulantien nachbehandelt werden, wobei ein Vorteil bestehen kann, aber das höhere Blutungsrisiko zu beachten ist.

Postoperative Bypassverschlüsse ereignen sich zu 70% innerhalb eines halben Jahres, und in ihrer Folge ist ein Gliedmaßenverlust häufig [16]. Deshalb ist ein **Nachsorgeprogramm** wichtig. Nachgewiesene Stenosen an Anastomosen oder innerhalb eines Bypasses können durch interventionelle Techniken oder durch Interposition eines Venensegmentes beseitigt werden. Dies ist auch wirtschaftlich vertretbar, da die Folgekosten nach erfolgter Amputation fast doppelt so hoch sind, wie bei entsprechender Nachsorge. Die Vermeidung von Amputationen wiegt die Kosten des Nachsorgeprogramms auf [30].

Abgesehen davon, die Möglichkeit einer „Service Operation" zu eröffnen, ist eine systematische Nachbeobachtung auch ein Instrument der Qualitätssicherung mit der Möglichkeit einer Bewertung der angewandten Methoden hin zu einer evidenzbasierten Therapie.

Nachuntersuchungen sollten nach 4 Wochen, 3 Monaten, einem halben und 1 Jahr postoperativ und danach jährlich erfolgen. Die therapieführende Einrichtung soll hierin eingebunden sein.

Literatur

[1] Albers M et al., Meta-analysis of popliteal-to-distal vein bypass grafts for critical ischemia. J Vasc Surg (2006), 43 (003), 498–453

[2] Albers M et al., Meta-analysis of alternate autologous vein bypass to infrapopliteal arteries. J Vasc Surg (2005), 42 (003), 449–455

[3] Albers M et al., Meta-analysis of polytetrafluoroethylene bypass grafts to infrapopliteal arteries. J Vasc Surg (2003), 37 (006), 1263–1269

[4] Ballotta E et al., Infrapopliteal arterial revascularization for critical limb ischemia: is the peroneal artery at the distal third a suitable outflow vessel? J Vasc Surg (2008), 47 (005), 952–959

[5] Ballotta E et al., Prospective randomized study on reversed saphenous vein infrapopliteal bypass to treat limb-threatening ischemia: common femoral artery versus superficial femoral or popliteal and tibial arteries as inflow. J Vasc Surg (2004), 40 (004), 732–740

[6] Ballotta E et al., Patency and limb salvage rates after distal revascularization to unclampable calcified outflow arteries. J Vasc Surg (2004), 39 (003), 539–546

[7] Balzer K, Intraoperatives Monitoring in der Gefäßchirurgie. Chirurg (2005), 76 (2), 183–195

[8] Brass EP et al., Parenteral therapy with lipo-ecraprost, a lipid-based formulation of a PGE1 analog, does not alter six-month outcomes in patients with critical leg ischemia. J Vasc Surg (2006), 43 (004), 752–759

[9] Collins R et al., A systematic review of duplex ultrasound, magnetic resonance angiography and computed tomography angiography for the diagnosis and assessment of symptomatic, lower limb peripheral arterial disease. Health Technol Assess (2007), 20, 1–202

[10] Conte MS et al., Femorotibial bypass for claudication: do results justify an aggressive approach? J Vasc Surg (1995), 21 (006), 873–881

[11] De Rubertis B et al., Reduced primary patency in diabetic patients after percutaneous intervention results from more frequent presentation with limb-threatening ischemia. J Vasc Surg (2008), 47 (001), 101–108

[12] Eskelinen E, Lepäntolo M, Role of infrainguinal angioplasty in the treatment of critical limb ischemia. Scand J Surg (2007), 96 (1), 11–16

[13] Eskelinen E et al., Infrapopliteal bypass reduces amputation incidence in elderly patients: a population-based study. Eur J Vasc Endovasc Surg (2003), 26, 65–68

[14] Feinberg RL et al., The use of composite grafts in femorocrural bypasses performed for limb salvage: a review of 108 consecutive cases and comparison with 57 in situ saphenous vein bypasses. J Vasc Surg (2000), 12 (003), 257–263

[15] Florek HJ, Rilke C, Zimmermann F, ePTFE Gefässprothese mit bioaktiver Heparinbeschichtung. 1-Jahresergebnisse einer klinischen Serie. Pers Mitt (2008)

[16] Galaria II et al., Popliteal-to-distal bypass: identifying risk factors associated with limb loss and graft failure. Vasc Endovascular Surg (2005), 39 (005), 393–400

[17] Hirsch AT et al., ACC/AHA 2005 practice guidelines for the management of patients with peripheral arterial disease. Circulation (2006), 113, e 463–654

[18] Huttner S et al., CT-gesteuerte Sympatholyse bei peripherer arterieller Verschlusskrankheit. RöFo (2002), 174, 480–484

[19] Kapfer X, Meichelboek W, Grögler FM, Comparison of carbon-impregnated and standard ePTFE prosthesis in extra-anatomical anterior tibial artery bpass: a prospective randomized multicenter study. Eur J Vasc Endovasc Surg (2006), 32 (002), 155–168
[20] Kock MCJM et al., Multi-detector row computed tomography angiography of peripheral arterial disease. Eur Radiol (2007), 17, 3208–3222
[21] Kudo T et al., Changing patterns of surgical revascularization für critical limb ischemia over 12 years: endovascular vs open bypass surgery. J Vasc Surg (2006), 44, 304–313
[22] Menard MT, Belkin M, Infrapopliteal intervention for the treatment of the claudicant. Sem Vasc Surg (2007), 20 (1), 42–53
[23] Met R et al., Subintimal angioplasty for peripheral arterial occlusive disease: a systematic review. Cardiovasc Intervent Radiol (2008)
[24] Norgren L et al., Inter-Society Consensus for the management of peripheral arterial disease (TASC II). J Vasc Surg (2007), 45 (001), S 5A–67A
[25] Pentecost MJ et al., Guidelines for peripheral percutaneous angioplasty of the abdominal aorta and lower extremity vessels. J Vasc Interv Radiol (2003), 14, S 495–515
[26] Proia RR et al., Early results of infragenicular revascularization based solely on duplex arteriography. J Vasc Surg (2001), 33, 1165–1170
[27] Rümenapf G et al., Gefäßchirurgie bei Diabetikern mit Fußproblemen. Dtsch Ärztebl (2004), 101 (49), 3348–3353
[28] Schneider JR et al., Pedal bypass versus tibial bypass with autogenous vein: a comparison of outcome and hemodynamic results. J Vasc Surg (1993), 17 (006), 1029–1040
[29] Ubbink DT, Vermeulen H, Spinal cord stimulation for non-reconstructable chronic critical leg ischemia. Cochrane Database Syst Rev (2005), CD004001
[30] Visser K et al., Duplex scan surveillance during the first year after infrainguinal autologous Vein bypass grafting surgery: costs and clinical outcomes compared with other surveillance programms. J Vasc Surg (2001), 33, 123–130
[31] Vraux H, Bertoncello N, Subintimal angioplasty of tibial vessel occlusions in critical limb ischemia: a good opportunity? Eur J Vasc Endovasc Surg (2006), 32, 663–667
[32] Weatherley BD et al., The association of the ankle-brachial index with incident coronary heart disease: the atherosclerosis risk in communities (ARIC) study, 1987–2001, BMC. Cardiovascular Disorders (2007), 7 (3),
[33] Willigendael EM et al., Smoking and the patency of lower extremity bypass grafts: a meta-analysis. J Vasc Surg (2005), 42 (001), 67–74
[34] Wölfle KD et al., Graft patency and clinical outcome of femorodistal arterial reconstruction in diabetic and non-diabetic patients: results of a multicenter comparative analysis. Eur J Vasc Endovasc Surg (2003), 25, 229–234
[35] Wölfle KD et al., Tibioperoneal arterial lesions and critical foot ischemia: successful management by the use of short vein grafts and percutaneous transluminal angioplasty. Vasa (2000), 29, 207–214

Verantwortlich für die Erstellung: A. Zehle (Friedrichshafen)
Teilnehmer: Prof. K. Balzer (Mülheim), Prof. D. Böckler (Heidelberg), Prof. Th. Bürger (Kassel), Prof. S. Debus (Hamburg), Univ.-Prof. H. H. Eckstein (München), Dr. I. Flessenkämper (Berlin), Dr. A. Florek (Dresden), Dr. G. Hennig (Leipzig), Prof. Dr. Th. Hupp (Stuttgart), Prof. H. Imig (Berlin), Dr. G. H. Langkau (Bocholt), Dr. V. Mickley (Rastatt), Th. Noppeney (Nürnberg)
Erstellungsdatum: Juni 2008
Letzte Überarbeitung: 25. September 2008
Verabschiedung durch den Vorstand der Deutschen Gesellschaft für Gefäßchirurgie: 10. Oktober 2008

Der akute periphere Arterienverschluss (S2)

Vorbemerkungen

Der akute periphere Arterienverschluss ist durch eine plötzlich einsetzende Minderdurchblutung (Ischämie) mit potenzieller Gefährdung der Lebensfähigkeit einer Extremität charakterisiert [11]. Das Krankheitsbild betrifft in 85% aller Fälle eine der unteren Extremitäten, seltener zwei Gliedmaßen oder die obere Extremität. Die Ischämie ist initial reversibel, sie führt jedoch unbehandelt zum Gewebsuntergang. Das Ausmaß der Organschädigung ist abhängig von der Ischämietoleranz der betroffenen Gewebe. Im Wesentlichen sind hier zu nennen: die Haut mit einer Ischämietoleranz von 12 Stunden, die Muskulatur mit 6–8 Stunden und das Nervengewebe mit 2–4 Stunden. Mit Überschreiten der Ischämietoleranz resultiert die Konsequenz eines bleibenden Gewebeschadens, des Extremitätenverlustes oder sogar der vitalen Bedrohung. Da das Behandlungsergebnis unmittelbar mit der Zeitdauer zwischen einsetzender Klinik und beginnender Therapie korreliert, ist der Patient mit akuter Extremitätenischämie immer ein klinischer Notfall [5, 3].

Der akute Arterienverschluss wird in der Mehrzahl der Fälle durch ein thrombo-embolisches Ereignis (ca. 70%), seltener durch akute lokale Thrombosen (ca. 30%) verursacht [18]. Arterielle Thromboembolien sind in 80–90% kardialer Genese, am häufigsten (70%) entwickeln sie sich auf Basis einer absoluten Arrhythmie bei Vorhofflimmern. Weitere kardiale Emboliequellen sind Herzklappenvitien, Endokarditis, Herzwandaneurysma, Vorhofmyxom, dilatative Kardiomyopathie und akuter Myokardinfarkt. Eine nicht kardiale Emboliequelle ist in etwa 10–20% der Fälle Ursprung für einen akuten Gefäßverschluss. Hierzu gehören Aneurysmen im aorto-iliakalen und femoro-poplitealen Bereich, arteriosklerotische Plaquerupturen, Kompressionssyndrome, Tumoren sowie paradoxe Embolien bei offenem Foramen ovale. Bei 5–10% der betroffenen Patienten bleiben Ausgangspunkt und Ursache der Embolie ungeklärt [4].

Der Anteil akuter lokaler Thrombosen als Ursache einer Extremitätenischämie hat in den letzten Jahren aufgrund steigender Prävalenz der Arteriosklerose zugenommen. Ausgangspunkt ist in den meisten Fällen eine obliterierende Arteriosklerose, seltener aneurysmatische Veränderungen oder Gefäßnähte. Weitere Ursachen können Dissektionen, Traumata, iatrogen verursachte Läsionen, Vaskulitiden, Medikamente und paraneoplastische Syndrome sein. Zudem potenzieren Hyperkoagulopathie, Hypovolämie und Herzinsuffizienz das Risiko arterieller Thrombosen.

Symptome

Die typischen klinischen Symptome der akuten Extremitätenischämie wurden 1954 von Pratt [14] zusammengefasst (6 x „P" nach Pratt):

1. Pain (Schmerz)
2. Pallor (Blässe)
3. Pulselessness (Pulsverlust)
4. Paresthesia (Sensibilitätsstörung)
5. Paralysis (Bewegungsunfähigkeit)
6. Prostration (Schock)

Sie charakterisieren das Vollbild des schweren Ischämiesyndromes. Die Ausprägung der jeweiligen Symptome kann jedoch individuell stark variieren, zudem müssen nicht alle gleichzeitig vorliegen. Entscheidend für das Ausmaß der Ischämie ist die verbleibende Restperfusion. Diese wird durch Lokalisation und Ausdehnung des Gefäßverschlusses sowie durch die bestehende Kollateralisierung bestimmt. So ist beim akuten thrombotischen Verschluss auf dem Boden einer vorbestehenden PAVK eine weniger schwerwiegende Symptomatik im Vergleich zum embolischen Verschluss mit fehlendem Kollateralsystem zu erwarten.

Die entscheidenden Symptome für die Zuordnung des Schweregrades der Ischämie sind Motorik und Sensibilität. Je stärker beide Parameter beeinträchtigt sind, desto schwerwiegender ist die Ischämie. Bei Verlust von Motorik und Sensibilität liegt eine komplette Ischämie vor. Ist die Sensibilität teilweise erhalten und die Motorik nur eingeschränkt, handelt es sich um eine inkomplette Ischämie.

Diagnostik

Die Erhebung der Anamnese zielt insbesondere auf die Feststellung von zeitlichem Beginn und Schwere des Akutereignisses sowie auf die Evaluation relevanter Grunderkrankungen (PAVK, kardiale Erkrankungen – insbesondere Herzrhythmusstörung, Aneurysmen) und erfolgter Gefäßprozeduren (Herzkatheter, Angiographie mit Intervention, Gefäßoperation).

Die klinische Untersuchung erfolgt immer seitenvergleichend. Beurteilt werden Hautkolorit, Temperatur, Pulsstatus sowie Motorik und Sensibilität. Frühzeichen einer Sensibilitätsstörung können sehr diskret sein, mitunter sind sie nur durch fehlende Wahrnehmung einer leichten Berührung oder den Verlust der 2-Punkte-Diskrimination erkennbar. Die klinische Objektivierung eines Pulsdefizits kann, speziell bei vorbestehender PAVK, schwierig sein. Deshalb ist in diesen Fällen die Ultraschall-Doppleruntersuchung obligat [11,17]. Ein mittels Doppler eindeutig nachweisbares arterielles Signal sowie ein messbarer Knöchel-Arm-Index (ABI) sprechen für eine lebensfähige Extremität. Bei nicht nachweisbarem Doppler-Signal muss von einer Gefährdung der Extremität ausgegangen werden [18]. Entsprechend den vorgenannten Untersuchungsbefunden kann die jeweilige Prognose eingeschätzt werden. Bewährt hat sich dabei die klinische Einteilung

Tab. 16. Klinische Einteilung der akuten Extremitätenischämie nach der modifizierten SVS-/ISCVS-Klassifikation in drei Kategorien [15]

Kategorie	Beschreibung/ Prognose	Sensibilitätsverlust	Muskel- schwäche	Doppler-Signal	
				Arteriell	Venös
I. Lebensfähig	Nicht unmittelbar gefährdet	Fehlend	Fehlend	Hörbar	Hörbar
II. Gefährdet					
II a. Gering	Rettbar bei sofortiger Behandlung	Minimal (Zehen) oder fehlend	Fehlend	Oft hörbar	Hörbar
II b. Unmittelbar	Rettbar bei unverzüglicher Revaskularisation	Mehr als Zehen- und Ruheschmerz	Gering bis mäßig	Nicht hörbar	Hörbar
III. Irreversibel	Amputation erforderlich oder unvermeidbare Nervenschädigung	Anästhesie	Paralyse (Rigor)	Nicht hörbar	Nicht hörbar

der akuten Extremitätenischämie nach der modifizierten SVS-/ISCVS-Klassifikation (Society for Vascular Surgery/International Society for Cardio Vascular Surgery) in drei Kategorien [15] (s. Tab. 16).

Die vorgenannten Kategorien finden auch im aktuellen TASC-II-Dokument Anwendung [11]. Sie beeinflussen in Abhängigkeit vom Schweregrad das weitere diagnostische und therapeutische Vorgehen. Besteht eine Gefährdung der Lebensfähigkeit der Extremität sind unverzüglich Revaskularisierungsmaßnahmen notwendig.

Laborchemisch sollte ab Stadium TASC II a neben Routineparametern (kleines Blutbild, Elektrolyte, Quick, PTT, Thrombozyten, Kreatinin) auch die Bestimmung des Myoglobin und/oder der Kreatinkinase erfolgen. Ein Anstieg dieser Werte ist Ausdruck einer längeren Ischämiedauer und kann als Hinweis auf das Ausmaß der Gewebeschädigung angesehen werden. Die Werte sind als Verlaufsparameter geeignet [11].

Wesentliches weiterführendes diagnostisches Verfahren ist die intraarterielle digitale Subtraktionsangiographie. Die Durchführung einer Angiographie sollte bei anamnestisch eruierbarer PAVK oder dringendem Verdacht auf begleitende PAVK immer erwogen werden. Sie kann die Ursache, das Ausmaß und die exakte Lokalisation der Gefäßokklusion dokumentieren und bietet zugleich die Möglichkeit zur interventionellen Therapie.

Sowohl Duplexsonographie als auch CT- und MR-Angiographie können in der Diagnostik von Nutzen sein. Durch die farbkodierte duplexsonographische Untersuchung lässt sich ein Gefäßverschluss zumeist rasch objektivieren, gut lokalisieren und auch morphologisch beurteilen. Insbesondere in der Hand des Geübten hilft das Verfahren bei der Entscheidungsfindung im Hinblick auf weiterführende Diagnostik bzw. Therapie. Im Vergleich zur Angiographie lassen sich komplett oder teilthrombosierte Aneurysmen als mögliche Verschlussursachen oder Emboliequellen darstellen.

Die CT- und MR-Angiographie können relevante diagnostische Erkenntnisse bringen. Beide Verfahren sind jedoch ohne direkte therapeutische Option. Sie sollten deshalb nur bei nicht unmittelbar lebensbedrohter Extremität Anwendung finden.

Indikationsstellung

Der akute periphere Arterienverschluss ist ein klinischer Notfall und Bedarf in jedem Fall der raschen Beurteilung durch einen ausgewiesenen Gefäßspezialisten. Die Dringlichkeit richtet sich nach dem klinischen Beschwerdebild. Entscheidende Parameter sind Motorik und Sensibilität. Je stärker beide beeinträchtigt sind, desto dringlicher ist die Indikation zur weiterführenden Diagnostik und Therapie.

Therapie

Die Dringlichkeit der Therapie ist abhängig vom Schweregrad der Extremitätenischämie. Je ausgeprägter die Beeinträchtigung von Motorik und Sensibilität, desto rascher sind revaskularisierende Maßnahmen notwendig.

Als allgemeine Sofortmaßnahmen sollten zur Anwendung kommen:
- Sofortige Heparinisierung (Prophylaxe im Hinblick auf weitere Embolie bzw. Thrombusbildung)
- Tieflagerung und Polsterung (Watteverband) der betroffenen Extremität
- Adäquate Schmerzlinderung (cave: keine intramuskuläre Injektion, um evtl. Lysetherapie nicht zu gefährden)

Das Angebot an speziellen revaskularisierenden Therapiemöglichkeiten ist breit. Grundsätzlich stehen folgende zur Verfügung:

Chirurgische Therapie

- Katheterthrombembolektomie nach Fogarty
- Thrombendarteriektomie
- Bypassverfahren

Das klassische Verfahren ist die Katheterthrombembolektomie nach Fogarty. Sofern notwendig, können alle weiteren gefäßchirurgischen Rekonstruktionsverfahren zur Anwendung kommen. Die technischen Voraussetzungen zur intraoperativen DSA und gegebenenfalls Gefäßintervention sollten obligat vorhanden sein, die intraoperative Angiographie zur Befundobjektivierung in jedem Fall erwogen und bei jedem Zweifel über die periphere Durchblutungssituation auch durchgeführt werden [11]. Für das operative Vorgehen wird eine Beinerhaltungsrate von 67–95% und eine Mortalität von 8–25% angegeben [5, 18, 7].

Thrombolysetherapie

- Kontinuierliche lokale Infusionsthrombolyse
- Infiltrationsthrombolyse
  - Pulsed-Spray-Lyse

Zur Lysebehandlung akuter Arterienverschlüsse kommen heute überwiegend Urokinase oder Plasminogenaktivator (rtPA) zur Anwendung [16]. Thrombolyseverfahren der Wahl ist die lokale Lyse in Form der Infusions- oder Infiltrationsthrombolyse [9]. Die Infiltrationsthrombolyse besitzt dabei den Vorteil besserer Wiedereröffnungsraten bei niedrigeren Komplikationsraten [9], die besten Ergebnisse sind mit der Pulsed-Spray-Thrombolyse-Technik zu erzielen [2]. Die initiale Wiedereröffnungsrate für beide Lyseverfahren liegt zwischen 68% und 89% [5, 7, 18]. Die Anwendung der Fibrinolysetherapie wird in den ACC/AHA Guidelines for the Management of Peripheral Arterial Disease 2006 [6] bei Patienten mit hoher Komorbidität als risikoarme Alternative zur Operation empfohlen.

Kathetergestützte mechanische Thrombembolektomie

- Perkutane Aspirationsthrombembolektomie (PAT)
- Mechanische Fragmentationskathetersysteme (z.B. Clot Buster oder Rotarex)
- Hydrodynamische Kathetersysteme (z.B. Angio Jet oder Hydrolyser)

Die primär technische Erfolgsrate dieser Verfahren ist hoch. Sie wird für die alleinige perkutane Aspirationsthrombembolektomie mit > 80% angegeben, bei Kombination mit anderen interventionellen Verfahren (Angioplastie, Fibrinolyse) mit 84–93% [8, 10]. Die genannten Verfahren sind jeweils gut steuerbar und bis in distale Bereiche des Unterschenkels und die Fußarterien anwendbar [1, 5, 10]. Die periprozedurale Mortalitätsrate wird mit 2,2–3,9% angegeben [18] und ist damit deutlich geringer als die der operativen Therapie.

Valide Daten im Hinblick auf die Wahl des Therapieverfahrens beim akuten peripheren Arterienverschluss sind rar.

Es existieren lediglich drei große, randomisierte prospektive klinische Studien zum Vergleich zwischen primär chirurgischer und primär thrombolytischer Therapie bei peripheren Arterienverschlüssen mit inkomplettem bzw. komplettem Ischämiesyndrom [12, 13, 19]. Eine dieser Studien [13] zeigte eine geringere Mortalitätsrate der fibrinolytisch Behandelten (16%) gegenüber den operierten Patienten (42%). Hinsichtlich des Extremitätenerhaltes fanden sich im Wesentlichen keine relevanten Unterschiede, lediglich unter der Voraussetzung einer inkompletten peripheren Ischämie von < 14 Tagen profitierten die Patienten in der STILE-Studie von einer Fibrinolyse [19]. Aus Sicht der aktuellen Daten- und Studienlage lassen sich folgende Therapierichtlinien bzw. präferenzen ableiten:

Primär chirurgisches Vorgehen:
- bei Ischämie (TASC I–III) mit eindeutigem Verdacht auf arterielle Embolie
- bei schwerwiegender Ischämie (TASC II b und III) mit zentralem arteriellen Verschluss (Becken, Oberschenkel inkl. Femoralisgabel) sowie mit langstreckigem (> 20 cm) arteriellen Verschluss der A. femoralis superficialis
- bei schwerwiegender Ischämie (TASC III) mit eindeutig irreversibel geschädigter Extremität primäre Majoramputation

Primär perkutan interventionelles Vorgehen:
- bei Ischämie (TASC II a, II b, III) mit distalem arteriellen Verschluss unabhängig von seiner Genese
- bei geringgradigen Beschwerden (TASC I und II a) und zentralem arteriellen Verschluss (Becken) ohne Femoralisgabelbeteiligung sowie bei langstreckigem (> 20 cm) arteriellen Verschluss der A. femoralis superficialis

Primär chirurgisches Vorgehen oder primär perkutan interventionelles Vorgehen:
- bei geringgradigen Beschwerden (TASC I und II a) infolge autochthoner Thrombose bei vorbestehender PAVK mit Verschlüssen im Bereich der A. femoralis superficialis sowie der A. poplitea in den Segmenten I–III

Die definitive Therapieentscheidung bezüglich des konkret anzuwendenden Verfahrens ist für jeden Patienten unter Berücksichtigung der klinischen und angiographischen Befunde individuell festzulegen. Dabei müssen die strukturellen, personellen und apparativen Gegebenheiten des jeweiligen Gefäßzentrums bzw. Standortes Berücksichtigung finden. Es gilt in jedem Fall, insbesondere bei erkennbar frustranem Verlauf der Ersttherapie, zeitnah andere oder auch ergänzende therapeutische Möglichkeiten zu erwägen. So kann es im Einzelfall durchaus sinnvoll sein, das Risiko einer sich unmittelbar postoperativ anschließenden lokalen Lyse (z.B. bei Verschluss der Peripherie) einzugehen. Andererseits sollte bei nicht erfolgreicher primärer Intervention rasch die operative Therapie erwogen bzw. angeschlossen werden. Entscheidend ist, dass die Zeit bis zur Aufhebung der Ischämie so kurz wie möglich gehalten wird.

In Abhängigkeit von Dauer und Ausmaß der Ischämie muss nach erfolgreicher Revaskularisation mit einem Reperfusionssyndrom (Kompartementsyndrom) gerechnet werden. Obligat ist deshalb die engmaschige klinische Verlaufskontrolle (Gewebedruck im Wadenbereich, Unterarmbereich). Einzig relevante Therapieoption ist die jeweilige Fasziotomie, wobei die Indikation zur Faszienspaltung eher großzügig gestellt werden sollte [11]. Adjuvant sollte eine Infusionsbehandlung in Kombination mit Forcierung der Diurese mit dem Ziel der gesteigerten Myoglobinausscheidung zur Anwendung kommen.

Bei einem fortgeschrittenen Stadium der Ischämie (TASC III, evtl. TASC II b) muss neben der erheblichen Schädigung der Muskulatur und Nerven mit einer Beeinträchtigung weiterer Organsysteme (insbesondere Crush-Niere infolge Myoglobinurie, Hypovolämie durch Flüssigkeitsextravasation, Rhythmusstörungen durch Hyperkaliämie und metabolische Azidose) bis hin zum Multiorganversagen gerechnet werden. Eine intensivtherapeutische Betreuung ist hier dringend notwendig. Bei besonders foudroyantem Verlauf mit vitaler Bedrohung kann die Majoramputation als Ultima Ratio (zur Beherrschung der systemischen Toxineinschwemmung) auch sekundär nach erfolgreicher Revaskularisation erforderlich werden.

Nachsorge

Die Nachbehandlung ist abhängig von der Genese der Ischämie sowie der erfolgten Therapie. Jede Ischämie auf Basis einer Embolie sollte Anlass zur weiterführenden Umfelddiagnostik sein. Aus deren Ergebnis können evtl. therapeutische Konsequenzen resultieren. In der übergroßen Mehrzahl der Fälle ergibt sich meist auf Basis einer absoluten Arrhythmie oder Vorhofflimmern die Notwendigkeit zur Antikoagulation als Rezidivprophylaxe. Die Antikoagulation ist auch nach kniegelenküberschreitenden Bypassoperationen sowie bei sehr ungünstigen Ausstrombahnverhältnissen indiziert.

Eine lebenslange Behandlung mit Thrombozytenaggregationshemmern ist nach supragenualen Gefäßoperationen, nach Gafäßinterventionen und auch bei vorbestehender bzw. begleitender PAVK notwendig.

Bezüglich der aktuellen Datenlage und der konkreten Vorgehensweise darf auf die Leitlinie Medikamentöse Therapie nach gefäßchirurgischen Operationen und endovaskulären Interventionen verwiesen werden.

Literatur

[1] Alfke H, Geks J, Wagner HJ, Radiologische Diagnostik und Therapie bei akuter Extremitätenischämie. Chirurg (2003), 74, 1110–1117
[2] Bookstein JJ et al., Pulsed spray pharmacomechanical thrombolysis preliminary clinical results. Am J Roentgenol (1989), 1521097–1100
[3] Dormandy JA, Heeck L, Vig S, Acute limb ischemia. Semin Vasc Surg (1999), 12, 148–153
[4] Eckstein HH, Akute Extremitätenischämie. Chirurg (1998), 69, 38–47
[5] Halter G, Orend KH, Sunder-Plassmann L, Die akute Extremitätenischämie. Chirurg (2003), 74, 1118–1127
[6] Hirsch AT, Haskal ZJ, Hertzer HR, ACC/AHA guidelines for the management of patients with peripheral arterial disease. J Vasc Interv Radiol (2006), 17, 1383–1387
[7] Hoch JR et al., Thrombolysis versus surgery as the initial management for native artery occlusion, efficacy, safety and cost. Surg (1994), 116, 649–657
[8] Kalinowski M, Wagner HJ, Adjunctive techniques in percutaneous mechanical thrombectomy. Tech Vasc Interv Radiol (2003), 6, 6–13
[9] Kröger K, Systemische und regionale Fibrinolyse peripherer arterieller Verschlüsse. Hämastaseologie (2006), 26, 214–219
[10] Kudo T et al., Changing pattern of surgical revascularization for critical limb ischemia over 12 years: Endovascular vs open bypass surgery. J Vasc Surg (2006), 44, 304–313
[11] Norgren L et al, Inter-Society Consensus for the Management of Peripheral Arterial Disease (TASC II). Eur J Vasc Endovasc Surg (2007), 33 (Suppl 1),
[12] Ouriel K et al., A comparism of thrombolytic therapy with operative revascularisation in the initial treatment of acute peripheral arterial ischemia. J Vasc Surg (1994), 19, 1021–1030
[13] Ouriel K et al., For the Thrombolysis or Peripheral Arterial Surgery (TOPAS). Investigators: A comparison of recombinant urokinase with vascular surgery as initial treatment for acute arterial occlusion of the legs. N Engl J Med (1998), 338, 1105–1111

[14] Pratt GH (1954) Cardiovascular Surgery. Kimpton, London
[15] Rutherford RB et al., Recommended standards for reports dealing with lower extremity ischemia: Revised version. J Vasc Surg (1997), 26, 517–538
[16] Semba CP et al., Thrombolytic therapy with use of Alteplase (rt-PA) in peripheral arterial occlusive disease: review of the clinical literature. The Advisory Panel. J Vasc Interv Radiol (2000), 11, 149–161
[17] Schoder M, Die akute Extremitätenischämie: Diagnostik und interventionelle Therapie. WMW (2001), 21/22/23, 541–545
[18] Schumann R, Rieger J, Ludwig M, Akute periphere arterielle Verschlusskrankheit. Med Klin (2007), 107, 457–471
[19] The STILE Investigators, Results of a prospektive randomized trial evaluating surgery versus thrombolysis for ischemia of the lower extremity. The STILE trial Ann Surg (1994), 220(3), 251–266

Verantwortlich für die Erstellung: G. Hennig (Leipzig)
Teilnehmer: Prof. K. Balzer (Mülheim), Prof. D. Böckler (Heidelberg), Dr. H. Böhner (Neuss), Univ.-Prof. J. Brunkwall (Köln), Prof. Th. Bürger (Kassel), Prof. S. Debus (Hamburg), Univ.-Prof. H. H. Eckstein (München), Dr. I. Flessenkämper (Berlin), Dr. A. Florek (Dresden), Dr. G. Hennig (Leipzig), Prof. Dr. Th. Hupp (Stuttgart), Prof. H. Imig (Berlin), Prof. W. Lang (Erlangen), Dr. G. H. Langkau (Bocholt), Prof. B. Luther (Krefeld), Dr. V. Mickley (Rastatt), Th. Noppeney (Nürnberg), Dr. S. Schulte (Köln), Prof. M. Zegelman (Frankfurt)
Erstellungsdatum: Juli 2008
Letzte Überarbeitung: 25. September 2008
Verabschiedung durch den Vorstand der Deutschen Gesellschaft für Gefäßchirurgie: 10. Oktober 2008

Endangiitis obliterans (S2)

Synonyme: Buerger-Syndrom, Winiwater-Buerger-Krankheit, Thrombangiitis obliterans (TAO), engl. „Buerger's disease"

Vorbemerkungen

Das von Leo Buerger und Alexander von Winiwater erstmals beschriebene Krankheitsbild der Endangiitis obliterans hat zahlenmäßig zwar nur einen Anteil von 3–5% am Gesamtkollektiv der Patienten mit arteriellen Durchblutungsstörungen, doch stellt es für den behandelnden Arzt nach wie vor eine besondere diagnostische und therapeutische Herausforderung dar.

Definition

Die Endangiitis obliterans wird als eine multilokuläre, in der Intima beginnende, schubweise, entzündlich-obliterierende Gefäßerkrankung mit segmentalem Befall zuerst der kleineren und mittleren Arterien und oberflächlichen Venen, später auch der großen Arterien, im Sinne der Panangiitis definiert [4, 5, 17].

Ätiologie, Pathogenese

Die Ätiologie de Endangiitis obliterans ist nach wie vor ungeklärt, wobei der inhalierende Nikotinkonsum (Kohlenmonoxid?) offenbar einen entscheidenden mitverursachenden Faktor darstellt [17]. Die enge pathogenetische Beziehung zum Nikotinkonsum ist nicht nur offenkundig – der Verzicht auf Rauchen führt meist zur Remission und die Wiederaufnahme der Rauchgewohnheiten zum Rezidiv. Es werden sowohl die unmittelbare Gefäßwandschädigung durch Carboxyhämoglobin (CO-Hb) wie auch eine Allergie auf Tabakrauchinhaltstofe diskutiert [9, 21].

Der „Entzündungsbegriff" bei Vorgängen an der primär gefäßlosen Intima ist problematisch, und die Übergänge der Endangiitis obliterans zur obliterierenden Arteriosklerose sind fließend. Obligatorisch sind parietale oder segmental verschließende Thromben.

Der Anteil der Endangiitis obliterans am Gesamtkrankengut der arteriellen Verschlusserkrankung reicht in Westeuropa von 0,5% bis 5,6%, in Korea und Japan von 16% bis 66%, in Indien von 45% bis 63% und in der israelischen Bevölkerung vom Stamm der Ashkenazi bis zu 80% [13]; darüber hinaus besteht ein deutliches Süd-Nord-Gefälle. Diese große Verteilungshäufigkeit findet auch ihre Ursache in den unterschiedlichen Diagnosekriterien [6, 14].

Serologische und histochemische Untersuchungen haben für die Mehrzahl der Erkrankungsfälle eine Immunpathogenese sichergestellt (Autoantikörper gegen Elastin, Kollagen I und III [1], Nachweis antinukleärer antiarterieller Immunkomplexe, Ablagerungen von Immunglobulinen: IgG C3, IgG C4 in den Gefäßläsionen). Für die Wirksamkeit genetischer Einflüsse spricht u.a. die gesteigerte Prävalenz von HLA-A9, HLA-BW10, HLA-B12 [15] und einem in Japan auftretenden spezifischen Antigen J1-1.

Klinischer Verlauf

Das Alter der Erstmanifestation der Endangiitis obliterans liegt bei unter 40 Jahren, betroffen sind überwiegend Männer. Die Patienten sind fast ausnahmslos Raucher. In Mitteleuropa ist es zu einer Verschiebung der Geschlechtsverteilung der Endangiitis obliterans zwischen Männern und Frauen von ursprünglich 99 : 1 bei Buerger über 10 : 1 Anfang der 1970er Jahre auf jetzt aktuell 3,4 : 1 als Folge der Zunahme der weiblichen Raucher gekommen.

Die Krankheit verläuft chronisch, subakut, akut oder fulminant. Bei chronischer und subakuter Form sind stumme Intervalle oft spontan zu beobachten. Beim akuten Verlauf kann die intensive medizinische Betreuung jeweils zu einem stummen Intervall führen, die Patienten weisen jedoch häufig periphere Nekrosen auf. Die Lebenserwartung entspricht der Normalbevölkerung. Ein fulminanter Verlauf führt in kürzester Zeit zur Amputation. Die 5-Jahres-Amputationsrate beträgt über alle Verläufe 20–30% [16, 19].

Typischerweise klagen die Patienten über Kältegefühl, Parästhesien, schmerzhafte periphere Durchblutungsstörungen der Füße und/oder der Hände [18]. Häufig stellen sich die Betroffenen bereits mit akralen Nekrosen vor. Eine oberflächliche Thrombophlebitis und ein Morbus Raynaud finden sich in etwa 40% der Patienten mit Endangiitis obliterans [17].

Obwohl die Endangiitis obliterans am häufigsten Arterien und Venen kleiner und mittlerer Größe der Hände und Arme sowie der Füße und Beine befällt, gibt es auch Berichte über die Lokalisation in anderen Gefäßregionen: zerebrale und koronare Arterien, intestinale Gefäße und sogar über eine Multiorganbeteiligung wird berichtet [3, 8, 10, 12].

Symptome und Befunde

Die häufigsten Initialsymptome der Endangiitis obliterans sind:
- Parästhesien (40%)
- Kältegefühl (60%)
- Zyanose (40%)
- Claudicatiobeschwerden im Fußrist-, Fußsohlen- oder Wadenbereich (70%)
- Ruheschmerzen (50%)

Tab. 17. Klinische Unterschiede zwischen Endangiitis obliterans und obliterierender Arteriosklerose

	Endangiitis obliterans	Arteriosklerose
Alter	Unter 40 Jahren	Über 40 Jahre
Angiomorphologie	Beginn peripher untere und obere Extremität	Beginn an größeren Arterien Untere Extremität bevorzugt
Koronararterien	Nicht bekannt	Fast immer betroffen
Venen	Phlebitis migrans	Nicht betroffen
Risikofaktoren Endogen Exogen	Wenige Fast obligat (Nikotin)	Fast obligat Fakultativ
Lebenserwartung	Nahezu normal	Stark reduziert
Progredienz	Häufig subakut Distal → proximal Sistiert, wenn exogene Faktoren beseitigt	Vorwiegend chronisch, diffus langsam fortschreitend, auch wenn exogene Faktoren und Grundkrankheit beseitigt sind

- Begleitende oberflächliche Venenentzündungen (40%)
- Frühzeitige trophische Störungen und Nekrosen an Nagelfalz, Akren (Kuppenatrophie), Fußrücken (50%)

Eine gastrointestinale Beteiligung der Endangiitis obliterans ist selten, jedoch kann eine interstinale Manifestation, wie z.B. die Kolonstriktur oder kolonperforation, lange vor den Symptomen der schweren peripheren arteriellen Durchblutungsstörung bei Patienten mit Endangiitis obliterans klinisch auffällig werden [3].

Diagnose

Ein spezifischer Labortest zur Diagnosesicherung der Endangiitis obliterans ist nicht verfügbar. Untypisch und anders wie als bei in anderen Formen der Vaskulitis, sind die Werte der Akutphasereaktionen bei der Endangiitis obliterans (Blutsenkungsgeschwindigkeit und C-reaktives Protein) normal [17].

Empfohlene Untersuchungen zum Ausschluss anderer Ursachen der Vaskulitis beinhalten ein großes Blutbild, Leberfunktionstests, Bestimmung des Serumkreatininspiegels, Nüchternblutzucker, Blutsenkungsgeschwindigkeit, Tests für antinukleäre Antikörper, Rheumafaktoren und serologische Marker des CREST-Syndroms (Calcinosis cutis, Raynaudphänomen, Sklerodaktylie und Teleangiektasie) und der Sklerodermie. Darüber hinaus ist ein Screening hinsichtlich einer Hyperkoagulopathie (einschließlich Antiphospholipid-Antikörper und Hyperhomocysteinämie) bei Patienten mit Endangiitis obliterans empfehlenswert. Jedoch wird die Rolle der Hyperhomocysteinämie in der Pathogenese der Endangiitis obliterans kontrovers diskutiert [7].

Ein Zusammenhang zwischen Thrombophiliebedingungen wie dem Antiphospholipidsyndrom und der Endangiitis obliterans wurden auch beobachtet [2].

Grundsätzlich kann die Diagnose der Endangiitis obliterans nur histologisch gestellt werden. Die Diagnostik der Endangiitis obliterans erfolgt zunächst anamnestisch und klinisch. Danach schließt sich die Erhebung des peripheren Puls- und Dopplerstatus an. Eine Mediasklerose und damit falschhohe Doppler-Druckwerte werden nicht beobachtet. Radiologisch erfolgt die Diagnostik mittels arterieller Angiographie. Zur exakteren bildlichen Darstellung bietet sich die selektive Feinnadel-DSA der Arteria brachialis bzw. der Arteria femoralis communis in orthograder Technik an. Hierdurch gelingt es, offene Popliteasegmente sowie freie Segmente der Unterschenkelarterien und der Fußarterien zu erkennen. Häufigste Verschlusslokalisationen an der oberen Extremität sind die Digitalarterien, der ulnare Anteil des Hohlhandbogens sowie die periphere Arteria ulnaris.

Die mittels Rheographie und Venenverschlussplethysmographie im Rahmen der routinemäßigen Funktionsdiagnostik erhaltenen Messparameter sind von nachgeordneter Bedeutung. Eine funktionelle Objektivierung durch Plattenthermographie hat heute nur noch historische Bedeutung. Bei praktisch allen Patienten finden sich die Kriterien multipler, segmentaler oder fokaler Läsionen mit interkurrenten glattwandigen Gefäßstrecken. Der diskontinuierliche Charakter der Veränderungen mit Dominanz des Befalls in den peripheren Gefäßprovinzen und zentral bzw. intermediär völlig normal erscheinendem Gefäßbild ist charakteristisch für die Endangiitis obliterans und bildet ein wichtiges Unterscheidungsmerkmal zu den manifesten Formen der Arteriosklerose. Insbesondere bei mehr proximalen Läsionen beobachtet man häufig scharf begrenzte, wie abgeschnitten erscheinende Okklusionen (sog. Cut-off-Verschluss).

Als ein Vorstadium dieses Okklusionstyps ist die frische, fokale thrombotische Läsion zu betrachten, die immer ein florides Stadium der Endangiitis obliterans signalisiert. Nicht der relative

Stenosecharakter solcher fokaler Läsionen ist klinisch bedeutend, sondern die Möglichkeit, als eine potenzielle Emboliequelle insbesondere im Bereich der oberen Extremität zu einer anfallsweisen raynaudartigen Symptomatik zu führensondern als eine potenzielle Emboliequelle können sie insbesondere im Bereich der oberen Extremität zu einer anfallsweisen raynaudartigen Symptomatik führen.

Ein sehr wichtiger Aspekt bei der Endangiitis obliterans ist das Phänomen der korkenzieherartigen Kollateralen, wie sie praktisch in allen Fällen beobachtet werden können. Als direkte Kollateralen entwickeln sie sich aus proximalen, normal erscheinenden arteriellen Segmenten und winden sich um und entlang des Bettes der thrombotisch verschlossenen Arterie, meist in ein Netzwerk kleiner und kleinster Gefäße eingebettet.

Verschiedene Kriterien sind für die Diagnosezuordnung einer Endangiitis obliterans vorgeschlagen worden. Davon werden am häufigsten zitiert:

- Diagnosekriterien nach Shionoya [20]
  - Nikotinanamnese
  - Krankheitsbeginn vor dem 50. Lebensjahr
  - Arterielle Verschlüsse infrapopliteal
  - Entweder Beteiligung der oberen Extremität oder Phlebitis migrans
  - Fehlen anderer Arteriosklerose-Risikofaktoren außer Nikotinkonsum
- Diagnosekriterien nach Olin [18]
  - Alter unter 45 Jahren
  - Nikotinanamnese
  - Bestehende distale Extremitätenischämie als Ausdruck einer Claudicatio intermittens, Ruheschmerzen oder trophischer Läsionen, welche durch nicht invasive angiologische Untersuchungen dokumentiert wurden
  - Ausschluss einer Autoimmunerkrankung, eines Thrombophiliestatus und eines Diabetes mellitus
  - Ausschluss einer proximalen Emboliequelle mittels Echokardiographie oder Arteriographie
  - Bestehende angiographische Läsionen in den klinisch betroffenen und den nicht betroffenen Extremitäten

Differenzialdiagnostik

Die wichtigsten Differenzialdiagnosen ergeben sich aus der Abgrenzung zu anderen (Immun-)Vaskulitiden und zur degenerativen Arteriosklerose. Bei den meist relativ jungen Patienten müssen ferner embolische Gefäßverschlüsse, gegebenenfalls auch eine heparininduzierte Thombozytopenie vom Typ II (HIT II; White clot disease) bedacht werden, ebenso thrombotische Arterienverschlüsse bei Thrombophilie oder infolge von Trauma. Eine seltene Differenzialdiagnose bietet die zystische Adventitiadegeneration. Bezüglich der begleitenden Phlebitiden (Phlebitis saltans) müssen alle Ursachen einer Thrombophlebitis abgeklärt werden, z.B. bei maligner Grunderkrankung.

Therapie

Das konservative Therapiekonzept der Endangiitis obliterans wird in erster Linie von einer strengen Nikotinabstinenz, von einem Kälteschutz der Akren und von einer Fokalsanierung getragen. Als medikamentöse Maßnahmen können Prostaglandine, Antikoagulantien und Thrombozytenaggregationshemmer eingesetzt werden.

Interventionelle Verfahren (PTA, Rotacs, Laser etc.), systemische Fibrinolyse und die Katheterlyse kommen nicht infrage. Gerade diese Therapieformen würden durch Beseitigung des Fibrinogens dem entzündlichen Prozess Vorschub leisten und können deshalb zu einem foudroyanten Fortschreiten der Erkrankung führen.

Bei den operativen Maßnahmen stehen die thorakale und lumbale Sympathektomie im Vordergrund.

Die Indikation zur thorakalen Sympathektomie ist die angiographisch nachgewiesene durchgängige Ober- und Unterarmstrombahn mit Gefäßabbrüchen im Hohlhandbereich bzw. im Interdigitalnetz, begleitet von Ruheschmerzen bzw. trophischen Läsionen.

Die Indikation zur lumbalen Sympathektomie stellen Patienten mit Endangiitis obliterans oder peripherer arterieller Verschlusskrankheit in den Stadien III und IV nach Fontaine dar, die angiographisch eine durchgängige Oberschenkelstrombahn bis zum zweiten Popliteasegment aufweisen, jedoch eine mangelnde periphere Ausstrombahn bzw. periphere Gefäßrarifizierung.

Die zu erwartende Effektivität einer Sympathektomie/Sympathikolyse kann diagnostisch vor Therapie mittels kombinierter Messung des Laser-Doppler-Flux und des transkutanen Sauerstoffpartialdrucks quantitativ, wenig invasiv und einfach praktikabel erfasst werden. Durch Ableitung der postokklusiven reaktiven Hyperämie nach kurzzeitig provozierter Ischämie vor und nach passagerer Sympathikolyse (Stellatumblockade für die oberen Extremitäten bzw. Periduralkatheter für die unteren Extremitäten) am Hand bzw. Fußrücken lässt sich reproduzierbar ein Therapieergebnis vorbestimmen.

Die thorakale Sympathektomie erfolgt überwiegend minimalinvasiv mittels thoraskopischem Vorgehen und Resektion des thorakalen Grenzstranges von Th2 bis Th3. Die lumbale Sympathektomie wird operativ über einen retroperitonealen Zugang mit Extirpation von mindestens 3 Ganglien in Höhe L2/L3 durchgeführt. Insgesamt haben die offenen operativen Therapieoptionen der Sympathektomie heute keinen Stellenwert mehr. Der Vorzug ist der CT-gesteuerten Sympathikolyse zu geben.

CT-gesteuert als perkutane Sympathikolyse erfolgt der Eingriff, sowohl thorakal als auch lumbal, minimalinvasiv mittels Alkoholblockade. Die CT-gesteuerte Sympathikolyse kann ambulant durchgeführt werden. Der stationäre Aufenthalt nach thoraskopischer Sympathektomie beträgt etwa 4 Tage, nach lumbaler Sympathektomie etwa 10 Tage.

Nur etwa 60% der Diabetiker profitieren von einer Sympathikusausschaltung aufgrund auf Grundlage des sog. Autosympathektomieeffekts.

Im Nachbeobachtungszeitraum von bis zu 6 Monaten zeigt sich ein deutlich besserer Therapieerfolg der Sympathektomie gegenüber der Sympathikolyse. Dieser Effekt resultiert wahrscheinlich aus der Regeneration der mit Alkohol blockierten Sympathikusfasern. Allerdings lässt sich die CT-gesteuerte Sympathikolyse als wenig invasiver Eingriff z.B. beim älteren Patienten wie auch beim Risikopatienten beliebig oft wiederholen.

Postinterventionelle (postoperative) Nachsorge

Die postoperative Nachsorge nach Sympathektomie bzw. Sympathikolyse umfasst im vierteljährlichen Rhythmus die Laser-Doppler-Flux und die transkutane Sauerstoffpartialdruckmessung. Diese sollten möglichst in der primär behandelnden Klinik erfolgen, um einen standardisierten Vergleich der Untersuchungsergebnisse zu ermöglichen und damit rechtzeitig ein Abklingen des Therapieerfolges zu dokumentieren.

Literatur

[1] Adar R et al., Cellular sensitivity to collagen in thromboangiitis obliterans. N Engl J Med (1983), 308, 1113
[2] Adar R, Papa MZ, Schneiderman J Thromboangiitis obliterans: an old disease in need of a new look. Int J Cardiol (2000), 75, 167
[3] Arkkila PE, Kahri A, Farkkila M, Intestinal type of thromboangiitis obliterans (Buerger disease) preceding symptoms of severe peripheral arterial disease. Scand J Gastroenterol (2001), 36, 669
[4] Buerger L, Thromboangiitis obliterans: a study of the vascular lesions leading to presenile gangrene. Am J Med Sci (1908), 136, 567
[5] Buerger L (1924) The circulatory disturbance of the extremities: including gangrene, vasomotor and trophic disorders. Saunders, Philadelphia
[6] Cachovan M (1988) Epidemiologic und geographisches Verteilungsmuster der Thromboangiitis obliterans. In: Heidrich H (Hrsg), Thromboangiitis obliterans Morbus Winiwarter-Buerger, 31–36. Georg Thieme, Stuttgart, New York
[7] Diehm C, Stammler F, Thromboangiitis obliterans (Buerger's disease). N Engl J Med (2001), 344, 230
[8] Donatelli F et al., Thromboangiitis obliterans of coronary and internal thoracic arteries in a young woman. J Thorac Cardiovasc Surg (1997), 113, 800
[9] Gulati SM, Singh KS, Tusoo TK, Immunological studies in thrombangitis obliterans (Buerger' disease). J Surg Res (1979), 27, 287
[10] Harten P et al., Multiple organ manifestations in thromboangiitis obliterans (Buerger's disease). A case et al., Immunohistochemical analysis of arterial wall cellular infiltration in Buerger's disease (endarteritis obliterans). J Vasc Surg (1999), 29, 451
[12] Kurata A et al., Multiple ulcers with perforation of the small intestine in Buerger's disease: a case report. Gastroenterology (2003), 125, 911
[13] Lie JT, Thromboangiitis obliterans (Buerger's disease) revisited. Pathol Annu (1988), 23, 257
[14] Matsushita M et al., Decrease in prevalence of Buerger's disease in Japan. Surgery (1998), 124, 498
[15] de Moerloose P et al., Evidence for an HLA-linked resistance gene in Buerger's disease. Tissue Antigens (1979), 14, 169
[16] Ohta T et al., Clinical and social consequences of Buerger disease. J Vasc Surg (2004), 39, 176
[17] Olin JW et al., The changing clinical spectrum of thromboangiitis obliterans (Buerger's disease). Circulation (1990), 82, IV 3
[18] Olin JW, Thromboangiitis obliterans (Buerger's disease). N Engl J Med (2000), 343, 864
[19] Sasajima T et al., Role of infrainguinal bypass in Buerger's disease: an eighteen-year experience. Eur J Vasc Endovasc Surg (1997), 13, 186
[20] Shionoya S, Diagnostic criteria of Buerger's disease. Int J Cardiol (1998), 1, 243
[21] Simic L, Pirnat L, Immunological aspect of smoking in patients with thromban-giitis obliterans. VASA (1985), 14, 349

Verantwortlich für die Erstellung: G. Hoffmann (Solingen)
Teilnehmer: Prof. K. Balzer (Mülheim), Prof. D. Böckler (Heidelberg), Prof. Th. Bürger (Kassel), Prof. S. Debus (Hamburg), Univ.-Prof. H. H. Eckstein (München), Dr. A. Florek (Dresden), Dr. G. Hennig (Leipzig), Dr. G. Hoffmann (Solingen) Prof. Dr. Th. Hupp (Stuttgart), Prof. H. Imig (Berlin), Prof. W. Lang (Erlangen), Dr. G. H. Langkau (Bocholt), Dr. V. Mickley (Rastatt), Th. Noppeney (Nürnberg), Dr. G. Salzmann (Bad Nauheim), Prof. A. Zehle (Friedrichshafen)
Erstellungsdatum: Juni 2008
Letzte Überarbeitung: 25. August 2008
Verabschiedung durch den Vorstand der Deutschen Gesellschaft für Gefäßchirurgie:
10. September 2008

Die amputationsbedrohte Extremität (S2)

Vorbemerkungen

Akute oder chronische arterielle Durchblutungsstörungen stellen neben Traumen und Infektionen die häufigsten Ursachen für den Extremitätenverlust dar. Die weit überwiegende Ursache der chronischen arteriellen Durchblutungsstörung ist eine generalisierte Atherosklerose. Der in aller Regel gleichzeitige Befall der hirnversorgenden Arterien und der Herzkranzarterien resultiert in einer extrem hohen Mortalität bei peripherer arterieller Verschlusskrankheit der Beine (PAVK), vor allem bei Auftreten einer chronischen kritischen Extremitätenischämie (CLI).

Vorrangiges Ziel muss es daher sein, die Entstehung einer CLI durch rechtzeitiges Management der klassischen Risikofaktoren der Atherosklerose nach den aktuellen internationalen Leitlinien (TASC II, Leitlinien ACC/AHA) [1, 2] zu verhindern. Diabetiker mit Atherosklerose bedingter Makroangiopathie sind 10-mal häufiger von einer Amputation betroffen als Nichtdiabetiker. Neben der Beeinträchtigung der Makrozirkulation bestehen bei Diabetikern häufig auch Störungen der Mikrozirkulation sowie eine verminderte Immunabwehr, sodass Infektionen rasch zu erheblichem Gewebeuntergang führen können. Jährlich werden in Deutschland ca. 25.000 Majoramputationen durchgeführt, etwa 70% davon bei Diabetikern [3]. Noch ungünstiger sind Prognose und Verlauf bei Patienten mit terminaler Niereninsuffizienz.

Entsprechend dem Verteilungsmuster atherosklerotischer Gefäßverschlüsse ist die untere Extremität weitaus am häufigsten amputationsgefährdet. Die folgenden Ausführungen beziehen sich daher auf die unteren Extremitäten, gelten sinngemäß jedoch auch für die oberen Extremitäten.

Amputation – Definitionen

Majoramputation bedeutet eine Amputation oberhalb der Knöchelregion. Im DRG-Abrechnungssystem beginnt die Majoramputation (höherer Resourcenverbrauch) bereits bei der transmetatarsalen Vorfußamputation (ICPM 5-865.6).

Minoramputation bedeutet eine „kleine Amputation" bis unterhalb der Knöchelregion (also bis einschließlich der Chopart-Amputation). Im DRG-System umfasst sie nur Zehenamputationen bzw. Strahlresektionen (ICPM 5-865.7).

Die **Grenzzonenamputation** ist ein auf den deutschen Sprachraum begrenzter Sammelbegriff für die Kombination aus Minoramputation in der Grenze zum vitalen Gewebe, Nekrosektomie oder Débridement [4].

Symptome und Befunde

Die Extremität ist in ihrem Erhalt dann bedroht, wenn
- eine bestehende Infektion fortschreitet,
- eine akut oder chronisch verminderte arterielle Durchblutung zum Untergang von Muskelgewebe mit daraus folgender Bedrohung anderer Organfunktionen führt,
- weitgehend therapieresistente, vom Patienten nicht mehr tolerierbare Ruheschmerzen bestehen,
- schwerste, neuro-osteoarthropathische Deformitäten mit Osteomyelitis im Fußskelett bestehen, ohne Aussicht auf Funktionserhalt des Fußes.

Demzufolge variiert auch das klinische Bild. Es reicht vom Befund der Vorfußgangrän über das kalte paretische Bein bis zur entzündlichen Zerstörung des Fußskeletts beim Charcot-Fuß oder zum komplexen Schmerzsyndrom mit klinisch nur diskretem Lokalbefund.

Diagnostik

Bei Vorliegen einer arteriellen Durchblutungsstörung entscheidet das Ergebnis der angiologischen Diagnostik über die Möglichkeit einer extremitätenerhaltenden Revaskularisation. Kann eine arterielle Minderdurchblutung sicher ausgeschlossen werden, entscheidet der lokale Befund. Ein Algorhythmus zur Gefäßdiagnostik bei amputationsbedrohten Patienten ist in der „Nationalen Versorgungsleitlinie Typ-2-Diabetes – Präventions- und Behandlungsstrategien für Fußkomplikationen" [5] einzusehen.

Gut tastbare Knöchel- und Fußpulse schließen eine für die Entscheidung zur Amputation relevante Durchblutungsstörung mit großer Sicherheit aus. Vor einer Amputation sollte aber in jedem Fall die Durchblutung mittels objektiver Verfahren untersucht und dokumentiert werden [5, 6, 7], was meist eine Angiographie notwendig macht (s.u.). Im Zweifelsfall muss ein gefäßmedizinischer Fachmann (Gefäßchirurg, Angiologe) befragt werden. Das Recht des Patienten auf eine Zweitmeinung ist zu respektieren.

Durch die **dopplersonographische Verschlussdruckbestimmung** der Knöchelarterien kann das Ausmaß der Durchblutungsstörung im Ruhestand festgestellt werden. Insbesondere bei Vorliegen eines Diabetes mellitus oder einer terminalen Niereninsuffizienz ist die Methode jedoch häufig (40%) nur bedingt verwendbar. In diesen Fällen sind dopplersonographisch normale oder übernormale Druckwerte kein Beweis für eine gute arterielle Durchblutung. Bei Vorliegen einer Inkompressibilität der Arterien infolge Mediasklerose sind die **segmentale arterielle Oszillographie** und der **Pulsatilitätsindex** als semiquantitative Methoden hilfreich.

Die **farbkodierte Duplexsonographie (FKDS)** gestattet mit modernen Geräten und in der Hand geübter Untersucher eine zuverlässige Einschätzung der Becken-, Oberschenkel- und Kniearterien, häufig auch der Unterschenkel- und Fußschlagadern. Ihre Möglichkeiten sollten vor der Planung einer Angiographie ausgeschöpft werden, insbesondere vor dem Hintergrund der Nephrotoxizität der Kontrastmittel nicht nur bei der DSA, sondern auch der MRA [6]. Häufig erspart ein guter FKDS-Befund der Beckenarterien die Übersichtsangiographie und damit Kontrastmittel. Stattdessen kann bei Vorliegen von Verschlussprozessen dann gleich nach orthograder Punktion der Leistenschlagader eine gezielte Angiographie in Interventionsbereitschaft durchgeführt werden.

Durch die **Angiographie** ist ein sicherer Ausschluss einer arteriellen Durchblutungsstörung möglich. Ihren Stellenwert hat sie jedoch in der Darstellung von Gefäßläsionen und in der Beurteilung der Möglichkeiten der arteriellen Revaskularisation. Bei Vorliegen einer arteriellen Minderdurchblutung und der drohenden Notwendigkeit einer Extremitätenamputation ist sie obligat. Zur definitiven Feststellung einer nicht rekonstruierbaren Gefäßläsion (technische Inoperabilität) ist vor allem die **transarterielle digitale Subtraktionsangiographie** als diagnostischer Standard anzusehen. Allerdings wird sie zunehmend durch die MR-Angiographie (MRA) verdrängt, die aufgrund rasanter technischer Fortschritte immer zuverlässigere Ergebnisse auch bei der Darstellung der Unterschenkelarterien liefert. Die CT-Angiographie eignet sich (derzeit) nicht zur definitiven Feststellung der technischen Inoperabilität.

Indikationsstellung

Macht der Lokalbefund (Nekrose, Gangrän, zerstörtes Gewebe) eine Amputation erforderlich und besteht im Bereich der durch die lokale Situation vorgegebenen Absetzungslinie eine **normale arterielle Durchblutung** (tastbarer Knöchelpuls bei Amputationen im Fußbereich), kann die Amputation ohne Angiographie erfolgen. Das Ausmaß der Amputation richtet sich in diesem Fall somit ausschließlich nach der Ausdehnung der geschädigten Gewebezone unter Berücksichtigung der Möglichkeiten für eine spätere prothetische Versorgung.

Bei Vorliegen von **Durchblutungsstörungen** ist die technisch einwandfreie Angiographie unabdingbare Voraussetzung vor einer Amputation. Scheint aus angiomorphologischen Gründen keine Rekonstruktionsmöglichkeit gegeben, so muss diese Feststellung dem aktuellen gefäßchirurgischen Standard standhalten. Sie ist eine Seltenheit, wenn an der entsprechenden Gefäßachse bisher kein Revaskularisationsversuch vorgenommen wurde. Bei angiographisch vermuteter Unmöglichkeit einer Revaskularisation sollte vor der Amputation ein in der cruro-pedalen Etage erfahrener Gefäßchirurg oder interventioneller Behandler (Angiologe, Radiologe) konsultiert werden, da häufig doch noch eine Verbesserung der Durchblutung möglich ist, was von Unerfahrenen übersehen wurde. Vor der Amputation sollten an den typischen Stellen Unterschenkel- und Fußarterien mit der Doppler-Sonde oder FKDS aufgesucht werden. Nicht selten sind doch noch offene, anschlussfähige arterielle Segmente vorhanden, die der angiographischen Darstellung entgangen sind. Hier bietet die MRA eine Möglichkeit, in der DSA nicht sichtbare, aber potenziell revaskularisierbare arterielle Gefäßsegmente darzustellen. Zusätzlich kann bei unklaren Befunden in Amputationsbereitschaft über einen antegrad eingebrachten arteriellen Mikrokatheter, der so weit wie möglich in die Peripherie vorgeschoben wird, eine intraoperative Angiographie erfolgen, um gegebenenfalls sofort eine Angioplastie durchzuführen oder ein anschlussfähiges peripheres Gefäßsegment darzustellen. Falls dieses nicht gelingt, so ist immer noch in gleicher Sitzung wenigstens eine Probefreilegung möglich.

Ist nach klinischen Kriterien eine **Minoramputation** notwendig, so ist bei vorgeschalteten Gefäßverschlüssen im Unterschenkel, wie z. B. bei komplettem Querschnittverschluss, in einem hohen Prozentsatz mit gestörter Wundheilung, rascher Progredienz des Lokalbefundes sowie nachfolgend notwendiger Unterschenkelamputation zu rechnen. Eine Abschätzung darüber, ob es im speziellen Fall zur Wundheilung kommt, ist schwierig. Die Wiederherstellung der arteriellen Durchblutung soll daher unbedingt vor Durchführung einer Minoramputation erfolgen.

Bestehen zusätzlich zu Obliterationen der Unterschenkelarterien proximal gelegene Gefäßverschlüsse (kein kräftig tastbarer Puls der Arteria poplitea), muss vor Minoramputation eine Revaskularisation durchgeführt werden. Ist dies nicht möglich, ist insbesondere bei Vorliegen eines inoperablen femoro-poplitealen Verschlusses eine Unterschenkelamputation der Minoramputation vorzuziehen, um frustrane Nachamputationen zu vermeiden.

Sind die Kriterien einer Majoramputation erfüllt, so sind alle Maßnahmen zu treffen, um die Amputationshöhe so peripher wie möglich zu legen. Darunter fallen interventionelle und gefäßchirurgische Techniken im Bereich der Oberschenkelarterien (z.B. Profundaplastik), im Einzelfall auch die Durchführung einer Sympathikolyse. Entscheidungshilfe kann neben der angiomorphologischen Situation die transkutane Bestimmung des Sauerstoffpartialdruckes sein.

Liegt eine obliterierende Arteriosklerose im Bereich der Beckenetage vor, ist in der Regel eine Amputation im Oberschenkel bzw. im Kniegelenk (Exartikulation) erforderlich. Vorher müssen alle gefäßchirurgischen Möglichkeiten unternommen werden, um die Durchblutungssituation im Bereich der Amputationsstelle zu verbessern.

Bei gleichzeitigem Verschluss der Beckenarterien, der A. femoralis communis und profunda femoris besteht ein hohes Risiko eines nicht heilenden Oberschenkelstumpfes. Allerdings ist bei dieser Befundkonstellation die Feststellung der technischen Inoperabilität eine Rarität. Gerade bei Mehretagenverschlüssen bieten moderne Hybrideingriffe (Kombinationen aus intraoperativen interventionellen Techniken und offener Gefäßchirurgie) maßgeschneiderte, einzeitige Therapiemöglichkeiten.

Therapie

Bei **Minoramputation** folgt die Absetzungslinie nicht anatomischen Gegebenheiten, sondern sie richtet sich nach dem Ausmaß des Lokalbefundes. Durch die Amputation darf kein Gelenk eröffnet werden, andernfalls ist eine Nachresektion des gelenktragenden Knochens erforderlich. Bei der **Grenzzonenamputation** liegt die Absetzungsstelle exakt in der nekrotischen Grenzzone. Im Zweifelsfall wird der offenen Wundbehandlung der Vorzug gegeben.

Amputationen im Rückfußbereich bzw. im Sprunggelenk kommt bei gleichzeitigem Vorliegen von Durchblutungsstörungen und Infektionen nur eine geringe Bedeutung zu. Bei Amputationen im **Unterschenkel** ist auf eine geeignete Stumpflänge zu achten, um eine optimale prothetische Versorgung zu gewährleisten (für die Prothesenführung ausreichende Stumpflänge, Vermeidung überlanger Stumpfbildung mit insuffizienter Weichteildeckung). Bei kritischer Durchblutungssituation im Amputationsbereich werden verschiedene technische Modifikationen beschrieben. Die Verwendbarkeit des Hautlappens zur Stumpfdeckung kann durch die transkutane Sauerstoffdruckmessung „landkartenartig" markiert werden.

Aus Gründen der Prothesenversorgung ist die **Kniegelenksexartikulation** der Oberschenkelamputation vorzuziehen. Die Exartikulation ist für den Patienten weniger traumatisierend, die Mobilität ist bei entsprechend fachgerechter Prothesenversorgung besser. Nachteil der Exartikulation gegenüber der Oberschenkelamputation ist die häufigere Wundheilungsstörung, sodass dieses Verfahren bei kritischer Durchblutungssituation (Verschluss der A. profunda femoris) nur in ausgewählten Fällen in Betracht kommt.

Bei Durchführung einer Amputation im **Oberschenkel** ist jeder Zentimeter an Stumpflänge wertvoll. Auch bei bettlägerigen Patienten erleichtert ein langer Stumpf die Versorgung. Bei grenzwertiger Durchblutung im Amputationsniveau ist eine offene Wundbehandlung immer vorzuziehen.

Nachsorge

Erscheint eine **prothetische Versorgung** möglich, sollte der Patient bereits vor der Amputation krankengymnastisch betreut werden (Gehen mit Krücken, Krafttraining). Nach der Amputation soll frühzeitig mit dem Orthopädiemechaniker die Art der prothetischen Versorgung festgelegt werden. Für die weitere Prognose sind die frühe Mobilisation des Patienten und die frühe Versorgung mit einer Interimsprothese wichtig. Ein intensives Rehabilitationstraining mit Gehschulung sollte sich unmittelbar an den Krankenhausaufenthalt anschließen.

Ist eine Prothesenfähigkeit nicht gegeben, soll mit Gehhilfen und Aufbautraining im Rollstuhl ein gewisses Maß an Mobilität erreicht werden.

Bei bettlägerigen Patienten, die nicht rollstuhlfähig sind, sollten aggressive krankengymnastische Bemühungen unterbleiben, da sie für den Patienten irrelevant und bei frustranem Rehabilitationsergebnis psychisch belastend sind.

Literatur

[1] Norgren et al., Inter-Society consensus for the management of peripheral arterial disease (TASC II) J Vasc Surg (2007), 45 (Suppl 1 5A-67A),
[2] Hirsch AT et al., ACC/AHA 2005 Guidelines for the management of patients with peripheral arterial disease (lower extremity, renal, mesenteric, and abdominal aortic): Executive Summary. JACC (2006), 47 (6), 1239-1312
[3] Heller G, Günster C, Schellschmidt H, Wie häufig sind Diabetes-bedingte Amputationen unterer Extremitäten in Deutschland? Eine Analyse auf Basis von Routinedaten. Dtsch Med Wschr (2004), 129, 429–433
[4] Rümenapf G, Grenzzonenaputation bei Diabetikern – Offene Fragen und kritische Bewertung. Zentralbl Chir (2003), 128, 726–733
[5] Bauer H et al., Nationale Versorgungsleitlinie Typ-2-Diabetes – Präventions- und Behandlungsstrategien für Fußkomplikationen. BÄK, AWMF, KVB, Berlin, Düsseldorf (2006). http:\\www.diabetes.versorgungsleitlinie.de
[6] International Working Group on the Diabetic Foot. International Consensus on the Diabetic Foot & Practical Guiderlines on the Management and Prevention of the Diabetic Foot (2007). http:\\www.idf.org/bookshop
[7] Morbach S et al., Evidenzbasierte Leitlinie: Diagnostik, Therapie, Verlaufskontrolle und Prävention des diabetischen Fußsyndroms. Diabetes und Stoffwechsel (2007) (im Druck)

Verantwortlich für die Erstellung: H. Schweiger (Bad Neustadt) unter Mitarbeit von K. Amendt (Mannheim, Angiologe) und G. Rümenapf (Speyer)
Teilnehmer: Prof. K. Balzer (Mülheim), Prof. D. Böckler (Heidelberg), Prof. Th. Bürger (Kassel), Prof. S. Debus (Hamburg), Univ.-Prof. H. H. Eckstein (München), Dr. I. Flessenkämper (Berlin), Dr. A. Florek (Dresden), Dr. G. Hennig (Leipzig), Prof. Dr. Th. Hupp (Stuttgart), Prof. H. Imig (Berlin), Prof. W. Lang (Erlangen), Dr. G. H. Langkau (Bocholt), Dr. V. Mickley (Rastatt), Th. Noppeney (Nürnberg), Prof. H. Schweiger (Bad Neustadt)
Erstellungsdatum: Januar 2008
Letzte Überarbeitung: August 2008
Verabschiedung durch den Vorstand der Deutschen Gesellschaft für Gefäßchirurgie:
31. August 2008

Diagnostik und Therapie des postthrombotischen Syndroms (einschließlich Ulcus cruris) (S2)

Vorbemerkungen

Der Begriff postthrombotisches Syndrom fasst alle Folgezustände nach einer Thrombose der tiefen Bein- und Beckenvenen zusammen. Pathophysiologisch besteht eine Abflussbehinderung des venösen Blutes durch verbliebene Obstruktion der betreffenden Venenabschnitte oder es verbleibt eine Insuffizienz des Klappenapparates, sodass der zielgerichtete Blutfluss in Richtung Herz durch Refluxmöglichkeiten gestört ist. Oft sind beide pathophysiologischen Störungen gleichzeitig vorhanden. Es resultiert eine dynamisch-venöse Hypertonie mit erhöhtem Blutvolumen in den Beinen.

Klinisch resultiert ein vielgestaltiges Krankheitsbild, das von einer diskreten Schwellungsneigung bis zu schwersten trophischen Störungen mit zirkulären Unterschenkelgeschwüren reicht. Daraus ergeben sich häufig einschneidende berufliche und soziale Probleme. Es wird geschätzt, dass etwa 5% der Bevölkerung an einem postthrombotischen Syndrom leidet. Die Betroffenen werden durchschnittlich 8 Jahre früher berentet und sind durchschnittlich 2 Monate im Jahr arbeitsunfähig [14]. Bei ca. 6–8% der Postthrombotiker tritt ein Ulcus cruris auf. Nach der Bonner Venenstudie (2003) liegt in Deutschland die Gesamtprävalenz für ein abgeheiltes Ulkus bei 0,6% und für ein florides Ulkus bei 0,1%. Die Prävalenz ist stark altersabhängig und steigt mit dem 70. Lebensjahr auf das Dreifache [1, 11].

Im zeitlichen Ablauf der Krankheit sind die ersten Wochen der akuten tiefen Venenthrombose zuzuordnen. Im ersten Jahr nach Thrombose spricht man vom postthrombotischen Frühsyndrom und danach vom postthrombotischen Spätsyndrom, das praktisch lebenslang besteht. Dauerhaft ist die Gefahr einer Rethrombose deutlich erhöht, und durch Dekompensation der Kollateralkreisläufe kann es auch nach langer Latenzzeit zu zunehmenden hämodynamischen Störungen kommen.

Symptome und Befunde

Zur Graduierung der Schweregrade eines postthrombotischen Syndroms und der daraus resultierenden chronisch-venösen Stauung wurde eine Einteilung in vier Schweregrade vorgeschlagen [4]. Diese ist für die Bedürfnisse des klinischen Alltags ausreichend:
- **Stadium I:** Schwellungsneigung ohne Gewebssklerose
- **Stadium II:** mit Verhärtungen der Haut und des Subkutangewebes (Dermatoliposklerose)
- **Stadium III:** Sklerotische Gewebsveränderungen der Haut, des Subkutangewebes und der umschriebenen Areale der Faszie (Dermatolipofasziosklerosis regionalis)
- **Stadium IV:** Sklerotische Veränderungen der Haut, des Subkutangewebes und der Faszie zirkulär am Unterschenkel mit ausgedehnten, manchmal zirkulären Ulzerationen

Die subjektiven Beschwerden reichen von diskretem Spannungsgefühl bis zu anhaltenden schwersten Schmerzzuständen bei ausgedehnten Ulzerationen. Im Bereich des distalen Unterschenkels treten stauungstypische Gewebeveränderungen auf, die bei der klinischen Untersuchung zu beachten sind: Ödeme, Corona phlebectatica, Pigmentierungen, Atrophie, Induration, Atrophie blanche, Ulzerationen.

Wichtig ist auch eine Beurteilung der arteriellen Durchblutungssituation und der Gelenkfunktionen, insbesondere des oberen Sprunggelenkes (arthrogenes Stauungssyndrom).

Diagnostik

In den meisten Fällen wird die akute Thrombose in der Anamnese angegeben. Es gibt aber auch stumme Verläufe oder durch andere Schwellungsursachen – posttraumatisch – überlagerte Thrombosen. Der Schweregrad des postthrombotischen Syndroms lässt sich nur aufgrund morphologischer und funktioneller Untersuchungen beurteilen.

Bei der **klinischen Untersuchung** ist speziell auf die oben genannten Befunde einer chronisch-venösen Stauungssymptomatik zu achten. Bei einem floriden Ulkus gibt schon die Lokalisation erste Hinweise auf die Genese, denn 80% der venösen Ulzera finden sich im Innenknöchelbereich. Ulkustiefe, Beläge, Randbeschaffenheit, Zustand der umgebenden Haut und Schmerzhaftigkeit ergeben viele differenzialdiagnostische Hinweise. Circa 70% der Beingeschwüre sind rein venös bedingt, ca. 10% mit arterieller Durchblutungsstörung gemischt und ca. 10% rein arteriell bedingt. Die restlichen 10% können andere Ursachen haben (Vaskulitiden, Mikrozirkulationsstörungen, hämatologische Ursachen, myoproliferative Erkrankungen, Infektionen, metabolische, neuropathische oder exogene Ursachen, Neoplasie) [2]. Eine Fotodokumentation und Planometrie vor der Behandlung hilft den Therapieerfolg zu dokumentieren.

Ulzera sind immer bakteriell besiedelt. Die Notwendigkeit eines bakteriologischen Abstrichs besteht zum Ausschluss einer MRSA-Besiedlung wegen der sich daraus ergebenden hygienischen Maßnahmen.

Mit der **Dopplersonographie** können die Flussrichtungen und Klappenstörungen vor allem in den größeren Venen beurteilt werden. **Photoplethysmographie** und **Venenverschlussplethysmographie** geben globale Hinweise auf funktionelle Störungen des Venensystems und sind eher zur Verlaufsbeobachtung als zur Diagnosestellung geeignet. Mit der **Phlebodynamometrie** können die Druckverhältnisse unter dynamischer Belastung beurteilt werden. Wegen der Invasivität durch Punktion einer Fußrückenvene ist sie speziellen Fragestellungen vorbehalten. **Duplexsonographie** – vor allem auch farbkodiert – eignet sich zur Darstellung von Refluxphänomenen in den tiefen Venen sowie zur Beurteilung der Morphologie der Venenwand und der Venenklappen. Zur umfassenden Beurteilung der Morphologie ist die **Phlebographie** eventuell kombiniert mit der digitalen Subtraktionsphlebographie der Beckenvenen und der V. cava erforderlich.

Nach einer Thrombose hat nach einem halben bis 1 Jahr die Rekanalisation und Kollateralisation ihr endgültiges Ausmaß erreicht. Phlebographische Kontrolluntersuchungen bei gleichbleibender Klinik sind nicht sinnvoll. Hier genügen funktionelle Untersuchungen. Bei akutem Wandel der klinischen Symptomatik mit Verdacht auf Rethrombose ist eine erneute Diagnostik indiziert.

Weiterführende Untersuchungen

Bei dem breiten Spektrum der Krankheitsbilder des postthrombotischen Syndroms sind in Einzelfällen weitere Untersuchungen erforderlich.

Ein **Thrombophilie-Screening** mit Bestimmung der Plasmaaktivitäten von ATIII, Protein-S, Protein-C und APC-Resistenz ist schon anlässlich der ersten Thrombose indiziert, wenn es sich um junge Patienten ohne offensichtliche Risikofaktoren handelt. Auch ältere Patienten mit familiärer Belastung oder rezidivierenden Thrombosen sollten auf ihr genetisch bedingtes Risiko hin untersucht werden. Bei klinischem Verdacht auf ein paraneoplastisches Syndrom ist eine entsprechende Tumordiagnostik anzuschließen.

In Einzelfällen sind Computertomographie und Kernspinuntersuchungen erforderlich, um das Ausmaß degenerativer Gewebsveränderungen in tiefen Schichten vor der Therapie zu beurteilen. Auch transkutane Sauerstoffdruckmessungen und Kompartmentdruckmessungen können zur Beurteilung des Therapieerfolges herangezogen werden. Bei atypischen Ulzera sollte immer an eine histologische Abklärung gedacht werden.

Indikationsstellung

Das postthrombotische Syndrom zeigt eine zeitabhängige Progredienz der funktionellen Störungen des venösen Rückflusses mit der Folge, dass irreparable Schädigungen der Gewebe in den Regionen der venösen Hypertonie entstehen. Um dies zu vermeiden, sind abgestufte Therapiekonzepte auch unter dem Gesichtspunkt der Prophylaxe notwendig.

Therapie

Die **Kompressionstherapie** ist die Basisbehandlung jeder chronisch-venösen Stauung. Sie führt zur Reduktion der Ödeme, Abnahme des venösen Blutvolumens, Zunahme der Blutstromgeschwindigkeit, Verminderung venöser Refluxe, Verbesserung der pheripheren Pumpfunktion, Verbesserung der Mikrozirkulation und Zunahme der Lymphdrainage.

Zur Entstauung eignen sich besonders **Kompressionsverbände** mit textil-elastischen Kurzzugbinden, weil sie einen hohen Arbeitsdruck und geringen Ruhedruck aufweisen. In der Erhaltungsphase ist die Dauerkompression komfortabler mit **Kompressionsstrümpfen** zu erreichen. Je nach Schweregrad der chronisch-venösen Stauung sind die Kompressionsklassen II oder III indiziert. Wegen Materialermüdung und Verschleiß sind Neuverordnungen in maximal halbjährlichen Abständen erforderlich.

Zum Ausschalten epifaszialer Venen, vor allem bei sogenannten Nährvenen im Ulkusbereich, kann die **Sklerosierungstherapie** durchgeführt werden. In Kombination mit einer Kompressionstherapie wird die Abheilung venöser Ulzerationen beschleunigt. Aufgeschäumte Sklerosierungsmittel scheinen die Effektivität zu verbessern.

Eine **medikamentöse Therapie** ist immer nur adjuvant und kein Ersatz für die Kompressionstherapie oder andere kausale Therapieformen. Eingesetzt werden Ödemprotektiva, venentonisierende Pharmaka, durchblutungsfördernde Mittel, Thrombozytenaggregationshemmer, Fibrinolytika und viele andere mehr. Insbesondere Diuretika sollten nur kurzfristig im Rahmen einer Entstauungsbehandlung eingesetzt werden. Indiziert und wichtig ist eine adäquate Schmerztherapie. Hormonelle Kontrazeptiva führen zu einem erhöhten Rethromboserisiko.

Die **physikalische Therapie** besteht in erster Linie aus Aktivierung der Venenpumpen mit Entstauungsgymnastik, Bewegungssportarten aller Art, bevorzugt Schwimmen. Unterstützend können Kneippsche Kaltwasseranwendungen eingesetzt werden. Passive Entstauung erfolgt durch manuelle Lymphdrainage oder intermittierende pneumatische Kompression. Von Bedeutung sind angepasste Verhaltensweisen der Patienten mit Vermeiden von langem Stehen, Hochlagern der Beine, Beinbewegungen zur Aktivierung der Venenpumpsysteme, Vermeiden einschneidender Kleidungsstücke und Überwärmung.

Alle Maßnahmen der konservativen Therapie können grundsätzlich ambulant durchgeführt werden [6]. Für systematische Anwendungen vor allem zur Rekompensation bisher unzureichender Therapien sind aber auch stationäre Rehabilitationsbehandlungen indiziert.

Für **chirurgische Therapiemaßnahmen** besteht eine strenge Indikation mit dem Ziel, die Makrozirkulation und damit auch die Mikrozirkulation zu verbessern. Beim postthrombotischen Spätsyndrom kann es zu einer Dekompensation der Kollateralkreisläufe kommen, im Sinne einer sekundären Varikose. Die operative Entfernung der oberflächlichen Venenstämme ist aber nur indiziert, wenn durch die Operation eine Verbesserung der Hämodynamik erreicht werden kann. Eine duplexsonographische Beurteilung der Blutstromrichtung ist dafür nicht ausreichend, da es sich um ein komplexes System handelt. Die sicherste Aussage gibt die Phlebodynamometrie mit und ohne digitale Kompression der sekundären Varize. Die Verbesserung unter Kompression zeigt sich in einem stärkeren Druckabfall bei den Zehenständen und in einer Verlängerung der Ausgleichszeit.

Vielfach liegt einem Ulcus cruris venosum auch eine primäre Varikose zugrunde. Hier soll dann nach den Regeln der Varizenchirurgie vorgegangen werden [8, 12]. Es ist dadurch eine einschneidende Verbesserung der venösen Hämodynamik und Beseitigung der Ulkusursache möglich. Entsprechend sind die Langzeitergebnisse deutlich besser als beim postthrombotischen Syndrom.

Insuffiziente Perforansvenen – vor allem im Bereich der Cockettschen Gruppe – spielen eine große Rolle bei der Übertragung von Druckspitzen auf das epifasziale Venensystem und damit zur „ambulatorischen Hypertonie" dieser Region. Über die geringer werdende arteriovenöse Druckdifferenz kommt es zu einer Verminderung des lokalen Blutflusses und damit zu schlechter Sauerstoff- und Nährstoffversorgung (Gradiententheorie). Es treten dadurch die typischen Hautveränderungen der chronisch-venösen Insuffizienz auf, bis zu ihrer schwersten Form, dem Ulcus cruris venosum. Bei noch weitgehend intakten Hautverhältnissen können insuffiziente Perforansvenen (am häufigsten Cockett II) durch selektive subfasziale Ligatur ausgeschaltet werden. Bei fortgeschrittenen Gewebssklerosierungen (Stadium II und III) sind Inzisionen in diesem Bereich durch eine hohe Rate von Wundheilungsstörungen belastet. Es sollte in diesen Fällen die Hautinzision proximal der sklerotischen Hautareale und die Perforansdissektion subfaszial erfolgen. Beim endoskopischen Vorgehen in Blutleere können in dem völlig intakten Subfaszialraum alle Perforansvenen selektiv dargestellt und durch Clipping oder Koagulation ausgeschaltet werden [5, 8, 13]. Im Rahmen der schwersten Formen der chronisch-venösen Insuffizienz kommt es nachweislich zu einer Erhöhung der Kompartmentdrucke im Stehen vor allem im dorsalen, oberflächlichen und tiefen Kompartment. Bei der endoskopischen Perforansdissektion kann eine zusätzliche paratibiale Fasziotomie durchgeführt werden. Das führt zum Abfall der Kompartmentdrucke und damit zu einer Verbesserung der Mikrozirkulation und besserer Heilungstendenz der Ulzeration.

Rekonstruktive Operationen am tiefen Venensystem haben zahlenmäßig keine große Bedeutung und sind wenigen spezialisierten Zentren vorbehalten. Die Umleitungsoperationen nach May/Hussny oder nach Palma mit entsprechenden Modifikationen sind weitgehend aufgegeben, weil die Langzeitergebnisse nicht besser waren als der Spontanverlauf. Eine **Valvuloplastie** setzt eine rekonstruierbare Klappe voraus, die sich nur selten findet. Auch Transpositionen von Venenklappen und die Transplantation klappentragender Venensegmente sind nur in sehr selektionierten Fällen möglich [9]. Es besteht aber immer die große Gefahr postoperativer thrombotischer Verschlüsse.

Mit transkutanen Katheterverfahren können Dilatationen und gegebenenfalls Stentimplantationen bei Obstruktionen im Beckenvenenbereich durchgeführt werden. Berichte über größere Patientenkollektive und auch über Langzeitergebnisse liegen bisher nicht vor.

Die adjuvante **Lokaltherapie** soll die körpereigenen Heilungsvorgänge unterstützen. Das tun viele der weitverbreiteten Wundsalben nicht, vor allem durch die darin enthaltenen Allergene (Sensibilisierung bis 80%). Lokalantibiotika sollten deshalb ebenfalls nicht angewendet werden. Gut verträglich und wirksam ist im Allgemeinen eine 0,2%ige Polyhexanidlösung oder ein Gel mit demselben Wirkstoff. Im Rahmen des zum Wundmanagement erhobenen Verbandswechsels werden je nach Konditionierungszustand zahlreiche Wundauflagen von der Industrie angeboten [10]. Im Wesentlichen handelt es sich um eine Wundbehandlung im feuchten Milieu. Vergleichende Untersuchungen über die verschiedenen Hydrokolloide, Schaumstoffe oder Alginate liegen nicht vor. Lokal anzuwendende Wachstumsfaktoren und Keratinozytenkulturen befinden sich in klinischer Erprobung.

Die Konditionierung eines Ulkus erfolgt nach wie vor am wirkungsvollsten mit einem chirurgischen Débridement. Es bestehen auch die Möglichkeiten des enzymatischen oder Biodébridements (Madentherapie). Die radikalste Art des Débridements ist die **Shave-Therapie,** die gute Bedingungen für das Anwachsen eines Spalthauttransplantates als Mesh-Graft schafft.

In schwersten Fällen, wenn die Gewebssklerose auch die Faszie betrifft (Dermato-Lipo-Fasziosklerose) muss das gesamte betroffene Gewebe en bloc mit der Faszie reseziert werden. Bei dieser kruralen Fasziektomie handelt es sich um einen aufwändigen Eingriff, der einen festen Stellenwert bei sonst aussichtsloser Therapie derartig ausgedehnter Befunde hat. Er ist in seiner Indikation als Alternative zur Amputation einzuordnen [4]. Auch bei der **kruralen Fasziektomie** wird der Defekt primär mit einem Mesh-Graft gedeckt. Andere Autoren berichten über eine verbesserte Anheilungstendenz durch zusätzliche Vakuumtherapie, die auch bei der primären Wundkonditionierung erfolgreich eingesetzt werden kann.

Nachsorge

Venöse Ulzera haben eine hohe Rezidivquote (60–75%), vor allem wenn sie durch ein postthrombotisches Syndrom verursacht sind [3]. Es ist eine konsequente Weiterbetreuung mit regelmäßigen Kontrollterminen erforderlich. Besonderer Wert ist auf die kontinuierliche Mobilität und auf eine Hautpflege ohne allergisierende Substanzen zu achten. Beim postthrombotischen Syndrom und bei der sekundären Leitveneninsuffizienz als Spätfolge der primären Varikose kann die Störung der venösen Makrozirkulation nicht kausal beseitigt werden. Deshalb ist eine dauerhafte, konsequente Kompressionstherapie unbedingt notwendig. Der Schutz vor einem Rezidiv steigt mit der Kompressionsstärke und der Regelmäßigkeit der Anwendung [7]. Hierzu ist eine erneute Motivation in regelmäßigen Abständen erforderlich. Ohne Compliance ist kein dauerhafter Erfolg zu erzielen. Entscheidend für die Prognose ist es auch, inwieweit eine sekundäre Einsteifung des oberen Sprunggelenkes (arthrogenes Stauungssyndrom) durch gezielte physikalische Therapie verbessert werden kann.

Literatur

[1] Blauschun U, Aktuelle ökonomische Aspekte in der Therapie des Ulcus cruris – eine Übersicht. Vasomed (2004), 16, 61–64
[2] Dissemond J (2005) Ulcus cruris – Genese, Diagnostik und Therapie. UNI-MED Verlag, Bremen, London, Boston
[3] Gallenkemper G et al., Leitlinien zur Diagnostik und Therapie des Ulcus cruris venosum. Letzte Überarbeitung Mai 2004. Phlebol (1996), 25, 254–258
[4] Hach W (2006) Venenchirurgie. Schattauer, Stuttgart, New York
[5] Klein-Weigel P, Biedermann H, Friedrich G, Die Rolle der Perforans-Dissektion im Behandlungskonzept venöser Ulzera. Vasa (2002), 31, 225–229
[6] Mayer W, Jochmann W, Partsch H, Ulcus cruris: Abheilung unter konservativer Therapie, Eine prospektive Studie. Wien Med Wschr (1994), 44:250-252

[7] Nelson EA, Bell-Syer SEM, Cullum NA (2002) Compression for preventing recurrence of venous ulcers (Cochrane Review). The Cochrane Library, Issue 4, Update software
[8] Noppeney T et al., Leitlinie zur Diagnostik und Therapie des Krampfaderleidens der Deutschen Gesellschaft für Phlebologie, der Deutschen Gesellschaft für Gefäßchirurgie, des Berufsverbandes der Phlebologen e.V. und der Arbeitsgemeinschaft der niedergelassenen Gefäßchirurgen Deutschlands e.V. Gefäßchirurgie (2004), 9, 290–292
[9] Perrin M, Reconstructive surgery for deep venous reflux: a report on 144 cases. Cardiovasc Surg (2000), 8, 246–255
[10] Pirk O, Chronische Wunden: Viel Geld für nichts? Dtsch Ärztebl (2000), 97, 2992–2994
[11] Rabe E et al., Bonner Venenstudie der Deutschen Gesellschaft für Phlebologie zur Frage der Häufigkeit und Ausprägung von chronischen Venenkrankheiten in der städtischen und ländlichen Wohnbevölkerung. Phlebologie (2003), 32, 1–14
[12] Salzmann G (2007) Primäre und sekundäre Varikose. In: Hepp W, Kogel H (Hrsg), Gefäßchirurgie, 2. Aufl. Urban & Fischer, München, Jena
[13] Sybrandy JE et al., Endoscopic versus open subfascial division of incompetent perforating veins in the treatment of venous leg ulceration: a long term follow up. J Vasc Surg (2001), 33 (5), 1028–1032
[14] Wienert V, Epidemiology of leg ulcers. Curr Probl Dermatol (1999), 27, 65–69

Verantwortlich für die Erstellung: G. Salzmann (Bad Nauheim)
Teilnehmer: Prof. K. Balzer (Mülheim), Prof. D. Böckler (Heidelberg), Dr. H. Böhner (Neuss), Univ.-Prof. J. Brunkwall (Köln), Prof. Th. Bürger (Kassel), Prof. S. Debus (Hamburg), Univ.-Prof. H. H. Eckstein (München), Dr. I. Flessenkämper (Berlin), Dr. A. Florek (Dresden), Dr. G. Hennig (Leipzig), Prof. Dr. Th. Hupp (Stuttgart), Prof. H. Imig (Berlin), Prof. W. Lang (Erlangen), Dr. G. H. Langkau (Bocholt), Prof. B. Luther (Krefeld), Dr. V. Mickley (Rastatt), Th. Noppeney (Nürnberg), Prof. A. Zehle (Friedrichshafen)
Erstellungsdatum: Januar 2008
Letzte Überarbeitung: 25. September 2008
Verabschiedung durch den Vorstand der Deutschen Gesellschaft für Gefäßchirurgie: 10. Oktober 2008

Medikamentöse Therapie nach gefäßchirurgischen Operationen und endovaskulären Interventionen (S2)

Die hier vorliegende Leitlinie basiert auf vorhandenen Leitlinien [1–3] sowie einer systematischen Literaturrecherche (Medline) durch die drei Autoren sowie einem nachfolgenden Prozess zur Konsensusbildung

Definitionen

Die verwendeten Definitionen entsprechen den Definitionen der American Heart Association [1, 2] und der europäischen Gesellschaft für Kardiologie [3]. Es werden darin Evidenzniveaus und Empfehlungsniveaus definiert:

Empfehlungsniveaus

Empfehlungsniveau I: Es gibt Hinweise und/oder eine allgemeine Übereinstimmung, die zeigen, dass eine vorgegebene Prozedur oder Therapie hilfreich, nützlich und effektiv ist (Nutzen > Risiko).
Empfehlungsniveau II: Es gibt widersprüchliche Hinweise und/oder Meinungen zum Nutzen oder der Effektivität einer Prozedur/Therapie.
- Empfehlungsniveau II a: Die Hinweise/Meinungen sprechen überwiegend für den Nutzen/die Effektivität der Prozedur/Therapie (Nutzen > Risiko).
- Empfehlungsniveau II b: Die Hinweise/Meinungen sprechen überwiegend gegen den Nutzen/die Effektivität der Prozedur/Therapie (Nutzen ≥ Risiko).

Empfehlungsniveau III: Es gibt Hinweise und/oder eine allgemeine Übereinstimmung, die zeigen, dass eine vorgegebene Prozedur oder Therapie nicht hilfreich, nützlich und effektiv ist und dass diese in Einzelfällen schädlich sein kann (Risiko > Nutzen).

Evidenzniveaus

Evidenzniveau A: Es liegen Daten aus mehreren randomisierten Studien oder Metaanalysen vor.
Evidenzniveau B: Es liegen Daten aus einer randomisierten Studie oder nicht randomisierten Studien vor.
Evidenzniveau C: Es liegen Expertenmeinung, Konsensusmeinung oder Fallstudien vor.

Allgemeine Vorbemerkungen

Patienten, die sich vaskulären Eingriffen unterziehen müssen, bedürfen einer optimierten Therapie zur Modifikation oder Elimination kardiovaskulärer Risikofaktoren, um einem weiteren Progress ihrer zumeist arteriosklerotischen Grunderkrankung vorzubeugen (Sekundär-/Tertiärprävention) [1, 2].

Für weitere Details verweisen wir auf die in Kürze erscheinende interdisziplinäre S3-Leitlinie zur PAVK.

Kontrolle kardiovaskulärer Risikofaktoren

Therapie der Hyperlipidämie

Eine Behandlung mit HMGcoA-Reduktase-Inhibitoren (Statinen) ist indiziert [1, 2]. Der Ziel-LDL-Cholesterinspiegel sollte unter 100 mg/dl (2,58 mmol/l) liegen (Empfehlungsniveau I, Evidenzniveau B). Bei sehr hohem Risiko von kardiovaskulären Rezidivereignissen kann ein Ziel-LDL-Spiegel von unter 70 mg/dl (1,81 mmol/l) sinnvoll sein (IIa, B). Eine zusätzliche Behandlung mit Fibraten kann bei niedrigem HDL-Cholesterin, normalem LDL-Cholesterin und erhöhten Triglyzeriden erwogen werden (IIa, C).

Therapie der Hypertonie

Eine antihypertensive Therapie ist zur Einstellung einer Normotonie (< 140/90 mmHG im Allgemeinen, < 130/80 mmHg bei Diabetikern oder Patienten mit chronischer Niereninsuffizienz) indiziert, um das Risiko von Herzinfarkten, Schlaganfällen, Herzversagen und kardiovaskulären Todesfällen zu reduzieren (I, A). Betablocker sind nicht kontraindiziert bei Patienten mit peripherer arterieller Verschlusserkrankung (I, A). ACE-Hemmer können bei Patienten mit symptomatischer (IIa, B) und asymptomatischer (IIb, C) Erkrankung eingesetzt werden.

Therapie des Diabetes mellitus

Ziel der antidiabetischen Therapie sollte ein HbA1C-Spiegel von unter 7% sein (IIa, C).

Nikotinkarenz

Die Patienten sollten zum Nikotinverzicht angehalten werden. Dabei sollten verständliche Raucher-Entwöhnungsmaßnahmen wie z.B. verhaltenstherapeutische Maßnahmen und medikamentöse Nikotinersatztherapie angeboten werden (I, B).

Beeinflussung des Homocysteinspiegels

Die Effektivität der Therapie mit Folinsäure und Vitamin B12 zur Reduktion des Homocysteinspiegels ist bei Patienten mit arteriosklerotischer Erkrankung nicht belegt (IIb, C).

Thrombozytenaggregationshemmer (TAH) und orale Antikoagulantien

TAH sind zur Vermeidung von sekundären vaskulären Komplikationen wie Herzinfarkt, Schlaganfall und vaskulärer Tod effektiv (I, A). Dabei kann ASS in Dosierung von 75–325 mg/Tag (zumeist 100 mg/d) (I, A) oder alternativ Clopidogrel 75 mg/Tag verwendet werden (I, B). Die Anwendung von oralen Antikoagulantien (Vitamin-K-Antagonisten) kann zur Tertiärprophylaxe nicht generell empfohlen werden (III, C).

Allgemeine perioperative Medikation
TAH perioperativ

Während die Gabe von ASS perioperativ nicht unterbrochen werden muss, ist bei Therapie mit Clopidogrel eine präoperatvie Therapiepause (mindestens 1 Woche) wegen der erhöhten Blutungsneigung empfehlenswert [4], ggfs. kann auf ASS umgesetzt werden (IIb, B).

Betablocker zur Risikoreduktion

Patienten, die sich einem operativen arteriellen Eingriff auf dem Boden einer arteriosklerotischen Grunderkrankung unterziehen müssen, sollten perioperativ (Beginn spätestens 1 Woche vor dem Eingriff) Betablocker erhalten, um so die Risiken einer perioperativen kardialen Ischämie zu minimieren (IIa, B). Patienten mit absoluten Kontraindikationen zur Betablocker-Therapie sind davon ausgenommen [3, 5, 6].

Statine perioperativ zur Risikoreduktion

Patienten, die sich einer Operation wegen einer arteriosklerotischen Grunderkrankung unterziehen müssen, sollten unabhängig vom Serumcholesterinspiegel perioperativ Startine erhalten, um so die Risiken eines perioperativen kardialen Ereignisses zu minimieren (IIa, B) [7, 8]. Der Beginn der Medikation sollte so früh wie möglich liegen (mindestens 1 Monat vor der OP).

Antikoagulation nach gefäßchirurgischen Operationen und endovaskulären Interventionen

Supraaortale Äste (Carotis, Subclavia, Truncus brachicheaphilcus, Vertebralis, Armarterien)

Karotis: endovaskuläre Verfahren

In Anlehnung an das Prozedere bei der koronaren PTA und Stent-Applikation wird auch nach Karotis-PTA und -Stent eine Therapie mit ASS und Clopidogrel empfohlen (I, C). Während die Clopidogrel-Medikation, die bereits vor der Intervention, z.B. am Tag vor dem Eingriff, mit einer Loading Dose von 300 mg begonnen wird, nach 4–12 Wochen abgesetzt werden kann (I, C) [9], so wird die ASS-Medikation lebenslänglich gegeben.

Endovaskuläre Verfahren: Subclavia, Truncus brachiocephalicus, Vertebralis, Armarterien

Spezifische Empfehlungen zur peri- und/oder postinterventionellen Therapie nach endovaskulärer Therapie anderer supraaortaler Äste können nicht gegeben werden, da keine ausreichenden Daten vorliegen. Die dauerhafte Gabe von ASS ist mit ggf. kurzfristiger zusätzlicher Gabe von Clopidogrel indiziert (I, C).

Karotis: operative Verfahren

Nach Karotis-Endarteriektomie ist die lebenslängliche TAH-Gabe erforderlich, wobei die optimale Dosierung bei ASS nicht durch Studien geklärt werden konnte (I, A) [10]. Für weitere Information sei auf die kommende interdisziplinäre S3-Leitline zum Thema Karotis hingewiesen.

Operative Verfahren: Subclavia, Truncus brachiocephalicus, Vertebralis, Armarterien

Spezifische Daten und Empfehlungen zur TAH oder Antikoagulaton bei Eingriffen an diesen Arterien gibt es nicht. In Anlehnung an die Therapie an der unteren Extremität sollte jedoch bei Thrombendarteriektomie oder alloplastischem Bypass eine TAH-Gabe erfolgen, nach Venenbypass sollte eine orale Antikoagulation (OAK) mit Kumarinderivaten erwogen werden (IIb, C).

Aorta thorakalis/viszeralis: endovaskuläre Verfahren
Nach endovaskulären Operationen an der thorakalen oder viszeralen Aorta gibt es keine spezifischen antikoagulatorischen Maßnahmen, die über die lebenslängliche TAH hinaus notwendig sind (I, C).

Aorta thorakalis/viszeralis: operative Verfahren
Nach offenen Operationen an der thorakalen oder viszeralen Aorta gibt es keine spezifischen antikoagulatorischen Maßnahmen, die über die lebenslängliche TAH hinaus notwendig sind (I, C).

Aorta abdominalis, Nierenarterien, Viszeralarterien, Iliakalarterien: endovaskuläre Verfahren
Nach endovaskulären Operationen an der infrarenalen Aorta und den Beckenschlagadern gibt es keine spezifischen antikoagulatorischen Maßnahmen, die sich über die lebenslängliche TAH hinaus als sinnvoll erwiesen hätten (I, C).

Aorta abdominalis, Nierenarterien, Viszeralarterien, Iliakalarterien: operative Verfahren
Nach offenen Operationen an der infrarenalen Aorta und den Beckenarterien gibt es keine spezifischen antikoagulatorischen Maßnahmen, die über die lebenslängliche TAH hinaus notwendig sind (I, C).

Infrainguinale Eingriffe: endovaskuläre Verfahren

Nach infrainguinaler PTA mit und ohne Stent ist eine lebenslängliche TAH mit ASS (75–325 mg) indiziert (I, A). In Anlehnung an die Therapie in der Kardiologie wird nach Stent-Applikation kurzfristig (4–12 Wochen) auch Clopidogrel gegeben (IIb, C) [11]. Ob darüber hinaus andere Antikoagulatien, insbesondere Clopidogrel, oder mittelfristig verabreichte NMH zur Vermeidung von Restenosen hilfreich sind, bedarf noch der intensiven Untersuchung [12, 13].

Infrainguinale Eingriffe: operative Verfahren

Thrombendarteriektomie (TEA)
Nach reiner infrainguinaler TEA besteht lediglich eine Indikation für eine lebenslängliche TAH (I, C).

Infrainguinaler Bypass
Es gibt keinen Hinweis, dass die Lage der proximalen oder distalen Anastomose für das postoperative antikoagulatorische Management relevant ist (I, B) [14–16].

Venenbypässe
Nach infrainguinalem Venenbypass ist – solange floride Blutungsneigung oder andere absolute Kontraindikation nicht vorliegen – eine orale Antikoagulation (OAK) mit Vitamin-K-Antagonisten indiziert, da diese im Vergleich zu Placebo und zur Therapie mit ASS signifikant besser einem Bypassverschluss vorbeugt und die Rate anderer vaskulärer Komplikationen signifikant reduziert (I, A) [14–16]. Die Ziel-INR liegt bei 3,0–4,5. Dieser Vorteil besteht trotz der höheren Rate relevanter Blutungen unter OAK.

Unklar ist, ob die Kombination von OAK und TAH bei diesen Patienten in Abwägung von Blutungsneigung und vorteilhafter Effekte auf Bypassoffenheit und Progression der Grundkrankheit im Einzelfall verordnet werden sollte (IIb, B) [17].

Alloplastische Bypässe

Für alloplastische Bypässe empfiehlt sich eine TAH (I, A) [14–16], Hinweise deuten an, dass bei Kunststoffbypässen mit dünnem Lumen (6 mm) eine Kombination von TAH und OAK zwar einen günstigen Einfluss auf die Offenheitsrate hat, diese jedoch zu einer erhöhten Rate relevanter Blutungen und damit einer erhöhten Mortalität führt [17]. Die Indikation zu einer Kombinationstherapie von TAH und OAK sollte daher eine Einzelfallentscheidung bleiben, bei der das Risiko eines Reverschlusses mit dem allgemeinen Blutungsrisiko abgewogen werden muss.

Literatur

[1] S Silber et al., Guidelines for Percutaneous Coronary Interventions. The Force for Percutaneous interventions of the European Society of Cardiology. Eur Heart J (2005), 26, 804–847
[2] Smith SC et al., AHA/ ACC Guidelines for secondary prevention for patients with coeronary and other atherosclerotic vascular disease: 2006 update. Circulation (2006), 113, 2363–2372
[3] Hirsh AT et al., AHA/ACC Guidlines for the management of patients with peripheral arterial disease (lower extremity, renal, mesenteric, and abdominal aortic). J Am Coll Cardiology (2006), 47, 1–192
[4] Diener HC, Putzki N, Berlit P: Leitlinien für Diagnostik und Therapie in der Neurologie, (2005) 3. überarb. Aufl., Georg Thieme, Stuttgart, New York
[5] Poldermans D, Dutch Echocardiographic Cardiac Risk Evaluation Applying Stress Echocardiography Study Group, The effect of bisoprolol on perioperative mortality and myocardial infarction in high-risk patients undergoing vascular surgery. N Engl J Med (1999), 341 (24), 1789–1794
[6] Mangano DT, Effect of atenolol on mortality and cardiovascular morbidity after noncardiac surgery. Multicenter Study of Perioperative Ischemia Research Group. N Engl J Med (1996), 335 (23), 1713–1720
[7] Kertai MD et al., A combination of statins and beta-blockers is independently associated with a reduction in the incidence of perioperative mortality and nonfatal myocardial infarction in patients undergoing abdominal aortic aneurysm surgery. Eur J Vasc Endovasc Surg (2004), 28, 343–352
[8] Durazzo AE et al., Reduction in cardiovascular events after vascular surgery with atorvastatin: a randomized trial. J Vasc Surg (2004), 39, 967–975
[9] H Mudra et al., Positionspapier zur Indikation und Durchführung der interventionellen Behandlung extrakranieller Karotisstenosen. VASA (2006), 35, 125–131
[10] Engelter S, Lyrer P, Antiplatelet therapy for preventing stroke and other vascular events after carotid endarteriectomy. Cochrane Database Syst Rev 2003 (3): CD001458
[11] Schillinger M et al., Balloon Angioplasty versus Nitino stents in the superficial femoral artery. N Engl J Med (2006), 354, 1879–1888
[12] Strecker EPK et al., Clopidogrel plus long-term aspirin after femoro-popliteal stenting. The Calfs project: 1- and 2-year results. Eur Radiol (2004), 14, 302–308
[13] Doerffler-Melly J et al., Antiplatelet and anticoagulant drugs for prevention of restenosis/reocclusion following peripheral endovascular treatment. Cochrane Database Syst Rev (2005), CD002071
[14] The Dutch Bypass Oral anticoagulants or aspirin (BOA) Study Group, Efficacy of oral anticoagulants compared with aspirin after infrainguinal bypass surgery (The Dutch Bypass Oral anticoagulants or Aspirin study): a randomised trial. Lancet (2000), 355, 346–351
[15] Amendt K, Antikoagulation oder Antiaggregation in der Bypasschirurgie bei arterieller Verschlusskrankheit der Beine (pAVK). Gefässchirurgie (2007), 12, 63–72
[16] Doerffler-Melly J et al., Antithrombotic agents for preventing thrombosis after infrainguinal arterial bypass surgery. Cochrane Database Syst Rev (2003), Issue 4, CD000536
[17] Johnson WC, Williford WO, Benefits, morbidity and mortality associated with long-term administration of oral anticoagulant therapy to patients with peripheral artereial bypass procedures: a prospective randomides study. J Vasc Surg (2002), 35, 362–368

Verantwortlich für die Erstellung: H. Böhner (Neuss), K. Balzer (Düsseldorf), T. Nowak (Krefeld)

Teilnehmer: Prof. K. Balzer (Mülheim), Dr. K. Balzer (Düsseldorf), Prof. D. Böckler (Heidelberg), Dr. H. Böhner (Neuss), Univ.-Prof. J. Brunkwall (Köln), Prof. Th. Bürger (Kassel), Prof. S. Debus (Hamburg), Univ.-Prof. H. H. Eckstein (München), Dr. I. Flessenkämper (Berlin), Dr. A. Florek (Dresden), Dr. G. Hennig (Leipzig), Prof. Dr. Th. Hupp (Stuttgart), Prof. H. Imig (Berlin), Prof. W. Lang (Erlangen), Dr. G. H. Langkau (Bocholt), Prof. B. Luther (Krefeld), Dr. V. Mickley (Rastatt), Th. Noppeney (Nürnberg), Dr. T. Nowak (Krefeld), Dr. S. Schulte (Köln), Prof. M. Zegelman (Frankfurt)

Erstellungsdatum: April 2008

Letzte Überarbeitung: 07. Mai 2008

Verabschiedung durch den Vorstand der Deutschen Gesellschaft für Gefäßchirurgie: 31. August 2008

Gefäßinfektionen (S1)

Die hier vorliegende Leitlinie basiert auf einer Literaturrecherche (Medline) besonders der letzten 5 Jahre, auf einer vorhandenen Leitlinie [2] und auf Empfehlungen [28], auf dem European Manual of Medicine – Vascular Surgery [37], auf eigenen Ergebnissen [26, 51, 52, 53] sowie einem nachfolgenden Prozess zur Konsensusbildung.

Einführung

Infektionen in der Gefäßchirurgie sind für den betroffenen Patienten mit einem erhöhten Amputationsrisiko/Mortalität verbunden. Für die Kostenträger und Krankenhäuser fallen zudem – möglicherweise immense – Kosten an. Die **Kommission Infektionen in der Gefäßchirurgie der DGG** beschäftigt sich intensiv mit diesem Themenkomplex und begleitet als unabhängige Gruppe Neuentwicklungen und Einführungen. Sie berät auch bei komplexen Problemen oder Fragestellungen. Die Entscheidung für oder gegen ein bestimmtes Vorgehen bei der Infektion einer Gefäßrekonstruktion ist meistens individuell auf den Fall zugeschnitten, basierend auch auf den persönlichen Erfahrungen und Kenntnissen des Verantwortlichen. Besonders für die Behandlung der Gefäßprotheseninfektion gibt es kaum Evidenz. Dies wird treffend mit dem Titel einer Übersicht aus 2005 beschrieben: Diagnosis and treatment of prosthetic aortic graft infections: confusion and inconsistency in the absence of evidence or consensus [20].

Postoperative Wundinfektionen stellen in Deutschland mit ca. 16% nach Pneumonien und Harnwegsinfektionen die dritthäufigste nosokomiale Infektionsart in Akutkrankenhäusern dar [28]. Die Infektionsraten liegen in der Gefäßchirurgie zwischen 0,5% und 5%, je nach Art des Eingriffs, der Lokalisation und des Stadiums der AVK. Eingriffe in der Peripherie und der Leiste weisen dabei ein deutlich höheres Infektionsrisiko auf als Eingriffe im aortalen Bereich [3, 18]. Bei endovaskulären Stents wegen BAA wird eine Infektionsrate von 0,5–1% angegeben [34]. Die hier vorgestellte Leitlinie bezieht sich auf die Situation der Graftinfektion, und zwar mit Beteiligung mindestens einer Anastomose/eines Patches (Volmar II, Szilagyi III, Zühlke-Harnoss II und III) [45, 54]. Ob eine Unterscheidung von Früh- (innerhalb von 3–4 Monaten) und Spätinfektionen – trotz Bedeutung für die Diagnostik [20] – therapeutisch immer zielführend und notwendig ist, bleibt unsicher. Daten des Krankenhausinfektions-Surveillance-Systems (s. www.nrz-hygiene.de) [28] aus dem Zeitraum 1997–2004 weisen als führende Erreger in der Gefäßchirurgie S. aureus, Enterokokken, E. coli und koagulasennegative Staphylokokken aus.

Prävention/Antibiotika

Der Prävention postoperativer Infektionen im Operationsgebiet kommt unstritten eine immense Bedeutung zu. Hierzu liegen ausführliche Empfehlungen der **Kommission für Krankenhaushygiene und Infektionsprävention beim Robert Koch-Institut** aus 2007 vor [28]. Diese können und sollten unter www.rki.de eingesehen werden. Hier werden sämtliche relevanten Themenkomplexe übersichtlich und detailliert auf der Basis der aktuellen Literatur vorgestellt.

Die perioperative Antibiotikaprophylaxe ist in der Gefäßchirurgie besonders im Zusammenhang mit der Verwendung von Gefäßprothesen von großer Wichtigkeit. Hierzu sei auch auf die Leitlinie Perioperative **Antibiotikaprophylaxe** aus dem Jahr 2004 (Arbeitskreis Krankenhaus- und Praxishygiene der AWMF) verwiesen [2].

Die perioperative parenterale Antibiotikaphrophylaxe reduziert sowohl die Wund- als auch frühen Gefäßprotheseninfektionen (Evidenzlevel Ia, Empfehlungsgrad A) [38]. Im Allgemeinen ist die intravenöse Einmalgabe eines Antibiotikums kurz präoperativ (bei Narkoseeinleitung) ausreichend. Bei längerer Operationsdauer oder hohem Blut-, Volumenumsatz kann nach 3–5 Stunden eine zweite Gabe sinnvoll sein. Der protektive Effekt der Antibiotikaprohylaxe ist belegt, eine Gabe länger als 24 Stunden ist allerdings ohne zusätzlichen Nutzen [43]. Cephalosporine der 2. Generation (Basis- oder Intermediär-Cephalosporine) bieten sich für die Gefäßchirurgie nach wie vor an. Als Alternativen werden Aminopenicilline (auch in Kombination mit Beta-Lactamase-Hemmern) angegeben. Bei anaerober Mischbesiedlung kann die Kombination mit z.B. Metronidazol sinnvoll sein. Bei Kontamination/Infektion mit MRSA wird die Prophylaxe/Therapie auch die hier wirksamen (Reserve-)Substanzen einschließen [2]. Bei der Behandlung einer Gefäßprotheseninfektion werden bei der Spätinfektion von Anbeginn möglichst ausgetestete Antibiotika Anwendung finden. Bei einer Frühinfektion wird empirisch breit therapiert [20]. Prinzipiell kann auch eine Beratung durch die Mikrobiologie sehr empfehlenswert und hilfreich sein [2, 37].

Diagnostik

Die Diagnose einer Gefäßprotheseninfektion ist in den meisten Fällen klinisch zu stellen [3, 20, 34, 37]. Eine exakte Anamnese mit Erfassung sämtlicher Voreingriffe und ihrer Verläufe ist ebenso wichtig wie das Erkennen klassischer Infektionszeichen (Sepsis, Anastomosenblutung, Fistelung, freiliegende Prothese, Wundrötung). Allerdings zeigen manche Patienten nur dezente lokale Befunde (Schwellung ohne Rötung, periprothetische Flüssigkeit, partielle oder komplette Graftthrombose, Pseudoanaeurysmata und Dilatationen), und ein Keimnachweis durch Punktion gelingt oft nicht. Das Fehlen von Entzündungsparametern (CRP und Leukozyten) schließt eine Graftinfektion ebenfalls nicht aus. Frühinfektionen zeigen eher das gewohnte Bild einer bakteriellen Infektion mit Fieber und Laborveränderungen. Spätinfektionen verlaufen hingegen oft mit nur geringen klinischen Zeichen [20].

Die Bedeutung von Wundabstrichen ist schwierig einzuschätzen, da häufig eine Kolonisation vorliegt. Gezielte Aspirationen oder intraoperative Proben (z.B. vor Austrocknung zu schützendes Prothesenstück) bieten eine höhere Aussicht auf die Bestimmung der bedeutsamen Erreger [20]. Ein Keimnachweis gelingt dennoch in bis zu 25% der Fälle nicht [51].

Die Sonographie muss als Basisuntersuchung angesehen werden. Pseudoaneurysmata, Abszesse und Flüssigkeitsansammlungen können lokalisiert, näher beurteilt und gegebenenfalls punktiert werden. Im Duplex kann turbulenter Fluss auf eine Lumenverengung durch einen Thrombus hinweisen.

Ausgedehnte radiologische Untersuchungen (CT, MRI, MRA, Fistulographie) können als ergänzende Verfahren erforderlich sein. Die Angiographie dient hingegen eher der Beurteilung der Gefäßbahn und der Planung einer Rekonstruktion.

Weniger häufig werden nuklearmedizinische Untersuchungen/PET bei unklarer Situation zusätzlich eingesetzt [37].

Bei Verdacht auf prothetoenterale Fistel bzw. Blutung ist zusätzlich eine tiefe Gastro-duodenoskopie indiziert.

Die Infektion eines endovaskulären Stents wird durch die Zeichen der Bakteriämie/Sepsis und/oder peripheren Embolisationen manifest [37].

Therapiemöglichkeiten bei Gefäßprotheseninfektionen

Zur Therapie der Gefäßprotheseninfektion werden in der Literatur sehr unterschiedliche Ansätze vorgeschlagen. Der ideale komplikationsfreie und möglichst einfache Königsweg existiert bisher nicht [3, 20, 51].

Lokale Maßnahmen, extraanatomische Rekonstruktion, In-situ-Rekonstruktion

Der Versuch, eine infizierte Prothese allein mit lokalen Maßnahmen zu erhalten, kann bei früher und umschriebener Infektion möglich oder bei Patienten mit hohem OP-Risiko sinnvoll sein [4, 7, 33]. Eine alleinige antibiotische Therapie bleibt ineffektiv [3, 4]. Die Vakuum-Therapie [11, 14, 26] eröffnet hier zusätzliche Möglichkeiten, besonders beim Infekt einer langfristig geschützten (antimikrobiell beschichteten) Prothese [52, 53].

Die extraanatomische Rekonstruktion mit Entfernung des infizierten Grafts (ein- oder zweizeitig, Vorgehen mit autologem, homologem, heterologem oder alloplastischem Material), wird von vielen Autoren als Standardverfahren akzeptiert [37]. Die Reinfektionsrate wird mit 2–4,5% angegeben bei einer Mortalität von 12–25%. Neuere Studien weisen vergleichsweise bessere Ergebnisse aus [37]. Die extraanatomische Rekonstruktion kann, abhängig vom betroffenen Gebiet, weitere gravierende Risiken aufweisen: Thrombose durch niedrigeren Fluss, schlechtere Patency, Glutealischämie, Ruptur des Aortenstumpfes und Infektion des langen subkutanen Implantates [8, 10, 24, 27].

Zu diskutieren ist, dass die In-situ-Rekonstruktion den möglichen Nachteil der vergleichsweise ausgedehnteren extaanatomischen Rekonstruktion vermeidet [4].

Zur In-situ-Rekonstruktion liegen überzeugende Ergebnisse unterschiedlicher Arbeitsgruppen mit niedriger Reinfektionsrate und einer Mortalität von 8–10% vor [37].

Als biologische Materialien wurden tiefe Beinvene [4, 12, 35] und Homografts [9, 13, 27, 30, 31, 48] eingesetzt. Bei der Verwendung der tiefen Beinvene ist der präparative Aufwand und das größere OP-Trauma zu beachten [1, 31, 35]. Beim Homograft stellen die eingeschränkte Verfügbarkeit und besonders die späte Degeneration des Grafts Probleme dar [9, 13, 31, 37, 48].

Der Stellenwert von Dacronprothesen für die In-situ-Rekonstruktion wird kontrovers diskutiert, die bisherigen Ergebnisse rechtfertigen aber durchaus deren Einsatz (s.u.). Zur Zeit sind drei unterschiedliche Konzepte verfügbar:
1. Silberacetat im Kollagen der Beschichtung,
2. Elementares Silber, appliziert mit einem Spezialverfahren
3. Tränken von beschichteten Dacronprothesen mit Rifampicin

Auch die Kombination von 1. und 3. ist zugelassen.

Rifampicin versus/mit Silber

Rifampicin getränkte Dacronprothesen wurden erfolgreich zur In-situ-Rekonstruktion eingesetzt [16, 24]. Der Nachteil der Rifampicin getränkten Dacronprothese liegt in einer erhöhten Reinfektionsrate gegenüber MRSA [4, 24], der kurzen Wirkzeit des Antibiotikums auf der Prothese [16, 32] und dem limitierten Wirkspektrum gegen die meisten gram-negativen Keime [24]. In vitro ergab sich eine marginal bessere Effektivität gegenüber Staphylokokkus aureus und epidermidis für Rifampicin [23]. In-vivo-Versuche, die ebenfalls bessere Ergebnisse für Rifampicin aufwiesen, haben bemerkenswerte Schwachstellen bezüglich der provozierten Infektsituation und des Germinationsstadiums der verwandten Keime [22, 25], sodass diese Studien nicht mit der klinischen Infektsituation beim Menschen korreliert werden können [43, 50], bei der außerdem eine systemische Antibiose unabdingbar ist. Solche Studien sollten somit nicht – wie aber geschehen [38] – zur Begründung einer evidenzbasierten Therapieempfehlung herangezogen werden.

Andere experimentelle Studien zeigten zudem eine mangelnde Effektivität von Rifampicin gegenüber MRSA und Escherichia coli [29, 49] sowie die Resistenzentwicklung gegen Rifampicin [29].

Seit 1999 liegen Erfahrungen mit der mit Silberacetat beschichteten Dacronprothese [5, 39, 51] und seit 2005 mit dem mit Silber vaporisierten Dacrongraft [52, 53] vor. Das Konzept basiert auf den antimikrobiellen Eigenschaften von Silber [15, 41], bedingt durch die Interaktion von Silberionen mit den Thiolgruppen [21] der Peptide [15, 39, 41]. Silber trifft sowohl Bakterien in der Ruhe- als auch in der Mitosephase. Dieser duale Aktionsmodus begründet das Fehlen einer relevanten Resistenz gegen Silber [15, 19, 41].

Die protektive Wirkung des abgegebenen Silberacetats beläuft sich nach Angaben des Herstellers auf ungefähr 4 Wochen. Somit muss die Prothese anschließend wie ein ungeschützter Dacrongraft eingeschätzt werden. Hieraus kann sich die Indikation für eine antibiotische Langzeittherapie ergeben, z.B. bei vorhandener Lymphfistel oder anderweitigen Infektionsherden. Untersuchungen mit der Silberacetat-Prothese zeigen bei In-situ-Rekonstruktion nach kompletter Explantation des infizierten Grafts eine auch im Vergleich [5, 10] günstige 30-Tage-Mortalität von 6,5% sowie eine akzeptable Reinfektionsrate von 10% [51, 53], respektive 8% bei Komplettexplantation und ersatz aortaler Rekonstruktionen [51, 53]. Dies schließt auch 10 Patienten mit prothetoenteralen Fisteln (sämtlich ohne Reinfektion) ein. Partielle Explantationen sind dagegen mit einem deutlich höheren Risiko eines Reinfektes behaftet und sollten nicht regelhaft eingesetzt werden [33, 51].

Die mit elementarem Silber vaporisierte Prothese weist hingegen einen In-vitro- [45] und durch Tierversuche [46] bestätigten Langzeiteffekt auf. So wurde nach einem Jahr noch ein Silbergehalt von 98% an der Prothesenoberfläche gemessen [47]. Diese eher geringe Silberabgabe wird im Hinblick auf die klinische Effektivität weiter aufmerksam zu beobachten sein [50]. Erfahrungen mit dem Einsatz der beschichteten Silberprothese mit Langzeitabgabe beim Protheseninfekt liegen zwischenzeitlich in einer Reihe von Fällen vor, welche in einem neuen Register [50, 53] dokumentiert werden. Bei beobachteten Reinfektionen ermöglichte hier die Vakuum-Therapie das Einheilen auch nach länger zurückliegender Implantation.

Zusätzliche Maßnahmen

Unabhängig vom verwendeten Austauschmaterial müssen Kriterien der septischen Chirurgie als chirurgisches Konzept beachtet werden. Dieses beinhaltet zwingend ein intensives Wunddébridement und die systemische Antibiose. Der lokale Einsatz von Antiseptika und Antibiotikaträgern ergänzt das Vorgehen. Die Rationale für die systemische antibiotische Therapie ist die Kontrolle der Infektion, wohingegen z.B. Silber lokal das Andocken der Bakterien an das neue Implantat erschwert. Die Deckung mit vitalem Gewebe, z.B. mit großem Netz oder einem Muskellappen, ist abschließend wertvoll [54]. Empfehlenswert und auch genutzt wird ein synergistischer Effekt durch Tränken der Silberprothesen mit Rifampicin – bei gleichzeitiger Minderung/Aufhebung potenzieller Nachteile des Antibiotikums –, wenn auch hierzu keine zwingenden Daten vorliegen.

Situationen und Lokalisationen

Infektion: native Aorta

Die primäre bakterielle Infektion der Aortenwand als Aortitis ist selten. Eine ausführliche Übersicht hierzu [36] zeigt, dass wohl keine Prädilektion für den Abschnitt V der Aorta besteht. Die Ruptur, häufiger ein Aneurysma spurium, oder auch das „mykotische" Aneurysma drohen. Das mögliche Spektrum der operativen Verfahren unterscheidet sich nicht von den unten aufgeführten Empfehlungen. Es werden die positiven eigenen Daten und solche aus der Literatur für die In-situ-Rekonstruktion vorgestellt [36].

Infektion bei Drogenmissbrauch

Hier stehen die autologe und die extraanatomische Rekonstruktion (antimikrobiell geschützte Prothese) im Vordergrund. In schwierigen Fällen kann auch die Gefäßresektion/Ligatur gerechtfertigt sein.

Infektion: Patches

Hier empfiehlt sich in erster Linie der Ersatz eines infizierten Kunststoffpatches durch autologes Material [37, 38]. Sind Rekonstruktionen notwendig oder körpereigenes Material durch die Infektion zerstört, so sind in zweiter Linie infektionsgeschützte Grafts (auch extraanatomisch) anwendbar.

Infektion: endovaskulärer Stent

Die Entfernung des infizierten Materials ist notwendig. Eventuell muss auch die betroffene Arterie segmental mit reseziert werden [37, 38]. Die Rekonstruktion richtet sich besonders nach der Lokalisation (vgl. die Ausführungen dazu).

Infektion: Hämodialyseshunts

Die Resektion eines infizierten Grafts wird nicht selten zunächst subtotal durchgeführt, weil alternative Zugänge fehlen oder ungünstiger sind [37]. Bei der Infektion einer autologen Fistel wird häufig zunächst versucht, über einen umschriebenen Korrektureingriff (Resektion von Aneurysmata) die Blutungsgefahr abzuwenden. Sind funktionslose Prothesen infiziert oder verdächtig, ist eine komplette Entfernung unumgänglich [40]. Im Falle der Infektion eines Kathetersystems zur Hämodialyse ist die Entfernung notwendig; nur in Extremfällen ist eine antibiotische Dauertherapie zu rechtfertigen [37]. Weitere Ausführungen hierzu: Leitlinie Dialyseshuntchirurgie der DGG.

Infektion: aortaler Anschluss

Hier sollte einer In-situ-Rekonstruktion der Vorzug gegeben werden. Das Risiko einer Aortenstumpfinsuffizienz bei Anwendung der extraanatomischen Rekonstruktion und deren schlechtere Patency werden vermieden. Eine prothetoenterale Fistel kann analog behandelt werden. Auch das mykotische Aneurysma unterliegt derselben Empfehlung.

Infektion: Beckenetage

Auch hier spricht vieles für die In-situ-Rekonstruktion. Alternativ kann bei noch vorhandenem Orginalgefäß der Fluss durch Desobliteration wiederhergestellt werden. Bei mitbetroffener Leiste ist der Obturator-Bypass ein akzeptiertes, aber nicht komplikationsarmes Standardverfahren.

Infektion: Peripherie

Bei einer infizierten peripheren Rekonstruktion aus alloplastischem Material sollte immer versucht werden, Venenmaterial zu verwenden. Dies ist schon wegen der evident besseren Offenheitsraten günstiger. Ansonsten bietet sich der Einsatz antimikrobiell geschützter Prothesen an.

Bewertung

Zum Thema der Therapie von Gefäßprotheseninfektionen liegen lediglich Serien, Register- und Tierversuchsdaten vor [38]. Somit lässt sich nur ein mittlerer Evidenzlevel erreichen. Die Empfehlungen liegen daher bei Grad B.

Die chirurgische Therapie der Gefäßprotheseninfektion hat Vorrang. Infiziertes Prothesenmaterial sollte vollständig entfernt werden. Im weiteren Vorgehen haben In-situ-Rekonstruktionen mit autologem Material das niedrigste Reinfektionsrisiko. Extraanatomische Revaskularisationen haben ihren festen Platz im möglichen Therapiespektrum. Homografts kommen ebenfalls – nicht ubiquitär verbreitet – zum Einsatz. Antimikrobiell behandelte Dacrongrafts (Silber evtl. plus Rifampicin) haben in prospektiven Registern bereits gute Ergebnisse gezeigt (Silberacetat) oder werden evaluiert (elementares Silber). Ihre Anwendung ist daher bereits gerechtfertigt, besonders wenn ein autologer Gefäßersatz zu risikoreich/kompliziert erscheint.

Die konservative Therapie mit alleiniger Drainage, Spülung und Antibiose muss einzelnen Patienten mit hohem OP-Risiko vorbehalten bleiben. Die Vakuum-Therapie eröffnet neue Möglichkeiten für eine lokale chirurgische Therapie.

Literatur

[1] D'Addio V et al., Femoral bypass with femoral popliteal vein. J Vasc Surg (2005), 42, 35–39
[2] Arbeitskreis Krankenhaus- & Praxishygiene der AWMF (2004) Leitlinien zur Hygiene in Klinik und Praxis. Perioperative Antibiotikaprophylaxe. In: Hygiene in Klinik und Praxis, AWMF-Leitlinien-Register 029/022, AWMF-online. mhp-Verlag, Wiesbaden
[3] Bandyk DF (2000) Infection in prosthetic vascular grafts. In: Rutherford RB (Hrsg), Vascular Surgery, 733–751. Saunders, Philadelphia
[4] Bandyk DF et al., Expaded application of in-situ replacement for prosthetic graft infection. J Vasc Surg (2001), 34, 411–419
[5] Batt M et al., In-situ reconstruction with silver-coated polyester grafts to treat aortic infection: Early and midterm results. J Vasc Surg (2003), 38, 983–989
[6] Braithwaite BD et al., Early results of a randomized trial of rifampicin-bonded Dacron grafts for extra-anatomic vascular reconstruction. B J Surg (1998), 85 (10), 1378–1381
[7] Calligaro KD et al., Intra-abdominal Aortic graft infection: complete or partial graft preservation in patients at very high risk. J Vasc Surg (2003), 38, 1199–1204
[8] Camiade C et al., Optimization of the resistance of arterial allografts to infection: Comperative study with synthetic prostheses. Ann Vasc Surg (2001), 15, 186–196
[9] Castier Y et al., Cryopreserved arterial allograft reconstruction for peripheral graft infection. J Vasc Surg (2005), 41, 30–37
[10] O'Connor S et al., A syematic review and meta-analysis of treatments for aortic graft infection. J Vasc Surg (2006), 44, 38–45
[11] Demaria RG, Giovanni UM, Teot Al, Topical negative pressure therapie. A very useful new method to treat severe infected vascular approaches in the groin. J Cardiovasc Surg (2003), 44, 757–761
[12] Daenens K, Fourneau I, Nevelsteen A, Ten-year experience in autogenous reconstruction with the femoral vein in the treatment of aortofemoral prosthetic infection. Europ J Vasc Surg (2003), 25, 240–245
[13] Desgranges P et al. (2008) Overt vascular infection: do cryopreserved allografts represent a simple and long lasting solution? In: Becquemin JP, Alimi YS, Gerad JL (Hrsg), Controversies and Updates in vascular surgery 2008, 303–310. Edizione Minerva Medica, Torino
[14] Dosluoglu HH et al., Preservation of infected and exposed vascular grafts using vacuum assisted closure without muscle flap coverage. J Vasc Surg (2005), 42, 989–992

[15] McDonnell G, Russell D, Antiseptics and Disinfectants: Activity, Action, and Resistance. Clinical Microbiology Reviews (1999), 147–179
[16] Earnshaw JJ, The current role of rifampicin-impregnated grafts: Pragmatism versus science. Eur J Vasc Endovasc Surg (2000), 20, 409–412
[17] Edwards WH et al., Primary graft infections. J Vasc Surg (1987), 6, 235–239 entfernen
[18] Exton RJ, Galland RB, Major groin complications following the use of synthetic grafts. Europ J Vasc Surg (2007), 34, 188–190
[19] Feng Q et al., A mechanistic study of the antibacterial effect of silver ions on Escherichia coli and Staphylococcus aureus. J Biomed Mater Res (2000), 52 (4), 662–668
[19a] Feng Q, Wu J, Chen G, Cui F, Kim T, Kim J (2000) A mechanistic study of the antibacterial effect of silver ions on Escherichia coli and Staphylococcus aureus. J Biomed Mater Res 52(4): 662-8
[20] FitzGerald SF, Kelly C, Humphreys H, Diagnosis and treatment of prosthetic graft infections: confusion and inconsistency in the absence of evidence or consensus. J Antimicrob Chemother (2005), 56, 996–999
[21] Furr JR et al., Antibacterial activity of Actisorb Plus, Actisorb and silver nitrate. J Hosp Infect (1994), 27, 201–208
[22] Goeau-Brissoniere OA et al., Comparison of the resistance to infection of rifampin bonded gelatin-sealed and silver/collagen-coated polyester prostheses. J Vasc Surg (2002), 35, 1260–1263. Goeau-Brissoniere OA, Fabre D, Leflon-Guibout V, Di Centa I, Nicolas-Chanoine MH, Coggia M (2002) Comparison of the resistance to infection of rifampin bonded gelatin-sealed and silver/collagen-coated polyester prostheses. J Vasc Surg 35: 1260-1263
[23] Hardman S et al., An in vitro model to compare the antimicrobial activity of silver-coated versus rifampicin-soaked vascular grafts. Ann Vasc Surg (2004), 18 (3),308–313
[24] Hayes PD et al., In-situ replacement of infected aortic grafts with rifampicin-bonded prostheses: The Leicester experience (1992–1998). J Vasc Surg (1999), 30, 92–98.
[25] Hernandez-Richter T et al., Rifampicin and triclosan but not silver is effective in preventing bacterial infection of vascular Dacron graft material. Eur J Vasc Endovasc Surg (2003), 26, 550–557
[26] Karl T, Storck M, Die transplantaterhaltende Behandlung von postoperativen Wundheilungsstörungen nach arterieller Gefäßrekonstruktion mit alloplastischem Material mittels Vacuum Assisted Closure (V.A.C.) Therapie (2007). http:\\www.egms.de/en/meetings/dgch2007/07dgch488.shtml
[27] Kieffer E et al., Allograft replacement for infraarenal aortic graft infection: early and late results in 179 patients. J Vasc Surg (2004), 39, 1009–1017 Kieffer E, Gomes D, Chiche L, Fleron MH, Koskas F, Bahnini A (2004) Allograft replacement for infraarenal aortic graft infection: early and late results in 179 patients. J Vasc Surg 39: 1009-1017
[28] Kommission für Krankenhaushygiene und Infektionsprävention beim Robert Koch-Institut, Prävention postoperativer Infektionen im Operationsgebiet. Bundesgesundheitsbl – Gesundheitsforsch – Gesundheitsschutz (2007), 50, 377–393
[29] Koshiko S et al., Limitations in the use of rifampicin-gelatine grafts against virulent organisms. J Vasc Surg (2002), 35, 779–785
[30] Lavigne JP et al., Prosthetic Vascular Infection Complicated or not by Aortoenteric Fistula: Comparison of Treatment with or without Cryopreserved Allograft (homograft). Eur J Vasc Endovasc Surg (2003), 25, 416–423
[31] Leseche G et al., Long-term results of cryopreserved arterial allograft reconstruction in infected prosthetic grafts and mycotic aneurysms of the abdominal aorta. J Vasc Surg (2001), 34, 1–7
[32] Lovering AM et al., The elution and binding characteristics of rifampicin for three commercially available protein-sealed vascular grafts. J Antimicrobial Chemotherapy (1996), 38, 599–604
[33] Mirzaie M et al., Surgical management of vascular graft infection in severly ill patients by partial resection of the infected prosthesis. Europ J Vasc Surg (2007), 33, 610–613
[34] Mussa FF et al., Prevention and treatment of aortic graft infection. Expert Rev Anti Infect Ther (2007), 5, 305–315
[35] Nevelsteen A, Lacroix H, Suy R, Autogenous reconstruction with the lower extremity deep veins: An alternative treatment of prosthetic infection after reconstructive surgery for aortoiliac disease. J Vasc Surg (1995), 22, 129–134
[36] Niedermeier H, Wack C, Die In-situ-Rekonstruktion nach bakterieller Infektion der infrarenalen Aorta. Gefässchirurgie (2003), 8, 317–321
[37] Poulakou G, Giamarelou H (2007) Infections in vascular surgery. In: Liapis CD et al., (Hrsg), European Manual of Medicine. Vascular Surgery, 597–614. Springer, Berlin, Heidelberg, New York
[38] Ratliff DA (2007) The prevention and treatment of vascular graft infection. In: Earnshaw JJ, Murie JA (Hrsg), The evidence for vascular surgery, 229–241. Tfm Publishing Limited, Castle Hill Barns

[39] Ricco JB, InterGard silver bifurcated graft: Features and results of a multicenter clinical study. J Vasc Surg (2006), 44, 339–346
[40] Ryan SV, Calligaro KD, Scharff J, Management of infected prosthetic dialysis arteriovenous grafts. J Vasc Surg (2004), 39, 73–78
[41] Slawson R, Lee H, Trevors J, Bacterial interactions with silver. Biol Metals (1990), 3, 151–154
[42] Sharif MA et al., Prosthetic stent graft infection after endovascular abdominal aortic aneurysm repair. J Vasc Surg (2007), 46, 442–448
[43] Stewart AH, Eyers PS, Earnshaw JJ, Prevention of infection in peripheral arterial reconstruction: A systematic review and meta-analysis. J Vasc Surg (2007), 46, 148–155
[44] Strathmann M, Wingender J, Use of an oxonol dye in combination with confocal laser scanning microscopy to monitor damage of Staphylococcus aureus cells during colonization of silver-coated vascular graft. Int J Antimicrob Agents (2004), 24, 234–240
[45] Szilagyi DE et al., Infection in arterial reconstruction with synthetic grafts. Ann Surg (1972), 176, 321–333
[46] Ueberrueck T et al., Healing characteristics of a new silver-coated, gelatine impregnated vascular prosthesis in porcine model. Zentralbl Chir (2005), 130, 71–76
[47] Ueberrueck T et al., Vascular Graft infection: in vitro and in vivo investigations of a new vascular graft with long-term protection. J Biomed Mater Res B Appl Biomater (2005), 74,601–607
[48] Verhelst R et al., Use of cryopreserved arterial homografts for management of infected prosthetic grafts: a multicentric study. Ann Vasc Surg (2000), 14, 602–607 Verhelst R, Lacroix V, Vraux H, Lavigne JP, Vandamme H, Limet R, Nevelsteen A, Bellens B, Vasseur MA, Wozniak B, Goffin Y (2000) Use of cryopreserved arterial homografts for management of infected prosthetic grafts: a multicentric study. Ann Vasc Surg 14: 602-607
[49] Vicaretti M et al., An increased concentration of rifampicin bonded to gelatin-sealed Dacron reduces the incidence of subsequent graft infections following a staphylococcal challenge. Cardiovasc Surg (1998), 6 (3), 268–273 Vicaretti M, Hawthorne WJ, Ao PY, Fletcher JP (1998) An increased concentration of rifampicin bonded to gelatin-sealed Dacron reduces the incidence of subsequent graft infections following a staphylococcal challenge. Cardiovasc Surg 6(3): 268–273
[50] http:\\www.silvergraft.com
[51] Zegelman M et al., In-situ-Rekonstruktion mit alloplastischen Prothesen beim Gefäßinfekt. Evaluation von mit Silberacetat beschichteten Prothesen. Gefäßchirurgie (2006), 11, 402–407
[52] Zegelman M et al., Metallic silver-impregnated grafts to treat infected prosthetic grafts by in-situ replacement in the infected field. Vascular (2006), 14 (Suppl 1), S 145–146
[53] Zegelman M et al. (2008) The different options for silver impregnation. In: Becquemin JP, Alimi YS, Gerad JL (Hrsg), Controversies and Updates in vascular surgery 2008, 283–288. Edizione Minerva Medica, Torino
[54] Zühlke H, Autologe Verfahren zur Therapie von Gefäßinfektionen. Gefässchirurgie (2006), 11, 408–422

Verantwortlich für die Erstellung: M. Zegelman (Frankfurt), G. Günther (Frankfurt), C. Freytag (Bad Oeynhausen), H. Zühlke (Wittenberg), M. Storck (Karlsruhe)
Teilnehmer: Prof. K. Balzer (Mülheim), Prof. D. Böckler (Heidelberg), Dr. H. Böhner (Neuss), Univ.-Prof. J. Brunkwall (Köln), Prof. Th. Bürger (Kassel), Prof. S. Debus (Hamburg), Univ.-Prof. H. H. Eckstein (München), Dr. I. Flessenkämper (Berlin), Dr. A. Florek (Dresden), Dr. G. Günther (Frankfurt) Dr. G. Hennig (Leipzig), Prof. Dr. Th. Hupp (Stuttgart), Prof. H. Imig (Berlin), Prof. W. Lang (Erlangen), Dr. G. H. Langkau (Bocholt), Dr. V. Mickley (Rastatt), Th. Noppeney (Nürnberg), Dr. S. Schulte (Köln), Prof. M. Storck (Karlsruhe), Prof. M. Zegelman (Frankfurt), Prof. H. Zühlke (Wittenberg)
Mitarbeit: Fr. Dr. C. Freytag, Institut für Laboratoriums- und Transfusionsmedizin, Herz- und Diabeteszentrum NRW, Universitätsklinik der Ruhr-Universität Bochum, Bad Oeynhausen
Erstellungsdatum: März 2008
Letzte Überarbeitung: 25. August 2008
Verabschiedung durch den Vorstand der Deutschen Gesellschaft für Gefäßchirurgie: 31. August 2008

Gefäßverletzungen (S2)

Vorbemerkung

Gefäßverletzungen nehmen in der Gesamtzahl der rekonstruktiven Eingriffe nur einen geringen Prozentsatz ein [1, 3, 10]. Ihre Bedeutung liegt darin, sie nicht nur zu erkennen, sondern vielmehr sie nicht zu übersehen [15]. Häufig treten Gefäßverletzungen in Kombination mit anderen Verletzungen auf [8]. Hierbei kann zwischen arteriellen und venösen Verletzungen der Gefäße der Extremitäten, des Thorax und Abdomens, der Aorta oder der Viszeralorgane unterschieden werden [9]. Insbesondere venöse Verletzungen stellen ein diagnostisches Problem dar. Wichtig sind auch sog. verdeckte Gefäßverletzungen, die vor allem im Ellenbeugen- und Kniegelenksbereich auftreten können und häufig (insb. bei Polytraumen) erst verzögert diagnostiziert werden [13].

Wenn Gefäßverletzungen, insbesondere im Bereich der unteren Extremitäten nicht rechtzeitig erkannt werden, kommt es zum Auftreten eines Ischämie-Reperfusionssyndroms mit der Folge eines Kompartmentsyndroms oder im ungünstigsten Fall zu einer Amputation. Iatrogene Gefäßverletzungen, insbesondere der A. femoralis, nehmen dabei eine Sonderstellung ein [12]. Durch die Zunahme von katheterinterventionellen Eingriffen, der Verwendung moderner Verschlusssysteme sowie aufgrund von Mehrfachpunktionen kommt es häufig zu persistierenden Komplikationen, wie z.B. einem Aneurysma spurium mit verschlepptem Hämatom, welches, zu spät operiert, in komplizierten und langwierigen Krankheitsverläufen resultieren kann.

Definition

Grundsätzlich kann bei Gefäßverletzungen zwischen einer scharfen oder stumpfen Gefäßverletzung – Einteilung nach Vollmar: Grad 1–3 – unterschieden werden [22]. Insbesondere die Erkennung von stumpfen Gefäßverletzungen (Distorsionen im Zusammenhang mit Luxationsverletzungen, häufig auch bei suprakondylären Humerus- bzw. Femurfrakturen oder Luxationen des Kniegelenks) stellt ein diagnostisches Problem dar [2, 11, 14].

Diagnostik von Gefäßverletzungen

Die klinische Manifestation arterieller Gefäßverletzungen variiert erheblich. Entscheidend für die Diagnostik sind laut europäischem Standard folgende Schritte [9, 19, 20, 21, 25, 30, 31, 32, 34]:
1. Klinische Untersuchung – Prüfung von Durchblutung, Motorik, Sensibilität, Schwellung und Temperatur
2. Messung der kapillären Fülldruckzeiten und Doppler-Druckmessung
3. Duplex-/Farbduplexsonographie
4. Diagnostische Arteriographie (großzügige Indikationsstellung!)
5. Spiral-CT-Angiographie (CTA)
6. Ggf. sofortige chirurgische Exploration ohne Voruntersuchung

Die letztere Maßnahme erfordert die Möglichkeit einer intraoperativen DSA zur Beurteilung des Ausmaßes der Gefäßverletzungen und distaler Embolisationen sowie zur Dokumentation des Rekonstruktionsergebnisses.

Vor allem in dringlichen Notfallsituationen erlaubt die Untersuchung mittels Spiral-CT-Angiographie eine äußerst schnelle und präzise Lokalisationsdiagnostik von Gefäßverschlüssen bzw. verletzungen. Häufig ist jedoch durch eine alleinige zielgerichtete klinische Untersuchung in Kombination mit einer Duplexsonographie die Verdachtsdiagnose einer Gefäßverletzung zu stellen. Da es sich bei zwei Dritteln der Gefäßverletzungen an den unteren Extremitäten insbesondere um iatrogene Punktionsverletzungen handelt, ist hier die alleinige Duplexsonographie mit anschließender chirurgischer Freilegung indiziert [9]. Manuelle oder duplexsonographisch kontrollierte Kompressionen resultieren häufig trotzdem in einem revisionspflichtigen Hämatom. Hier besteht postoperativ ein erhöhtes Risiko für Lymphfisteln [27].

Bei allen **Frakturen und Luxationen** muss an die Möglichkeit vaskulärer Begleitverletzungen gedacht werden [35]. Die Durchblutungssituation ist grundsätzlich sowohl vor als auch nach einer Reposition zu überprüfen (cave Gefäßspasmen). Fehlt der Puls auch nach der Reposition, so ist kurzfristig erneut zu kontrollieren und ggf. invasiv zu diagnostizieren. Insbesondere bei Traumen im Bereich von Clavicula und bei subkapitalen Humerusfrakturen ist auch an begleitende Gefäßverletzungen denken [4, 33].

Bei **polytraumatisierten Patienten** kann in der Phase eines Schocks die Befunderhebung schwierig sein. Nach adäquater Schocktherapie muss daher eine subtile Abklärung der Durchblutungssituation erfolgen [15, 19].

Thorakoabdominelle Gefäßverletzungen können sich durch die Schwere des Traumas der klinischen Untersuchung entziehen. Eine zeitnahe apparative Diagnostik und rasche operative/interventionelle Therapie – cave Begleitverletzungen! – ist bei Ausdehnung und Schweregrad der Verletzung oft nicht mehr möglich [19, 29].

Im Falle eines stumpfen Thoraxtraumas ist immer an eine traumatische (gedeckte) **Aortenruptur** oder dissektion zu denken. Die Therapie besteht heute je nach Lokalisation in einer sofortigen oder zweizeitigen Versorgung durch einen endovaskulär implantierten Stentgraft (s. auch Leitlinie Aortale Dissektion). Die freie Ruptur wird selten überlebt [29].

Auch andere, z.T. **iatrogene Gefäßverletzungen** im Bereich der A. subclavia, A. iliaca, A. femoralis oder A. poplitea können endovaskulär durch gecoverte Stents versorgt werden [6]. Im Bereich der A. subclavia ist die Indikation allerdings kritisch zu stellen, da hier im infraklavikulären Abschnitt Stentbrüche auftreten können.

Arteriovenöse Fisteln treten als Spätfolge meist kleinerer Verletzungen ohne offensichtliche Blutung auf. Ihre Symptomatik ist anfänglich wenig auffällig, weshalb die Diagnose nicht selten als Nebenbefund gestellt wird. Stets sollte jedoch daran gedacht werden, wenn bei entsprechender Trauma-Anamnese das typische Maschinengeräusch auskultiert wird [7, 26].

Bei **traumatischen Amputationen** (s.u.) besteht eine besondere Dringlichkeit, die therapeutischen Maßnahmen zu forcieren und ein geeignetes Zentrum zu kontaktieren [5, 35].

Unter den **Erstmaßnahmen** nimmt die Kontrolle der Blutung einen wichtigen Platz ein. Hierbei ist ein fester Druckverband anzulegen, das sogenannte Abbinden ist zu unterlassen. Falls dies ausnahmsweise doch erforderlich sein sollte, muss der Zeitpunkt der Anlage notiert werden, da hiervon auch die Prognose abhängt. Häufig ist auch eine digitale Blutstillung – mit Kompressen – durchzuführen [27]. Bei intrathorakalen Gefäßverletzungen kann nur ein rascher Transport in eine geeignete Klinik erfolgen. Bei ausgedehnten Luxationsfrakturen ist eine vorsichtige Reposition mit Ruhigstellung anzustreben. Bei Eintreffen in der Klinik ist eine zielgerichtete Diagnostik, ggf. auch durch intraoperative Angiographie, angezeigt [24, 37].

Traumatische Amputation – Replantation

Eine besondere Form des kombinierten arteriellen und venösen Traumas mit begleitender Nerven- und Knochenverletzung stellen totale oder subtotale Extremitätenabtrennungen dar [16, 17, 22]. Auf Einzelheiten kann und soll hier nicht eingegangen werden. Es seien aber doch einige grundsätzliche Voraussetzungen für den Versuch einer Gliedmaßenreplantation erwähnt [38]:
1. Abgetrennte Körperteile suchen und asservieren.
2. Wundflächen des Stumpfes weder reinigen noch auf andere Art behandeln.
3. Blutstillung am Stumpf möglichst nur durch einen Druckverband.
4. Abgetrennte Körperteile in steriles Tuch einschlagen und in einen Plastikbeutel stecken. Plastikbeutel mit Eiswürfel umgeben und abgetrennten Körperteil auf +4 °C kühlen (keine Gefrierung des Gewebes und kein direkter Kontakt mit dem Schmelzwasser.
5. Nach telefonischer Voranmeldung rascher Transport in eine Klinik mit den entsprechenden operativen Möglichkeiten.

Die Indikation zur Replantation eines Armes ist wegen der vielfältigen Funktionsmöglichkeiten einer Hand eher zu stellen als im Falle der unteren Extremität. Als wichtigstes Kriterium hat der Zustand des Verletzten zu gelten, der Patient sollte keine wesentlichen Nebenverletzungen haben und sollte über das Risiko einer Replantation aufgeklärt werden können [17]. Der Zustand des Amputats ist dann als gut zu betrachten, wenn die Ischämiezeit kurz und die Durchtrennung möglichst glatt ist und darüber hinaus keine schweren Quetschungen oder Verschmutzungen vorliegen.

Hauptprobleme:
- Durch drohenden Muskelzerfall kurze ischämische Toleranzzeit von maximal 6 Stunden
- Für den Organismus des Verletzten möglicherweise schwerwiegende postischämische Komplikationen wie SIRS oder Nierenversagen

Ein gutes funktionelles Spätergebnis nach einer primär erfolgreichen Replantation kann nur durch konsequente, über Monate anhaltende krankengymnastische Übungsbehandlung und Beschäftigungstherapie erzielt werden [1].

Prinzipien der chirurgischen Technik

Bei Gefäßverletzungen im Kindesalter ist auf fortlaufende Nähte zu verzichten und ein langzeitresorbierbares Nahtmaterial vom Typ Polydioxanon zu verwenden [3]. Native Gefäße sollten ebenfalls, auch im Bereich potenzieller Kontamination des Operationsfeldes, mit einem langzeitresorbierbaren Material versorgt werden. Im Falle einer Direktnaht sollte auf Stenosen geachtet werden. Bei End-zu-End-Anastomosen ist eine Anschrägung vorzunehmen. Eine intraoperative Doppler-/Duplexkontrolle bzw. Flowmessung ist aus Dokumentationsgründen wünschenswert.

Als Rekonstruktionsmaterial für den Gefäßersatz ist, wann immer möglich, autogene Vene zu verwenden, bei Verletzungen der unteren Extremität aufgrund der erhöhten posttraumatischen Thrombosegefahr des tiefen Venensystems vorzugsweise vom kontralateralen Bein [22]. Bei der interdisziplinären Festlegung der Reihenfolge der Rekonstruktionen sollten die Gefäßverletzungen möglichst rasch, nach Anbringung einer schnellen osteosynthetischen Stabilisierung bei gleichzeitigen Frakturen, Luxationen etc., versorgt werden [18, 35]. Unter Umständen muss von der Gesamtprognose abhängig gemacht werden, ob jedes Gefäß rekonstruiert werden muss. Bei viszeralen Gefäßverletzungen ist aufgrund der erheblichen Blutungsgefahr eine rasche Laparotomie indiziert;

sie stehen nur hinter intrazerebralen Blutungen in ihrer Dringlichkeit zurück (bzw. können simultan versorgt werden).

Nachsorge

Die Nachsorge entspricht den üblichen Vorgehensweisen nach Gefäßrekonstruktionen, insbesondere sollte ggf. ASS 100 mg verordnet werden [1].

Literatur

[1] Ruppert V et al., Gefäßverletzungen an den Extremitäten. Chirurg (2004), 75 (12), 1229–1238
[2] Suliman A et al., Complete Femoral Artery and Vein Avulsion from a Hyperextension Injury: A Case Report and Literature Review. Ann Vasc Surg (2008), 9 (Epub ahead of print)
[3] Shah SR, Wearden PD, Gaines BA, Pediatric Peripheral Vascular Injuries: A Review of Our Experience. J Surg Res (2008), 9
[4] Luxem J et al., Traumatischer Subclaviaabriss nach Verkehrsunfall. Notfallmedizin (1996), 22, 401–404
[5] Lau KN et al., Two for one: salvage of bilateral lower extremities with a single free flap. Ann Plast Surg (2008), 60 (5), 498–501
[6] Fass G et al., Endovascular treatment of axillary artery dissection following anterior shoulder dislocation. Acta Chir Belg (2008), 108 (1), 119–121
[7] Kotelis D et al., Intermittent claudication secondary to a traumatic arteriovenous fistula. Vasa (2007), 36 (4), 285–287
[8] Mowad MR et al., Nerve injury in lower limb vascular surgery. Surgeon (2008), 6 (1), 32–35
[9] Bynoe RP et al., Noninvasive diagnosis of vascular trauma by duplex ultrasonography. J Vasc Surg (1991), 14, 346–352
[10] Fingerhut A et al., The European experience with vascular injuries. Surg Clin North Am (2002), 82, 175–188
[11] Fitridge RA et al., Upper extremity arterial injuries: experience at the Royal Adelaide Hospital, 1969 to 1991. J Vasc Surg (1994), 20, 941–946
[12] Giswold ME et al., Iatrogenic arterial injury is an increasingly important cause of arterial trauma. Am J Surg (2004). 187, 590–593
[13] Guerrero A et al., Limb loss following lower extremity arterial trauma: what can be done proactively? Injury (2002), 33, 765–769
[14] Hafez HM, Woolgar J, Robbs JV, Lower extremity arterial injury: results of 550 cases and review of risk factors associated with limb loss. J Vasc Surg (2001), 33, 1212–1219
[15] Heberer G et al., Vascular injuries in polytrauma. World J Surg (1983), 7, 68–79
[16] Markgraf E et al., Traumatische periphere Gefäßverletzungen. Unfallchirurg (1998), 101, 508–519
[17] Martin LC et al., Management of lower extremity arterial trauma. J Trauma (1994), 37, 591–599
[18] Meyer J et al., The early fate of venous repair after civilian vascular trauma. A clinical, hemodynamic, and venographic assessment. Ann Surg (1987), 206, 458–464
[19] Richter A et al., Periphere Gefäßverletzungen beim Polytrauma. Unfallchirurg (1995), 98, 464–467
[20] Schwartz MR et al., Refining the indications for arteriography in penetrating extremity trauma: a prospective analysis. J Vasc Surg (1993), 17, 116–124
[21] Treiman GS et al., Examination of the patient with a knee dislocation. The case for selective arteriography. Arch Surg (1992), 127, 1056–1063
[22] Vollmar J (1996) Rekonstruktive Chirurgie der Arterien, 446. Georg Thieme, Stuttgart, New York
[23] Pistorius MA et al., Acute posttraumatic ischemia of the limbs: algodystrophy or related syndrome? A prospective study on a series of 25 patients. Angiology (2008), 59 (3), 301–305
[24] Mathew AJ et al., Left gastric artery pseudoaneurysm following traumatic pancreatic transection. Trop Gastroenterol (2007), 28 (3), 133–134
[25] Lineen EB et al., Computed tomographic angiography in pediatric blunt traumatic vascular injury. J Pediatr Surg (2008), 43 (3), 549–554
[26] Kuhlencordt PJ et al., Large external iliac vein aneurysm in a patient with a post-traumatic femoral arteriovenous fistula. J Vasc Surg (2008), 47 (1), 205–208
[27] Shokrollahi K, Sharma H, Gakhar H, A technique for temporary control of hemorrhage. J Emerg Med (2008), 34 (3), 319–320

[28] Cox MW et al., Traumatic pseudoaneurysms of the head and neck: early endovascular intervention. J Vasc Surg (2007), 46 (6), 1227–1233
[29] Reuben BC et al., Increasing use of endovascular therapy in acute arterial injuries: analysis of the National Trauma Data Bank. J Vasc Surg (2007), 46 (6), 1222–1226
[30] Nicholson AA, Vascular radiology in trauma. Cardiovasc Intervent Radiol (2004), 27 (2), 105–120
[31] Davison BD, Polak JF, Arterial injuries: a sonographic approach. Radiol Clin North Am (2004), 42 (2), 383–96
[32] Barnes CJ, Pietrobon R, Higgins LD, Does the pulse examination in patients with traumatic knee dislocation predict a surgical arterial injury? A meta-analysis. J Trauma (2002), 53 (6), 1109–1114
[33] DeCou JM, Abrams RS, Gauderer MW, Seat-belt transection of the pararenal vena cava in a 5-year-old child: survival with caval ligation. J Pediatr Surg (1999), 34 (7), 1074–1076
[34] Fleiter TR, Mervis S, The role of 3D-CTA in the assessment of peripheral vascular lesions in trauma patients. Eur J Radiol (2007), 64 (1), 92–102
[35] Hupp T, Eisele R, Traumatische Extremitätenverletzung mit Knochen- und Gefäßbeteiligung: Prioritätentriage, Interdisziplinäres Management. Gefäßchirurgie (2002), 7 (4) 202–207
[36] Hamner CE et al., Blunt intraabdominal arterial injury in pediatric trauma patients: injury distribution and markers of outcome. J Pediatr Surg (2008), 43 (5), 916–923
[37] Duwayri Y et al., Outcome after thoracic aortic injury: experience in a level-1 trauma center. Ann Vasc Surg (2008), 22 (3), 309–313
[38] Subramanian A et al., A decade's experience with temporary intravascular shunts at a civilian level I trauma center. J Trauma (2008), 65 (2), 316–324 (Disk. 324–326)

Verantwortlich für die Erstellung: M. Storck und P. K. Modic (Karlsruhe)
Teilnehmer: Prof. K. Balzer (Mülheim), Prof. D. Böckler (Heidelberg), Dr. H. Böhner (Neuss), Univ.-Prof. J. Brunkwall (Köln), Prof. Th. Bürger (Kassel), Prof. S. Debus (Hamburg), Univ.-Prof. H. H. Eckstein (München), Dr. I. Flessenkämper (Berlin), Dr. A. Florek (Dresden), Dr. G. Hennig (Leipzig), Prof. Dr. Th. Hupp (Stuttgart), Prof. H. Imig (Berlin), Prof. W. Lang (Erlangen), Dr. G. H. Langkau (Bocholt), Prof. B. Luther (Krefeld), Dr. V. Mickley (Rastatt), Th. Noppeney (Nürnberg), Prof. A. Zehle (Friedrichshafen)
Erstellungsdatum: Juni 2008
Letzte Überarbeitung: 25. September 2008
Verabschiedung durch den Vorstand der Deutschen Gesellschaft für Gefäßchirurgie: 10. Oktober 2008

Shuntchirurgie (S2)

Leitlinie zur Anlage von arteriovenösen Gefäßzugängen zur Hämodialyse sowie zur Diagnostik und Therapie von zugangsassoziierten Komplikationen

Einleitung

Als arteriovenöse (AV-) Gefäßzugänge zur chronischen Hämodialysebehandlung kommen native Fisteln und Prothesenshunts zum Einsatz. Wegen ihrer deutlich besseren Funktionsraten stellt die AV-Fistel den Gefäßzugang der ersten Wahl dar. So liegt die primäre 1- bis 2-Jahres-Offenheitsrate von AV-Fisteln bei 85–90%, diejenigen von Prothesenshunts lediglich bei 40–60% [12]. Die folgenden Leitlinien beschäftigen sich mit der operativen Anlage von AV-Gefäßzugängen sowie der chirurgischen und radiologisch-interventionellen Therapie von Komplikationen. Sie beruhen auf zwei aktuellen europäischen Leitlinien [1, 42], einer Literaturrecherche der letzten 20 Jahre sowie den eigenen Erfahrungen des Autors und einem nachfolgenden Prozess zur Konsensusbildung.

Anlage des Gefäßzugangs

Operationsindikation und -vorbereitung

Jeder Patient mit chronischem Nierenversagen, der sich für die Hämodialyse entschieden hat, sollte zu Beginn der Therapie über einen funktionsfähigen AV-Dialysezugang verfügen [42], um auf die Implantation komplikationsträchtiger Dialysekatheter verzichten zu können. Da die Reifung einer AV-Fistel bis zu Ihrer Punktierbarkeit gelegentlich 6–8 Wochen dauern kann, sollte jeder zukünftige Dialysepatient mindestens 3 Monate vor geplantem Therapiebeginn (bei rasch nachlassender Nierenfunktion bei einer glomerulären Filtrationsrate < 20–25 ml/min [1]) beim Operateur vorgestellt und der Eingriff dann zeitnah durchgeführt werden. Nur so ist gewährleistet, dass genügend Zeit für vorbereitende Diagnostik und eventuelle Korrektureingriffe bei ungenügender Fistelreifung vorhanden ist.

Spätestens zu diesem Zeitpunkt sollte der Patient über Sinn und Notwendigkeit der Schonung der peripheren Venen an beiden Armen unterrichtet werden.

Anamnese. Zentralvenöse Katheterismen, implantierte Portsysteme und Schrittmacher, Verletzungen und Operationen im Schulter- und Armbereich in der Vorgeschichte können Hinweise auf das Vorliegen einer venösen Abflussstörung geben. Das Vorliegen von Risikofaktoren der Arteriosklerose – insbesondere eines Diabetes mellitus – lassen Probleme bei der Fistelanlage und -reifung erahnen.

Klinische Untersuchung. Die Palpation und Auskultation der Armarterien und eine Seiten-vergleichende Blutdruckmessung einerseits sowie die Beurteilung der Armvenen nativ und mit Tourniquet erlaubt bei unauffälligem Ergebnis und schlanken Armen die Festlegung der Anastomosenregion. Auf Narben nach Verletzung oder Voroperation sowie venöse Kollateralen im Bereich von Schulter und oberer Thoraxapertur sollte geachtet werden.

Farbkodierte Duplexsonographie (FKDS). Mithilfe einer präoperativ von einem erfahrenen Untersucher standardisiert durchgeführten FKDS lässt sich die Erfolgsquote von Fistelanlagen erhöhen [21, 22, 32, 35, 38, 46]. Ihre Durchführung empfiehlt sich daher bei anamnestischen und klinischen Hinweisen auf eine arterielle oder venöse Problematik und insbesondere bei adipösen Patienten mit eingeschränkter klinischer Beurteilbarkeit. Für die Mehrzahl der Patienten ist damit die präoperative Diagnostik ausreichend und abgeschlossen.

Radiologische Diagnostik. Die FKDS kann indirekte Hinweise auf das Vorliegen einer Stenose der A. subclavia geben, sie erlaubt es jedoch nicht, zentrale arterielle oder venöse Obstruktionen zu visualisieren. Ergibt sich aus klinischen und duplexsonographischen Befunden der Verdacht auf das Vorliegen einer zentralen Zu- oder Abstromproblematik, sind zur weiteren Abklärung radiologische Methoden erforderlich, wenn nicht der andere Arm zur Anlage eines Gefäßzugangs herangezogen werden kann.

Eine Gefäßdarstellung in konventioneller Technik (digitale Subtraktionsangiographie/DSA mit jodhaltigem Kontrastmittel) kann zu einer richtunggebenden Verschlechterung der residualen Nierenfunktion führen und sollte daher nur bei gesicherter Indikation und in Interventionsbereitschaft erfolgen [42]. Die CO_2-Angiographie ermöglicht die Darstellung zentraler und peripherer Gefäße ohne nephrotoxisches Kontrastmittel, ist aber nicht flächendeckend zugänglich. Ihre Abbildungsqualität ist schlechter als die konventionelle DSA, und die Gasembolie darf als potenzielle Komplikation nicht vergessen werden [18]. Die Magnetresonanzangiographie (MRA) erlaubt mit geringen Mengen gadoliniumhaltigen Kontrastmittels ohne Gefährdung der renalen Restfunktion eine valide Darstellung zentraler und auch peripherer Armvenen [26, 33]. Offenbar ist sie aber gerade bei Niereninsuffizienten mit einer erhöhten Rate von systemischen Nebenwirkungen (nephrogene systemische Fibrose, NSF [10]) verknüpft. Eine MRA in Time-of-flight-Technik ermöglicht zumindest die Visualisierung (ausgeprägter) zentraler arterieller und venöser Pathologien ohne Kontrastmittelapplikation.

Chirurgische Grundlagen

Nach Abschluss der präoperativen Diagnostik kann die zukünftige Lage des Gefäßzugangs festgelegt werden: so peripher wie möglich, so zentral wie nötig; möglichst am nicht dominanten Arm.

Die Nahtverbindung zwischen Arterie und Vene wird in der Regel als Seit(Arterie)-zu-End(Vene)-Anastomose in fortlaufender Nahttechnik erstellt. Arterie und Vene sollen im Gebiet der geplanten Anastomose nah beieinander liegen, um eine zu ausgedehnte Mobilisierung der Vene mit konsekutiver Stenosegefahr zu vermeiden.

Anästhesiologische Grundlagen

Eingriffe zur Erstanlage oder Revision von AV-Gefäßzugängen zur Hämodialyse können grundsätzlich in Lokalanästhesie durchgeführt werden. Zur sicheren Schmerzausschaltung und besseren Prophylaxe von Gefäßspasmen, die den Eingriff deutlich erschweren und das Ergebnis gefährden können, empfiehlt sich jedoch der Einsatz der Regionalanästhesie. Eine Vollnarkose kann bei unruhigen oder unkooperativen Patienten sowie bei sehr ausgedehnten oder Kombinationseingriffen (Basilicatransposition, simultane Implantation eines getunnelten Dialysekatheters) indiziert sein.

Bei Patienten im Stadium der präterminalen Niereninsuffizienz liegen häufig gravierende Komorbiditäten vor. Unabhängig von der Art des Eingriffs und der gewählten Form der Schmerzausschaltung ist daher für die präoperative Vorbereitung und postoperative Nachsorge eine stationäre Aufnahme oft unvermeidbar.

Fisteltypen

Tabatière-Fistel. Anastomose zwischen A. radialis und V. cephalica im Bereich der anatomischen Schnupftabaksdose. Distalste Fistel, die am Arm angelegt werden kann mit längster Stichstrecke. Wegen geringer Gefäßkaliber selten möglich.

Brescia-Cimino-Fistel (BCF). Anastomose zwischen A. radialis und V. cephalica am distalen Unterarm. AV-Fistel der ersten Wahl bei geeignetem Gefäßstatus [1,42]. Nach ausreichender Entwicklung der Fistelvene kann sie über Jahre komplikationslos funktionieren. In der Literatur werden teils relativ hohe Frühverschlussraten angegeben (zwischen 5% und 30% [36]). Die Funktionsraten liegen nach 1 Jahr (2 Jahren) zwischen 65% und 90% (60% und 80%). Fistelthrombosen sind mit 0,2 Ereignissen pro Jahr selten, ebenso Infektionen.

Proximale radio-zephale Fistel. Häufig ist nach Thrombophlebitis oder wegen der geringen Gefäßkaliber eine typische periphere BCF nicht möglich. Dann können jedoch die A. radialis und die V. cephalica weiter proximal, prinzipiell am gesamten Unterarm, miteinander anastomosiert werden.

Ellenbeugenfisteln. Aufgrund der großen Variabilität insbesondere des Venensystems im Bereich der Ellenbeuge ist eine Vielzahl von arteriovenösen Fistelverbindungen möglich. Ziel des Eingriffs ist die Rekrutierung vorzugsweise der V. cephalica, bei deren Fehlen auch der V. basilica, als Fistelvene am Oberarm. Als arterielles Spendergefäß kann die A. cubitalis fungieren, aber auch die Anfangsabschnitte der A. radialis und ulnaris sind geeignet. Je nach individueller Anatomie können die V. mediana cubiti, die V. communicans oder die V. basilica mit einer der genannten Arterien anastomosiert werden.

Die Indikation zur Anlage einer Ellenbeugenfistel muss zum einen bei einem hypoplastischen oder aufgebrauchten peripheren Venensystem an beiden Unterarmen gestellt werden, zum anderen bei erheblichen Kalzifikationen der peripheren Arterien, insbesondere bei Vorliegen einer **Mönckeberg'schen Mediasklerose**. Derart starrwandige Arterien werden auch bei guter Fistelvene nicht dilatieren und somit über die Zeit keinen ausreichenden Fistelfluss zustande kommen lassen. Die wachsende Population älterer Typ-II-Diabetiker stellt das klassische Risikokollektiv für die mangelnde Maturation peripherer Fisteln dar, gleichzeitig aber auch für die Entwicklung einer Stealproblematik und/oder einer progredienten Herzinsuffizienz nach Anlage einer zentralen Fistel mit hohem Flussvolumen. Besonders bei diesen Patienten muss daher darauf geachtet werden, die Anastomose nicht länger als 4–6 mm zu gestalten [17]. Eine äußerst effektive Flussbegrenzung ergibt sich darüber hinaus, wenn die Fistelvene nicht mit der A. cubitalis, sondern mit der zentralen A. radialis oder ulnaris anastomosiert wird.

Periphere Basilicafistel (Ulnarisfistel). Anastomose zwischen A. ulnaris und V. basilica am distalen Unterarm. Alternative zur BCF, wenn diese wegen ungeeigneter Gefäße nicht möglich ist. Auch bei guter Fistelfunktion ist die Hämodialyse über eine periphere Basilicafistel jedoch nicht selten problematisch: die Punktion kann fast immer nur am aufgestellten Unterarm erfolgen, und die während der Dialyse unter dem Arm liegenden Kanülen laufen Gefahr zu dislozieren oder sind zumindest Anlass für häufige Flussalarme.

Zentrale Basilicafistel. Variante der Ellenbeugenfistel mit ausschließlicher Drainage über die V. basilica. Um die Vene am Oberarm in ausreichender Länge punktierbar zu machen, muss sie meist ins Subkutangewebe transponiert werden. Dieser Eingriff sollte nach ausreichender Maturation der Fistelvene, also frühestens 4–6 Wochen nach Fistelanlage, vorgenommen werden. Nach diesem Intervall hat die Vene meist schon einen Durchmesser von 6–8 mm erreicht und ist jetzt deutlich weniger anfällig für Spasmen, was die Präparation und das Handling erleichtert, aber auch die Positionierung und Dimensionierung des erforderlichen neuen Lagers. Die postoperative Stenoserate ist bei zweizeitigem Vorgehen niedriger als bei der primären Subkutanverlagerung anlässlich der Fistelanlage [6].

Prothesenshunts

Mit den vorgestellten AV-Fisteln können im Rahmen der Erstoperation mehr als 80% der Patienten suffizient versorgt werden [17]. Bei Patienten mit hypoplastischen oder nach Punktionen oder Voroperationen nicht mehr brauchbaren oberflächlichen Venen muss jedoch zur Schaffung eines AV-Zugangs gelegentlich auf Gefäßersatzmaterial zurückgegriffen werden. Grundsätzlich kann ein Kunststoffshunt in jeder beliebigen anatomischen Region angelegt werden. Voraussetzung sind eine Arterie von mindestens 3 mm und eine Vene von mindestens 4 mm Durchmesser [19].

Primäre Offenheitsraten von Prothesenshunts liegen nach 1 Jahr (2 Jahren) zwischen 60% und 80% (30% und 40%), sekundäre nach 1 Jahr (2 Jahren) zwischen 70% und 90% (50% und 70%) [2, 8, 13, 20, 43].

Die größte Akzeptanz haben derzeit Shuntprothesen aus ePTFE („expanded polyfluoroethylene"). Als Vorteile gegenüber anderen (biologischen und synthetischen) Prothesenmaterialien werden höhere Infektresistenz, höhere Stabilität und bessere Handhabbarkeit angesehen. Diese Einschätzung beruht jedoch kaum auf harten Daten, sondern meist auf retrospektiven Studien oder Anwendungsbeobachtungen nur eines Prothesentyps. Die wenigen prospektiven Vergleichsstudien, die bislang publiziert wurden, sind aufgrund der jeweils kleinen Patientenzahlen kaum aussagekräftig [9].

Ebenfalls letztlich nicht geklärt ist die ideale Konfiguration der Prothese (Durchmesser 6 mm, 7 mm oder 8 mm? Dünnwandig oder normalwandig? Zylindrisch oder konisch?), der günstigste Verlauf (gerade, gebogen oder in Schleifenform? Am Unterarm oder am Oberarm?) und die Art der venösen Anastomose (End-zu-Seit oder End-zu-End? Mit oder ohne Patch?). Aus Gründen der Praktikabilität und des Patientenkomforts haben sich am Arm jedoch wenige Standardformen durchgesetzt. Je nach Lokalisation und Konfiguration unterscheidet man Unter- und Oberarm-Straight- bzw. Curvedshunts sowie Unter- und Oberarm-Loopshunts.

Zugangsmanagement

Das Routinemanagement des Gefäßzugangs erfolgt im klinischen Alltag naturgemäß im behandelnden Dialysezentrum. Es dient dem Funktionserhalt und der Erkennung sich anbahnender Komplikationen. Die häufigste Komplikation von AV-Fistel und Prothesenshunt ist die progrediente Stenose mit konsekutiver Thrombose. Eine medikamentöse Stenoseprophylaxe kann nicht generell empfohlen werden. Die chronische Einnahme von Thrombozytenaggregationshemmern und Vitamin-K-Antagonisten hat zwar in einigen Studien zur Verbesserung der Offenheitsraten geführt, ist jedoch mit häufigen Blutungskomplikationen belastet [5, 14]. Stenosedetektion und therapie stellen daher den Schwerpunkt im postoperativen Zugangsmanagement dar.

Klinische Untersuchung

Jeder Gefäßzugang sollte vor der Kanülierung klinisch untersucht werden. Bei AV-Fisteln sind wegen ihres meist oberflächlichen Verlaufs Stenosen, Aneurysmata, Hämatome und Infektionen häufig leicht festzustellen. Beim Prothesenshunt machen sich Stenosen wegen der rigideren Wand selten durch veränderte Palpations- und Auskultationsbefunde bemerkbar. Insbesondere die häufigen Stenosen der venösen Anastomose entziehen sich durch ihre meist subfasziale Lage der klinischen Beurteilung.

Apparative Methoden

Das Ziel apparativer Druck- und Flussmessungen ist die Frühdetektion von Stenosen mit dem Ziel der präemptiven Korrektur vor Thrombose des Gefäßzugangs. Die arteriellen und venösen Drücke, die am Dialysegerät während der Behandlung einfach abgelesen werden können, erlauben keine zuverlässige Diagnose [40]. Flussmessungen im Dialyseintervall (FKDS) oder während der Dialyse (Ultraschall-Dilutionsmessung) erfordern zwar zusätzliches Equipment, sind jedoch zur Stenosedetektion besser geeignet [25]. Ein Fluss < 600 ml/min in Prothesenshunts [16, 24, 39] oder ein Rückgang von > 20% im Monat [24] sowie ein Fluss < 300 ml/min in AV-Fisteln [41] signalisieren ein hohes Verschlussrisiko und sollten Anlass zur präemptiven Therapie geben.

Komplikationen

Sich anbahnende oder eingetretene Komplikationen des AV-Gefäßzugangs (Stenose und Thrombose, Aneurysma, Infektion und Stealsyndrom) lassen sich oftmals klinisch leicht diagnostizieren. Zur Therapieplanung ist jedoch meist weiterführende bildgebende Diagnostik (FKDS, Angiographie) erforderlich.

Stenose

Diagnostik. Wenn klinische Untersuchung und/oder Flussmessungen auf das Vorliegen einer relevanten Stenose deuten, erlaubt meist die FKDS deren Lokalisation und die Bestimmung des Stenosegrades und ist damit häufig ausreichend für die Therapieplanung. Bei unklaren Befunden oder schlechter Beurteilbarkeit (Verschlussprozesse der zentralen Arterien und Venen) empfiehlt sich eine angiographische (DSA oder MRA) Abklärung (vgl. Abschnitt Operationsindikation und -vorbereitung). Wird eine konventionelle DSA durchgeführt, dann grundsätzlich in Interventionsbereitschaft, um dem Patienten eine nochmalige Kontrastmittelgabe zu ersparen [42].

Therapie. Bei jeder Revision hat der Erhalt des Dialysezugangs absolute Priorität. Sie sollte daher möglichst so erfolgen, dass zumindest ein Teilabschnitt des Zugangs sofort punktiert werden kann, um die Implantation eines passageren Dialysekatheters zu vermeiden. Die Einteilung in Stenosetypen [28] soll eine Entscheidungshilfe darstellen, wenn es darum geht, ob operativ oder interventionell vorgegangen werden sollte. Dabei muss berücksichtigt werden, dass oft mehrere Stenosetypen in Kombination vorliegen.

Die Behandlung arterieller Einstromprobleme erfolgt nach bekannten Leitlinien und wird daher in diesem Zusammenhang nicht diskutiert. Der Diagnose und Therapie zentralvenöser Obstruktionen (**Typ-IV-Stenosen**) ist ein eigener Abschnitt gewidmet (vgl. Abschnitt Zentralvenöse Obstruktionen).

Stenosen von AV-Fisteln. Die weitaus häufigste Ursache für Insuffizienz und Thrombose von AV-Fisteln sind Stenosen der Fistelvene in unmittelbarer Nähe zur AV-Anastomose (**Typ-I-Stenosen**). Ihre interventionelle Therapie ist mit einer hohen Rate von Restenosen belastet. Die Neuanlage der AV-Anastomose wenig proximal – ggf. unter Zuhilfenahme eines kurzen Protheseninterponates [34] – hat die deutlich bessere Prognose und ist daher die Therapie der Wahl [31, 42]. **Typ-II-Stenosen** (der Fistelvene im Punktionsbereich) sollten interventionell behandelt werden, da nur nach PTA der Punktionsbereich sofort wieder für die Dialyse benutzt werden kann. Die Implantation von Stents sollte vermieden werden. Früh oder häufig rekurrierende Stenosen stellen eine Indikation für die chirurgische Korrektur mittels (Venen-) Patch oder (Prothesen-) Interponat dar [42]. Stenosen der Fistelvene an ihrer Einmündung in das tiefe Venensystem (**Typ-III-Stenosen**) treten gelegentlich bei brachiozephalen Fisteln und nach Basilica-Transposition auf. Sie sind meist einer PTA zugänglich, mit jedoch hohem Rezidivrisiko. Wird eine Stentimplantation erwogen, sollte sie so erfolgen, dass die abführende tiefe Vene nicht kompromittiert wird, um die spätere Anlage eines Prothesenshunts nicht zu gefährden [45]. Bei nicht erfolgreich dilatierbaren oder rezidivierenden Stenosen kann die V. cephalica mündungsnah durchtrennt, mobilisiert und zur V. brachialis transponiert, die stenosierte V. basilica mit Patch oder Interponat versorgt werden.

Stenosen von Prothesenshunts. Stenosen der arteriellen Anastomose (**Typ-I-Stenosen**) sind der Intervention meist leichter zugänglich als der Operation [3]. Stenosen im Punktionsbereich (**Typ-II-Stenosen**) entstehen durch exzessives Einwachsen von Narbengewebe durch Punktionskanäle in über einen langen Zeitraum benutzten Prothesen. Der segmentale Teilaustausch der weitgehend zerstörten Shuntprothese ist die logische Konsequenz [1, 42]. Die häufigste Ursache für das Versagen von Prothesenshunts stellt die zunehmende Stenosierung der venösen Anastomose (**Typ-III-Stenose**) dar. Da Prothesenshunts nur bei Patienten mit aufgebrauchtem peripherem Venensystem zu Einsatz kommen, sollte im Falle einer Typ-III-Stenose venensparenden Korrekturverfahren (PTA, Patch) der Vorzug vor einer Prothesenverlängerung gegeben werden, auch wenn Letztere vielleicht bessere Offenheitsraten ergäbe [7, 23]. Im Falle früher oder häufiger Restenosen kann eine Stentimplantation oder Prothesenverlängerung erwogen werden.

Thrombose

Diagnostik. Die klinische Diagnose ist einfach: Das palpatorische Schwirren und das auskultatorische Fistelgeräusch fehlen. Bei AV-Fisteln ermöglicht die Palpation zusätzlich häufig, die zugrunde liegende Stenose zu lokalisieren, eventuell auch noch prästenotische Pulsationen der Fistelvene festzustellen. Bildgebende Diagnostik ist wenig hilfreich zur Ursachenforschung, die FKDS ermöglicht jedoch eine Aussage über die Ausdehnung der Thrombose.

Therapie. Thrombosen von AV-Fisteln und Prothesenshunts sollten konsequent und zügig behandelt werden, um dem Patienten eine Katheterdialyse zu ersparen. Unabhängig davon, ob eine interventionelle Thrombolyse oder eine chirurgische Thrombektomie erfolgt, muss die dem Verschluss meist zugrunde liegende Stenose identifiziert und in gleicher Sitzung behandelt werden, um einen frühen Reverschluss zu vermeiden [1, 42]. Die Stenosetherapie erfolgt nach den oben geschilderten Grundsätzen interventionell, chirurgisch oder hybrid [27].

Aneurysmen

Aneurysmen bei AV-Fisteln. Die Dilatation der Fistelvene nach Anlage einer AV-Fistel ist grundsätzlich ein erwünschter Vorgang. Nur so ist sind ein ausreichender AV-Blutfluss und eine qualitativ gute Hämodialyse gewährleistet. Umschriebene aneurysmatische Dilatationen können jedoch gelegentlich Anlass zur Intervention geben, und zwar bei rascher Progredienz, Perforationsgefahr, Entwicklung wandständiger Thromben und Infektzeichen [1], insbesondere aber bei nachgeschalteter, hämodynamisch wirksamer Stenose, die immer gesucht und behandelt werden sollte. Bei ausgesprochener Dilatation und Elongation der Fistelvene ist oft eine Resektion (von Aneurysma und Stenose) mit End-zu-End-Anastomose der Fistelvene möglich, alternativ eine Resektion mit Protheseninterponat. Eine postaneurysmatische Stenose kann unter Verzicht auf Fremdmaterial auch mittels Patchplastik aus der im Sinne einer Aneurysmorrhaphie teilexzidierten Aneurysmawand behandelt werden.

Aneurysmen bei Prothesenshunts. Bei mehrjährig benutzten Shuntprothesen kommt es punktionsbedingt zu einem sukzessiven Substanzverlust. Insbesondere, wenn nur umschriebene Areale der Prothese punktiert werden, können sich durch vollständigen Verlust der Prothesenwand in diesen Bereichen Pseudoaneurysmen entwickeln. Da diese Aneurysmen immer direkt subkutan liegen und daher zwangsläufig expandieren, besteht bei Diagnose auch eine (prophylaktische) Operationsindikation. Ein Teil-Prothesenwechsel unter Umgehung des Pseudoaneurysmas ist die Therapie der Wahl [1].

Zentralvenöse Obstruktionen

Diagnose. Eine chronische Schwellung des Shuntarmes, seltener auch des Gesichts und/oder der Brust zusammen mit sichtbaren venösen Kollateralen an Oberarm, Schulter und oberer Thoraxapertur weisen auf eine zentralvenöse Abflussstörung hin. Bei entsprechender Klinik ist eine radiologische Darstellung des Ausflusstrakts erforderlich, da sich die mediastinalen Venen mittels FKDS nicht vollständig untersuchen lassen. Am zweckmäßigsten erscheint die Durchführung einer Phlebographie in DSA-Technik nach antegrader Punktion des Gefäßzugangs und in Interventionsbereitschaft [11].

Therapie. Im Falle einer ausgeprägten venösen Hypertonie mit zunehmender Behinderung, Schmerzen, drohender oder bestehender Ulzeration, bei Punktionsschwierigkeiten oder abnehmender Dialysequalität sollte eine Therapie der zentralvenösen Obstruktion erfolgen [1, 42]. Hierfür stehen die PTA ohne oder mit Stentimplantation sowie diverse chirurgische Optionen (Patchplastik, veno-venöser, veno-atrialer Bypass) zur Verfügung. Trotz der möglicherweise besseren Offenheitsraten nach Operation sollte bei den meist älteren, multimorbiden Patienten grundsätzlich interventionellen Methoden der Vorzug gegeben werden [29]. Im Falle nicht rekanalisierbarer bilateraler Obstruktionen oder Verschluss der V. cava superior kann eine femoro-femorale AV-Prothesenschleife am Oberschenkel angelegt werden. Bei Verschluss von drei oder vier zentralen Venen kann die Implantation eines arterio-arteriellen Schleifeninterponates in axillärer oder femoraler Position in Erwägung gezogen werden [47].

Infektionen

Jegliche Art von Infektion sollte bei terminal niereninsuffizienten Patienten ernst genommen werden, geht doch mit der Nierenerkrankung auch immer eine Einschränkung der Immunkompetenz einher. Infektionen von Gefäßzugängen sind mit dem Risiko infektbedingter Arrosionsblutungen und septischer Embolisationen belastet. Sie erfordern daher die Gabe wirksamer und ausreichend dosierter Antibiotika sowie meist auch eine konsequente chirurgische Therapie. Die Indikation zur stationären Aufnahme sollte großzügig gestellt werden [1]. Bei lokalisiertem Infekt ohne systemische Komplikationen kann ein Erhalt des Zugangs versucht werden. Bei generalisiertem Infekt und septischem Krankheitsbild muss der Zugang aufgegeben werden [1, 42]. In diesem Fall muss vorübergehend über einen Katheter dialysiert werden. Die Neuanlage eines permanenten Gefäßzugangs (vorzugsweise an einer anderen Extremität) sollte erst nach Abklingen der systemischen Infektionszeichen erfolgen.

Infektionen von AV-Fisteln. Die **früh-postoperative Infektion** von AV-Fisteln ist selten. Meist liegt ein infiziertes Hämatom zugrunde, nach dessen Ausräumung und Drainage unter Antibiotikagabe eine Abheilung zu erreichen ist. Späte Infektionen von AV-Fisteln entwickeln sich meist nach Punktion aneurysmatisch dilatierter Venenabschnitte im Bereich wandständiger Thromben. Eine ausgedehnte, septische Thrombophlebitis der Fistelvene macht deren Exzision unter Aufhebung des Zugangs erforderlich. Umschriebene Infekte können unter Erhalt des Zugangs durch Resektion und Umgehung des infizierten Venensegmentes mithilfe eines Protheseninterponates behandelt werden.

Infektionen von Prothesenshunts. Die **Frühinfektion** einer Shuntprothese umfasst immer die gesamte Prothese. Die komplette Entfernung sämtlichen Fremdmaterials ist dann erforderlich. Die Rekonstruktion der speisenden Arterie erfolgt mittels Venenpatch, während die abführende Vene unterbunden werden kann. **Spätinfektionen** entstehen meist punktionsbedingt. Durch Keimeinschleppung entwickelt sich ein infiziertes Hämatom, und der Punktionskanal heilt nicht narbig ab. Folgen sind ein umschriebener Protheseninfekt und rezidivierende Blutungen. Ein Erhaltungsversuch der Shuntprothese durch segmentalen Ersatz unter Umgehung des infizierten Areals und unter antibiotischer Abdeckung ist gerechtfertigt. Bei septischem Krankheitsbild oder bei lokal persistierendem oder rezidivierendem Infekt sollte das Fremdmaterial jedoch komplett entfernt werden [1, 42].

Ischämie

Diagnose. Eine zugangsassoziierte Ischämie (ZAI) tritt bei 2–8% der Dialysepatienten auf. Ältere Patienten, Diabetiker und solche mit einer PAVK und/oder KHK sind bevorzugt betroffen. Vorangegangene Shuntanlagen und Anastomosen in der Ellenbeuge erhöhen das Risiko [30]. Analog zur Stadieneinteilung der PAVK nach Fontaine kann die ZAI in vier Schweregrade eingeteilt werden [44]:
- I: blasse/livide und/oder kühle Hand ohne Schmerzen
- II: Schmerzen bei Belastung oder während Dialyse
- III: Ruheschmerzen
- IV: Ulzerationen, Nekrosen, Gangrän

Die Stadien I und II bedürfen der engmaschigen Beobachtung, III und IV stellen eine Therapieindikation dar.

Ergänzend zur klinischen Untersuchung ermöglichen nicht invasive Methoden (Doppler-Druckmessung der Arm- und Fingerarterien, Finger-Arm-Index, tcpO2-Messung, FKDS und Shuntflussmessung) neben der Bestätigung der Diagnose eine Einschätzung des Schwergrades. Für die Therapieplanung wird eine angiographische Darstellung des gesamten arteriellen Gefäßbaumes der betroffenen Extremität von der zentralen A. subclavia bis zu den Fingerarterien (mit und ohne Shuntkompression) empfohlen [45].

Therapie. Ziel der Behandlung ist der Erhalt der Extremität bei gleichzeitigem Erhalt des funktionierenden AV-Gefäßzugangs. Hierfür steht eine Reihe von chirurgischen und interventionellen Optionen zur Verfügung, die in Abhängigkeit vom Shuntfluss zum Einsatz kommen. Zur differenzierten Therapie ist daher eine präoperative Flussmessung erforderlich, zur Erfolgskontrolle empfiehlt sich ihre intraoperative Wiederholung.

Stenosen im arteriellen Einstrom werden unabhängig vom Shuntfluss nach den bekannten Leitlinien – meist also interventionell – behandelt.

Ischämien bei hohem Shuntfluss (> 800 ml/min bei AV-Fisteln, > 1200 ml/min bei Prothesenshunts; Stealsyndrom im engeren Sinne) machen eine operative Flussreduktion erforderlich. Die chirurgische Technik sollte so gewählt werden, dass eine schrittweise Flussreduktion (z.B. mit immer tiefer greifenden Raffnähten) unter fortlaufender Flussmessung möglich ist, bis ein Shuntfluss von etwa 400 ml/min bei AV-Fisteln und von etwa 750 ml/min bei Prothesenshunts erreicht ist [49]. Andere Verfahren zur Flussreduktion wie die Interposition eines engen Prothesensegmentes oder die Distalisierung der Anastomose (RUDI: „revision using distal inflow") haben den Nachteil, dass technisch bedingt das Ausmaß der Flussreduktion nicht exakt festgelegt werden kann.

Ischämien bei normalem Shuntfluss (400–800 ml/min bei AV-Fisteln, 750–1200 ml/min bei Prothesenshunts) können nicht durch eine Flussreduktion behandelt werden. Diese würde den Zugang gefährden und die Dialysequalität beeinträchtigen. Bei distalen radio-zephalen Fisteln, offener A. ulnaris und offenem Hohlhandbogen genügt oft die Ligatur der A. radialis distal der AV-Anastomose (DRAL: „distal radial artery ligation" [4]) zur Behebung der peripheren Ischämie: Der retrograde Einstrom wird unterbunden und so die Handperfusion gebessert. Reicht die Ligatur allein nicht aus, was bei Ellenbeugenfisteln und Prothesenshunts häufig der Fall ist, kann zusätzlich ein Venenbypass von proximal der AV-Anastomose nach distal der Ligatur (DRIL: „distal revascularization – interval ligation") zu Verbesserung der Handdurchblutung eingesetzt werden [37]. Technisch weniger aufwendig ist die Proximalisierung der AV-Anastomose (PAVA [48]). Hierbei wird die AV-Anastomose aufgehoben und der Gefäßzugang unter Zuhilfenahme eines Protheseninterponates von der zentralen A. brachialis gespeist. Die Erfolgsraten für beide Verfahren liegen für den Erhalt von Gefäßzugang und Extremität gleichermaßen bei 80–90% [30].

Ischämien bei niedrigem Shuntfluss (< 400 ml/min bei AV-Fisteln, < 750 ml/min bei Shuntprothesen) sind oft problematisch zu behandeln. Nicht selten ist eine Aufhebung des Gefäßzugangs erforderlich. Ein Therapieversuch mit der PAVA ist aber in den meisten Fällen gerechtfertigt, da die Neuanlage eines Zugangs am anderen Arm (oder gar am Bein) mit einem erhöhten Risiko für das erneute Auftreten einer Ischämie einhergeht. Kann bei schweren peripheren Gefäßveränderungen kein AV-Zugang mehr angelegt werden, muss das Nierenersatzverfahren gewechselt werden (Peritonealdialyse) oder ein Hämodialysekatheter implantiert werden.

Kardiale Komplikationen

Ein AV-Gefäßzugang zur Hämodialyse führt naturgemäß zu einer nicht unerheblichen kardialen Dauerbelastung. Bei bekannt eingeschränkter Pumpfunktion (Ejektionsfraktion < 30%) sollte, um einer kardialen Dekompensation vorzubeugen, die erforderliche Dialysebehandlung zunächst über einen Katheter begonnen werden. Nach Besserung der kardialen Situation unter Dialyse kann die Möglichkeit der Anlage eines AV-Gefäßzugangs erneut überprüft werden [1].

Entwickelt sich unter chronischer Hämodialyse eine zunehmende Linksherzhypertrophie oder pulmonale Hypertonie, kann ein hoher Shuntfluss die Ursache sein. Liegt der Shuntfluss bei einem Drittel des Herzzeitvolumens oder höher, sollte eine operative Flussreduktion nach den oben beschriebenen Techniken erwogen werden.

Literatur

[1] Bakran A, Mickley V, Passlick-Deetjen J (Hrsg.) (2003) Management of the Renal Patient: Clinical Algorithms on Vascular Access for Haemodialysis. Pabst Science Publishers, Lengerich
[2] Barron PT et al., A comparison between expanded polytetrafluoroethylene and plasma tetrafluoroethylene grafts for hemodialysis access. Can J Surg (1993), 36, 184–186
[3] Brooks JL et al., Transluminal angioplasty versus surgical repair for stenosis of hemodialysis grafts. A randomized study. Am J Surg (1987), 153, 530–531
[4] Bussell JA, Abbott JA, Lim RC, A radial steal syndrome with arteriovenous fistula for hemodialysis. Studies in seven patients. Ann Intern Med (1971), 75, 387–394
[5] Crowther MA et al., Low-intensity Warfarin is ineffective for the prevention of PTFE graft failure in patients on hemodialysis: a randomized controlled trial. J Am Soc Nephrol (2002), 13, 2331–2337
[6] Dix FP, Khan Y, Al-Khaffaf H, The brachial artery-basilic vein arterio-venous fistula in vascular access for haemodialysis – a review paper. Eur J Vasc Endovasc Surg (2006), 31, 70–79
[7] Dougherty MJ et al., Endovascular versus surgical treatment for thrombosed hemodialysis grafts: A prospective, randomized study. J Vasc Surg (1999), 30, 1016–1023
[8] Garcia-Pajares R et al., Upper arm polytetrafluoroethylene grafts for dialysis access. Analysis of two different graft sizes: 6 mm and 6–8 mm. Vasc Endovasc Surg (2003), 37, 335–343
[9] Gawenda M, Heckenkamp J, Brunkwall J, Materialwahl beim Prothesenshunt: evidence based? Gefäßchirurgie (2001), 6, 103–107
[10] Greebe SO, Haage P, Nephrogene systemische Fibrose (NSF) nach Applikation gadoliniumhaltiger Kontrastmittel bei Shuntpatienten. Gefäßchirurgie (2007), 12, 449–454
[11] Haage P et al., Treatment of hemodialysis-related central venous stenosis or occlusion: results of primary Wallstent placement and follow-up in 50 patients. Radiology (1999), 212, 175–180
[12] Hodges TC et al., Longitudinal comparison of dialysis access methods: risk factors for failure. J Vasc Surg (1997), 26, 1009–1019
[13] Kaufman JL et al., A prospective comparison of two expanded polytetrafluoroethylene grafts for linear forearm hemodialysis access: does the manufacturer matter? J Am Coll Surg (1997), 185, 74–79
[14] Kaufman JS et al., Veterans Affairs Cooperative Study Group on Hemodialysis Access Graft Thrombosis. Randomized controlled trial of clopidogrel plus aspirin to prevent hemodialysis access graft thrombosis. J Am Soc Nephrol (2003), 14, 2313–2321
[15] Khan FA, Vesely TM, Arterial problems associated with dysfunctional hemodialysis grafts: evaluation of patients at high risk for arterial disease. J Vasc Intervent Radiol (2002), 13, 1109–1114
[16] Kim YO et al., Access blood flow as a predictor of early failures of native arteriovenous fistulas in hemodialysis patients. Am J Nephrol (2001), 21, 221–225
[17] Konner K et al., Tailoring the initial vascular access for dialysis patients. Kidney Int (2002), 62, 329–338
[18] Krönung G, Kessler M, Klinkner J, Die CO2-Phlebographie vor Erstanlage des Dialysezugangs. Gefäßchirurgie (2007), 12, 179–183
[19] Lemson MS et al., Effects of a venous cuff at the venous anastomosis of polytetrafluoroethylene grafts for hemodialysis vascular access. J Vasc Surg (2002), 32, 1155–1163
[20] Lenz BJ et al., A three-year follow-up on standard versus thin wall ePTFE grafts for hemodialysis. J Vasc Surg (1998), 28, 464–470

[21] Malovrh M, Non-invasive evaluation of vessels by duplex sonography prior to construction of arteriovenous fistulas for haemodialysis. Nephrol Dial Transplant (1998), 13, 125–129
[22] Malovrh M, Native arteriovenous fistula: preoperative evaluation. Am J Kidney Dis (2002), 39, 1218–1225
[23] Marston WA et al., Prospective randomized comparison of surgical versus endovascular management of thrombosed dialysis access grafts. J Vasc Surg (1997), 26, 373–380
[24] May RE et al., Predictive measures of vascular access thrombosis: a prospective study. Kidney Int (1997), 52, 1656–1662
[25] McCarley P et al., Vascular access blood flow monitoring reduces access morbidity and costs. Kidney Int (2001), 60, 1164–1172
[26] Menegazzo D et al., Hemodialysis access fistula creation: preoperative assessment with MR venography and comparison with conventional venography. Radiology (1998), 209, 723–728
[27] Mickley V (2004) Hybrid procedures in vascular Access. In: Brancheraeu A, Jacobs M (Hrsg), Hybrid Vascular Procedures, 247–254. Blackwell Publishing, Oxford
[28] Mickley V, Stenosis and thrombosis in haemodialysis fistulae and grafts; the surgeon's point of view. Nephrol Dial Transplant (2004), 19, 309–311
[29] Mickley V, Zentralvenöse Obstruktionen beim Hämodialysepatienten. Gefäßchirurgie (2007), 12, 161–166
[30] Mickley V, Steal syndrome – strategies to preserve vascular access and extremity. Nephrol Dial Transplant (2008), 23, 19–24
[31] Mickley V, Cazzonelli M, Bossinger A, Die stenosierte Brescia-Cimino-Fistel: Operation oder Intervention? Zentralbl Chir (2003), 128, 757–761
[32] Mihmanli I et al., Cephalic vein and hemodialysis fistula: surgeon's observation versus color Doppler ultrasonographic findings. J Ultrasound Med (2001), 20, 217–222
[33] Paksoy Y, Gormus N, Tercan MA, Three-dimensional contrast-enhanced magnetic resonance angiography (3-D CE-MRA) in the evaluation of hemodialysis access complications, and the condition of central veins in patients who are candidates for hemodialysis access. J Nephrol (2004), 17, 57–65
[34] Polo JR et al., Brachiocephalic jump graft fistula: an alternative for dialysis use of elbow crease veins. Am J Kidney Dis (1999), 33, 904–909
[35] Robbin ML et al., US vascular mapping before hemodialysis access placement. Radiology (2000), 217, 83–88
[36] Rooijens PPGM et al., Radiocephalic wrist arteriovenous fistula for hemodialysis: meta-analysis indicates a high primary failure rate. Eur J Vasc Endovasc Surg (2004), 28, 571–680
[37] Schanzer H et al., Treatment of ischemia due to "steal" by arteriovenous fistula with distal artery ligation and revascularization. J Vasc Surg (1988), 7, 770–773
[38] Silva MB et al., A strategy for increasing use of autogenous hemodialysis access procedures: impact of preoperative noninvasive evaluation. J Vasc Surg (1998), 27, 302–307
[39] Smits JH et al., Graft surveillance: venous pressure, access flow, or the combination? Kidney Int (2001), 59, 1551–1558
[40] Spergel LM et al., Static intra-pressure ratio does not correlate with access blood flow. Kidney Int (2004), 66, 1512–1516
[41] Tessitore N et al., A prospective controlled trial on effect of percutaneous transluminal angioplasty on functioning arteriovenous fistulae survival. J Am Soc Nephrol (2003), 14, 1623–1627
[42] Tordoir J et al., EBPG on Vascular Access. Nephrol Dial Transplant (2007), 22 (Suppl 2), ii 88–117
[43] Tordoir JH et al., Early experience with stretch polytetrafluoroethylene grafts for haemodialysis access surgery: results of a prospective randomised study. Eur J Vasc Endovasc Surg (1995), 9, 305–309
[44] Tordoir JHM, Dammers R, van der Sande FM, Upper extremity ischemia and hemodialysis vascular access. Eur J Vasc Endovasc Surg (2007), 27, 1–5
[45] Turmel-Rodrigues L, Raynaud A, Bourquelot P (2000) Percutaneous treatment of arteriovenous access dysfunction. In: Conlon PJ, Schwab SJ, Nicholson ML (Hrsg), Hemodialysis vascular access, 183–202. Oxford University Press, New York
[46] Wong V et al., Factors associated with early failure of arteriovenous fistulae for haemodialysis access. Eur J Vasc Endovasc Surg (1996), 12, 207–213
[47] Zanow J et al., Arterioarterial prosthetic loop: a new approach for hemodialysis access. J Vasc Surg (2005), 41, 1007–1012
[48] Zanow J, Krüger U, Scholz H, Proximalization of the arterial inflow: a new technique to treat access-related ischemia. J Vasc Surg (2006), 43, 1216–1221
[49] Zanow J, Scholz H, Ischämie nach Anlage eines arteriovenösen Gefäßzugangs. Behandlung durch Flussreduktion mit intraoperativer Flussmessung. Gefäßchirurgie (2007), 12, 172–178

Verantwortlich für die Erstellung: V. Mickley (Rastatt), J. Ranft (Bottrop), M. Hollenbeck (Bottrop), P. Haage (Wuppertal)
Teilnehmer: Prof. K. Balzer (Mülheim), Prof. D. Böckler (Heidelberg), Dr. H. Böhner (Neuss), Univ.-Prof. J. Brunkwall (Köln), Prof. Th. Bürger (Kassel), Prof. S. Debus (Hamburg), Univ.-Prof. H. H. Eckstein (München), Dr. I. Flessenkämper (Berlin), Dr. A. Florek (Dresden), Prof. P. Haage (Wuppertal), Dr. G. Hennig (Leipzig), Prof. M. Hollenbeck (Bottrop), Prof. Dr. Th. Hupp (Stuttgart), Prof. H. Imig (Berlin), Prof. W. Lang (Erlangen), Dr. G. H. Langkau (Bocholt), Dr. V. Mickley (Rastatt), Th. Noppeney (Nürnberg), Dr. J. Ranft (Bottrop), Dr. S. Schulte (Köln), Prof. M. Zegelman (Frankfurt)

Diese Leitlinie der Deutschen Gesellschaft für Gefäßchirurgie wurde erstellt in Zusammenarbeit mit der Deutschen Gesellschaft für Angiologie, der Deutschen Gesellschaft für Nephrologie und der Deutschen Röntgengesellschaft, vertreten durch:
Dr. Jürgen Ranft (DGA),
Prof. Dr. Markus Hollenbeck (DGN),
Prof. Dr. Patrick Haage (DRG)

1. Delphi-Konferenz per E-Mail ab März 2008
2. Konsensuskonferenz Berlin am 04. April 2008
3. Projektanmeldung bei der AWMF am 13. Mai 2007

Erstellungsdatum: Juni 2008
Letzte Überarbeitung: September 2008
Verabschiedung durch den Vorstand der Deutschen Gesellschaft für Gefäßchirurgie:
31. August 2008

Printing and Binding: Stürtz GmbH, Würzburg

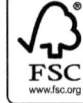

MIX
Papier aus verantwortungsvollen Quellen
Paper from responsible sources
FSC® C105338

If you have any concerns about our products,
you can contact us on
ProductSafety@springernature.com

In case Publisher is established outside the EU,
the EU authorized representative is:
**Springer Nature Customer Service Center GmbH
Europaplatz 3, 69115 Heidelberg, Germany**

Printed by Libri Plureos GmbH
in Hamburg, Germany